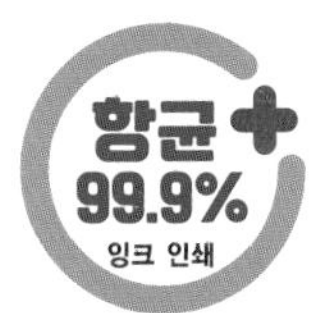

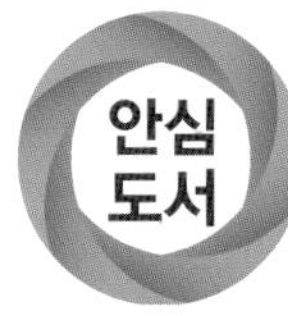

항균잉크란?

코로나19 바이러스
"친환경 99.9% 항균잉크 인쇄"
전격 도입

언제 끝날지 모를 코로나19 바이러스
99.9% 항균잉크(V-CLEAN99)를 도입하여 「**안심도서**」로
독자분들의 건강과 안전을 위해 노력하겠습니다.

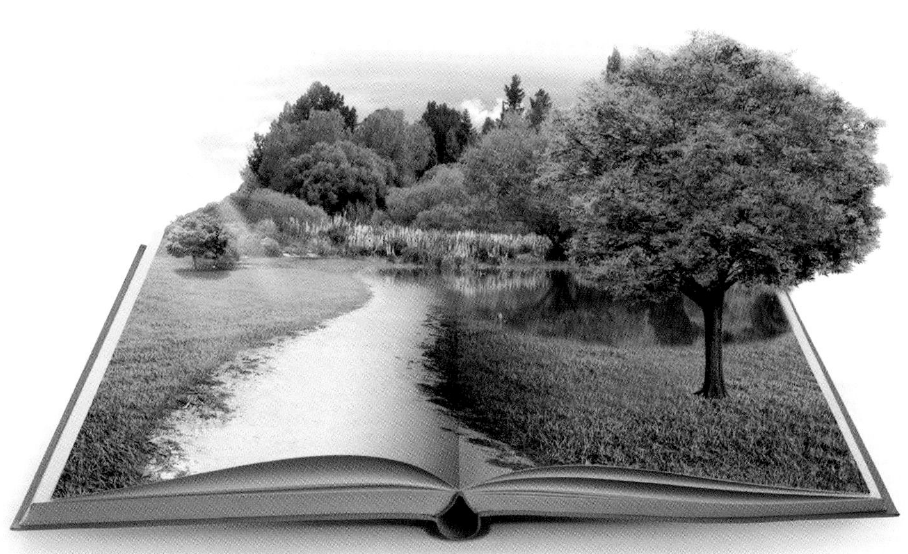

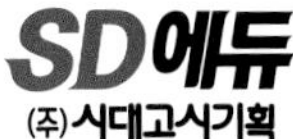

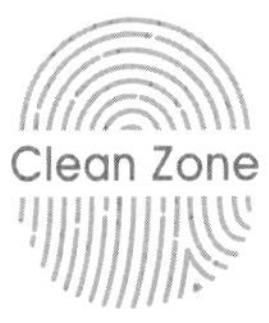

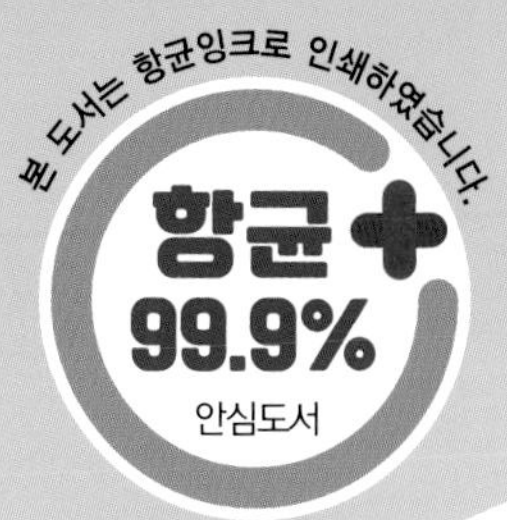

항균잉크(V-CLEAN99)의 특징

- 바이러스, 박테리아, 곰팡이 등에 항균효과가 있는 산화아연을 적용
- 산화아연은 한국의 식약처와 미국의 FDA에서 식품첨가물로 인증받아 **강력한 항균력**을 구현하는 소재
- 황색포도상구균과 대장균에 대한 테스트를 완료하여 **99.9%의 강력한 항균효과** 확인
- 잉크 내 중금속, 잔류성 오염물질 등 **유해 물질 저감**

TEST REPORT

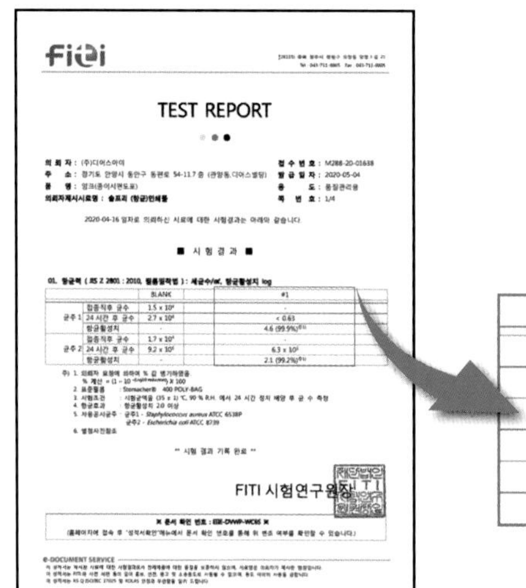

FITI

TEST REPORT

의 뢰 자 : (주)디어스아이 / 접 수 번 호 : M288-20-01638
주 소 : 경기도 안양시 동안구 동편로 54-11, 7층 (관양동, 디어스빌딩) / 발 급 일 자 : 2020-05-04
용 도 : 품질관리용
쪽 번 호 : 1/4

2020-04-16 일자로 의뢰하신 시료에 대한 시험결과는 아래와 같습니다.

■ 시 험 결 과 ■

01. 항균력 (JIS Z 2801 : 2010, 필름밀착법) : 세균수/cm², 항균활성치 log

		BLANK	#1
균주 1	접종직후 균수	1.5 x 10⁴	-
	24 시간 후 균수	2.7 x 10⁴	< 0.63
	항균활성치	-	4.6 (99.9%)주1)
균주 2	접종직후 균수	1.7 x 10⁴	-
	24 시간 후 균수	9.2 x 10⁵	6.3 x 10³
	항균활성치	-	2.1 (99.2%)주1)

주) 1. 의뢰자 요청에 의하여 % 값 병기하였음.
2. 표준필름 : Stomacher® 400 POLY-BAG
3. 시험조건 : 시험균액을 (35 ± 1) ℃, 90 % R.H. 에서 24 시간 정치 배양 후 균 수 측정
4. 항균효과 : 항균활성치 2.0 이상
5. 사용공시균주 : 균주1 - *Staphylococcus aureus* ATCC 6538P
균주2 - *Escherichia coli* ATCC 8739
6. 별첨사진참조

** 시험 결과 기록 완료 **

FITI 시험연구원장

e-DOCUMENT SERVICE

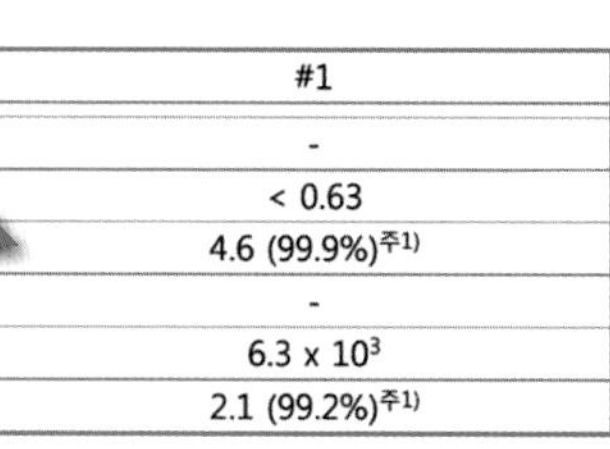

#1
-
< 0.63
4.6 (99.9%)주1)
-
6.3×10^3
2.1 (99.2%)주1)

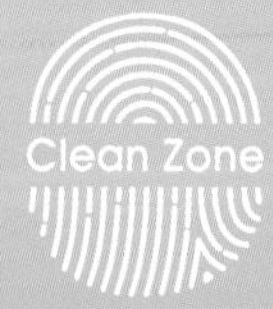

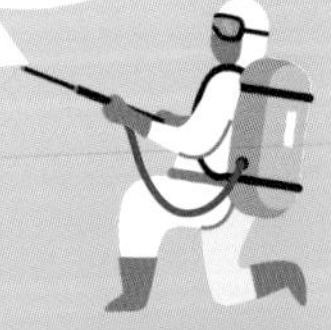

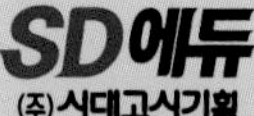

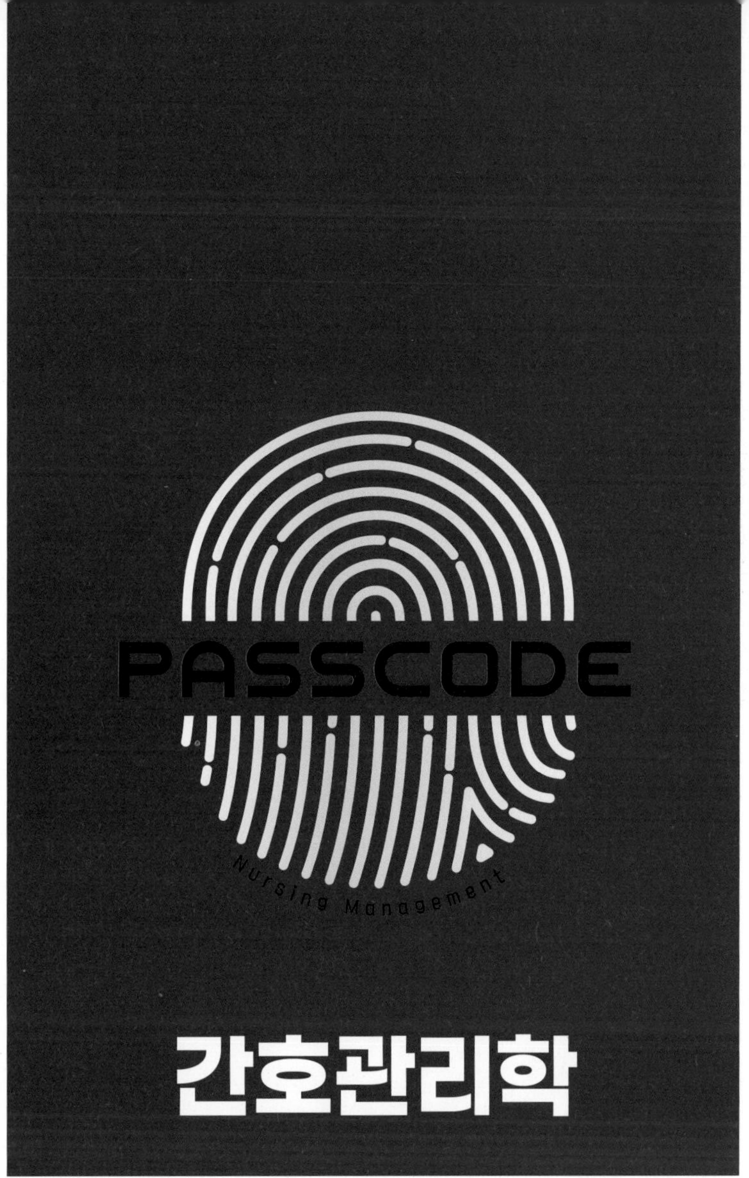
PASSCODE
Nursing Management
간호관리학

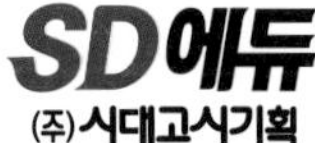
SD에듀
(주)시대고시기획

Always with you

사람이 길에서 우연하게 만나거나 함께 살아가는 것만이 인연은 아니라고 생각합니다.
책을 펴내는 출판사와 그 책을 읽는 독자의 만남도 소중한 인연입니다.
SD에듀는 항상 독자의 마음을 헤아리기 위해 노력하고 있습니다.
늘 독자와 함께하겠습니다.

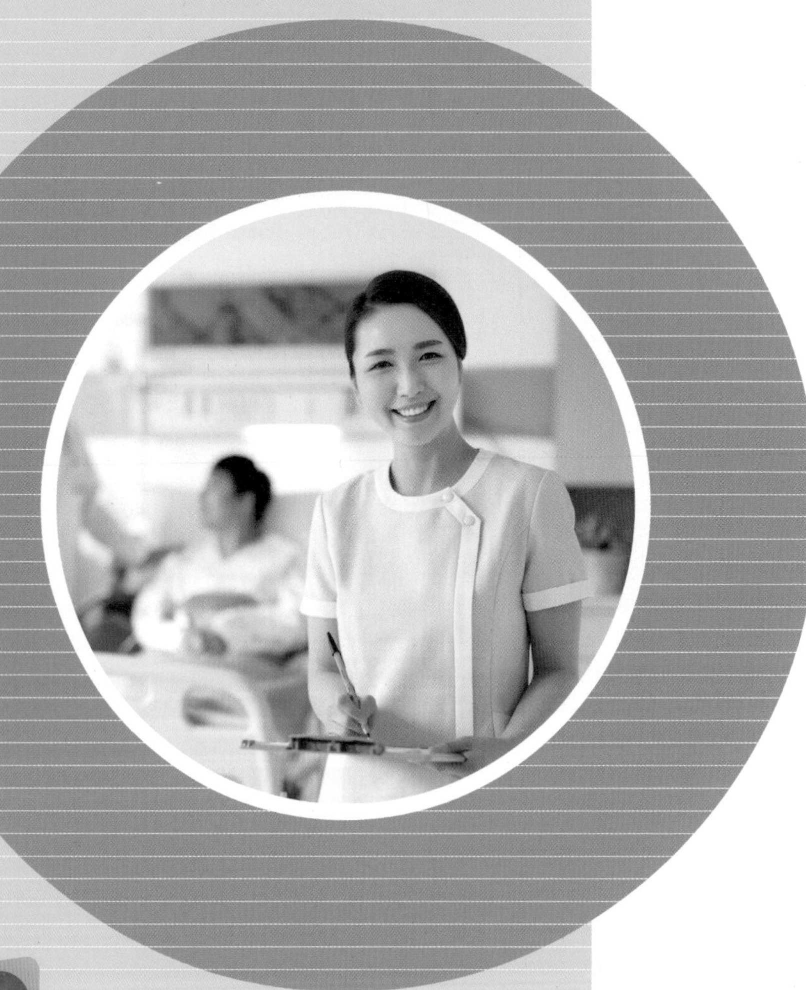

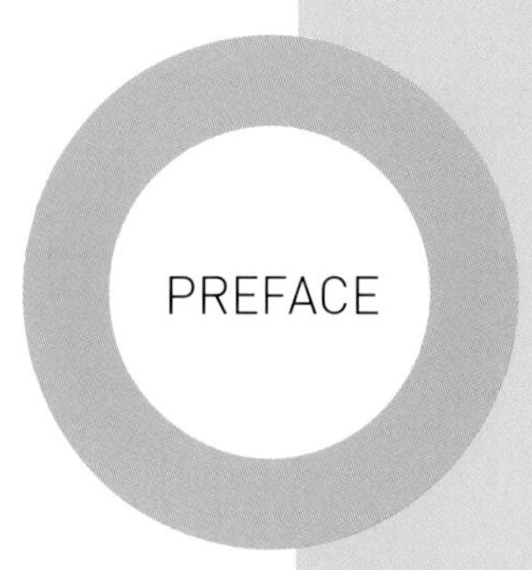

해마다 간호사 국가고시를 통해 면허를 받고 의료 혹은 보건현장에 배치되는 간호 인력은 2만 여명이 넘는다. 법이 정한 자격을 갖추고 국가면허시험을 통과하면 국가로부터 면허와 자격을 부여받는 간호사에게는 일정한 법적 지위와 특권이 주어진다. 간호사의 각종 의무와 책임은 바로 이러한 법적 지위에서 나오는데 이처럼 국가와 사회가 인정한 공인된 지위를 보통 전문적 지위라고 한다. 간호사라는 전문적 지위를 정당하게 받기 위한 첫 번째 관문이 바로 간호사 국가시험이다. 즉, 간호사가 되기 위한 최소한의 기준이라고 할 수 있다.

본 교재는 간호사 국가고시 대비 기본서로 최근 출제경향에 따른 핵심이론으로 구성하였기에 간호사 국가고시를 준비하는 간호 학생들에게 유용성을 더한 교재이다. 또한 각 단원에 상세한 해설을 첨부한 출제유형문제로 이론을 한 번 더 되새길 수 있다.

이 교재로 공부한 많은 간호 학생들이 합격의 기쁨을 나누면서 이 시대의 건강을 책임질 수 있는 리더로서 우뚝 서길 바란다.

공저자 올림

GUIDE

시행처

한국보건의료인국가시험원

개 요

간호사는 의사의 진료를 돕고 의사의 처방이나 규정된 간호기술에 따라 치료를 행하며, 의사 부재 시에는 비상조치를 취하기도 한다. 환자의 상태를 점검 · 기록하고 환자나 가족들에게 치료, 질병예방에 대해 설명해 주는 의료인을 말한다.

수행 직무

- 간호사는 간호 요구자에 대한 교육 · 상담 및 건강증진을 위한 활동의 기획과 수행, 그 밖의 대통령령으로 정하는 보건활동을 임무로 한다(의료법 제2조 제2항 제5호).
- 대통령령으로 정하는 보건활동이란 다음의 보건활동을 말한다(의료법 시행령 제2조).
  - 「농어촌 등 보건의료를 위한 특별조치법」 제19조에 따라 보건진료 전담공무원으로서 하는 보건활동
  - 「모자보건법」 제10조 제1항에 따른 모자보건전문가가 행하는 모자보건 활동
  - 「결핵예방법」 제18조에 따른 보건활동
  - 그 밖의 법령에 따라 간호사의 보건활동으로 정한 업무
- 모든 개인, 가정, 지역사회를 대상으로 건강의 회복, 질병의 예방, 건강의 유지와 그 증진에 필요한 지식, 기력, 의지와 자원을 갖추도록 직접 도와주고 간호대상자에게 직접 간호뿐만 아니라 교육, 설명, 지시, 조언, 감독, 지도 등의 중재적 활동을 수행한다(의료법 제2조 및 동법 시행령 제2조, 대한간호협회 간호표준).

응시 자격

- 평가인증기구의 인증을 받은 간호학을 전공하는 대학이나 전문대학(구제(舊制) 전문학교와 간호학교를 포함한다)을 졸업한 자
- 보건복지부장관이 인정하는 외국의 학교를 졸업하고 외국의 간호사 면허를 받은 자

시험 시간표

구 분	시험과목(문제수)	교시별 문제수	시험 형식	입장시간	시험시간
1교시	1. 성인간호학(70) 2. 모성간호학(35)	105	객관식	~ 08:30	09:00 ~ 10:35 (95분)
2교시	1. 아동간호학(35) 2. 지역사회간호학(35) 3. 정신간호학(35)	105	객관식	~ 10:55	11:05 ~ 12:40 (95분)
3교시	1. 간호관리학(35) 2. 기본간호학(30) 3. 보건의약관계법규(20)	85	객관식	~ 13:00	13:10 ~ 14:30 (80분)

※ 보건의약관계법규 : 감염병의 예방 및 관리에 관한 법률, 검역법, 국민건강보험법, 국민건강증진법, 마약류 관리에 관한 법률, 보건의료기본법, 응급의료에 관한 법률, 의료법, 지역보건법, 혈액관리법, 호스피스 · 완화의료 및 임종과정에 있는 환자의 연명의료결정에 관한 법률, 후천성면역결핍증 예방법과 그 시행령 및 시행규칙

시험 과목

- 시험과목 : 8과목
- 문제수 : 295문제
- 배점 : 1점 / 1문제
- 총점 : 295점
- 문제 형식 : 객관식 5지 선다형

합격 기준

- 전 과목 총점의 60% 이상, 매 과목 40% 이상 득점한 자를 합격자로 한다.
  ※ 과락 기준 : 정답 문항이 성인간호학 28문항, 모성간호학 · 아동간호학 · 지역사회간호학 · 정신간호학 · 간호관리학 14문항, 기본간호학 12문항, 보건의약관계법규 8문항 미만인 경우
- 응시자격이 없는 것으로 확인된 경우 합격자 발표 이후에도 합격이 취소된다.

시험 일정

구 분	일 정	비 고
응시원서 접수	• 2022년 10월경 • 국시원 홈페이지 [원서 접수] 메뉴 • 외국대학 졸업자로 응시자격 확인서류를 제출하여야 하는 자는 접수기간 내에 반드시 국시원 별관(2층 고객지원센터)에 방문하여 서류 확인 후 접수 가능함	• 응시수수료 : 90,000원 • 접수시간 : 해당 시험직종 접수 시작일 09:00부터 접수 마감일 18:00까지
시험 시행	• 2023년 1월경 • 국시원 홈페이지 – [시험안내] – [간호사] – [시험장소(필기/실기)] 메뉴	• 응시자 준비물 : 응시표, 신분증, 필기도구 지참(컴퓨터용 흑색 수성사인펜은 지급함) ※ 식수(생수)는 제공하지 않습니다.
최종합격자 발표	• 2023년 2월경 • 국시원 홈페이지 [합격자조회] 메뉴	휴대전화번호가 기입된 경우에 한하여 SMS 통보

※ 상기 시험일정은 시행처의 사정에 따라 변경될 수 있으니 한국보건의료인국가시험원 홈페이지(www.kuksiwon.or.kr)에서 확인하시기 바랍니다.

합격률

회 차	연 도	접수인원	응시인원	합격인원	합격률(%)
제62회	2022	24,367	24,175	23,362	96.6
제61회	2021	23,064	22,933	21,741	94.8
제60회	2020	22,586	22,432	21,582	96.2
제59회	2019	21,511	21,391	20,622	96.4
제58회	2018	20,870	20,731	19,927	96.1
제57회	2017	20,356	20,196	19,473	96.4
제56회	2016	18,755	18,655	17,505	93.8

CONTENTS

PART 1 간호의 역사

PART 2 간호의 윤리 및 철학

PART 3 간호사의 법적 의무와 책임

PART 4 간호 전문직관

PART 5 간호관리학의 이해

CONTENTS

PART

1

간호의 역사

간호사 국가고시

간호관리학

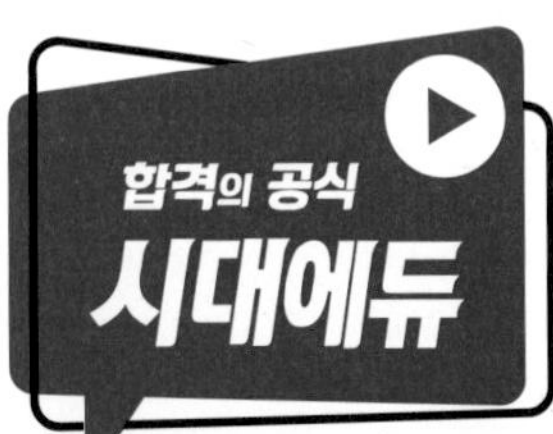

제 1 장

간호역사 학습의 필요성

1 간호역사 학습의 필요성 및 목적

① 세계적인 사건과 변화들이 간호사업에 미친 영향을 알 수 있음
② 전체적인 역사의 흐름 속에서 간호사업의 위치와 가치를 알 수 있음
③ 간호지도자들의 시대적 상황 대처와 시대 변화에 대한 기여를 알 수 있음
④ 과거에 대한 이해를 통해 현재 우리의 위치에 대해 이해할 수 있음
⑤ 오늘날의 간호문제 해결을 위한 의사결정에 도움을 얻을 수 있음
⑥ 역사와 전통을 바로 인식하고 판단함으로써 미래 간호사업의 방향을 제시할 수 있음

출제유형문제 최다빈출문제

다음 중 간호역사 학습의 목적으로 옳지 않은 것은?

① 세계적인 사건과 변화들이 간호사업에 미친 영향을 알기 위함이다.
② 전체적인 역사의 흐름 속에서 간호사업의 위치와 가치를 알기 위함이다.
③ 간호지도자들의 시대적 상황 대처와 시대 변화에 대한 기여를 알기 위함이다.
❹ 간호와 관련된 법학, 정치학, 사회학 등을 자세히 이해할 수 있기 위함이다.
⑤ 역사와 전통을 바로 인식하고 판단함으로써 미래 간호사업의 방향을 제시하기 위함이다.

해설

간호역사 학습의 필요성

- 간호지도자들이 그 당시 그들이 처한 상황에 어떻게 대처하였으며, 그들의 사상과 활동이 시대적 변화에 어떻게 기여하였는지를 알아봄으로써 오늘날의 간호문제 해결을 위한 의사결정에 도움을 얻을 수 있음
- 역사적 사건과 변화들이 간호사업에 미친 영향과 전체적인 역사의 흐름 속에서 간호사업의 위치와 가치가 어떠했는지를 알아볼 수 있음
- 지나온 역사적 사실을 통해서 미래의 간호사업을 계획하고 설계하는 데 도움을 얻을 수 있음

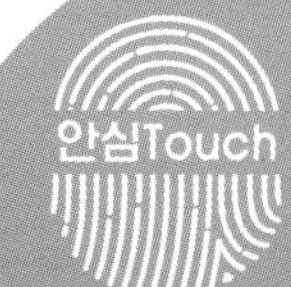

제 2 장

세계의 간호

1 고대문명과 간호의 시작

시 대	간 호	의 료
원시 시대	자가간호(모성애적, 본능적)	경험적, 본능적 치료
상고 시대	가족간호	경험적, 마술적, 신화적 치료
초기 기독교 시대	종교, 가족 이외의 간호 (이타적, 박애, 사명감)	기술적 치료(조직적 간호)
중세 시대	전반 – 종교적 간호 후반 – 비종교적 간호	종교적 의료
17~19세기	직업적 간호	과학적 의료

(1) 원시 시대

① 여자가 아이를 양육하고 아픈 가족을 돌보는 중요한 책임을 맡음

② 물활론(Animism)적 사고로서, 자연은 살아 있으며 정신(영혼)을 가지고 있다는 믿음(정령신앙)

③ 선과 악의 개념이 질병의 원인과 연관되어 주술적, 경험적 치료기술, 마법치료

④ 간호의 발달 : 자가간호, 가족간호, 모성애적 간호

(2) 상고 시대

① 경험적 간호와 치료에 더하여 마술적, 신화적 치료의 시기

② 다양한 신과 신전을 중심으로 생활하며, 종교적 태도나 믿음이 건강과 질병에 관련되어 있다고 여김

③ 주로 가족에 국한되어 간호가 제공됨

출제유형문제 최다빈출문제

원시 시대 간호에 대한 설명으로 옳은 것은?

❶ 모성애적 간호
② 종교적 간호
③ 예방적 간호
④ 직업 간호
⑤ 전문 간호

해설
원시 시대의 여자는 본능적으로 자식에 대한 애정과 모성애를 중심으로 아이를 양육하고 아픈 가족을 돌보는 중요한 책임을 맡음

2 고대 바빌로니아, 이집트, 팔레스타인

(1) 바빌로니아

① 높은 수준의 도덕과 법률

② 천문학, 수학, 점성술 연구

㉠ 의학이 천문학과 뒤섞이게 되면서 마술적인 의학이 실행됨

㉡ 질병의 원인 : 신과 악령의 천벌, 마술・종교・과학을 혼합하여 의술을 행함

③ 치 료

㉠ 치유를 위해 '착한 영'으로부터의 도움을 받고자 함

㉡ 악령들을 물리치기 위해 식이요법, 휴식, 마사지, 청결, 지독한 맛의 처방약

④ 함무라비 법전

㉠ 의사의 의료행위에 대한 엄격한 책임('눈에는 눈, 이에는 이')이 있었음

㉡ 위생, 위생시설, 의료행위에 대한 구체적 조문의 처벌규정(환자보호)

㉢ 내과, 외과의 치료법을 구별하였으나 의학과 마술, 미신을 혼동함

㉣ 간호에 대한 별도의 내용은 없었음

(2) 이집트

① 의료의 특징

㉠ 파피루스(Papyrus) : 고대 의학 지식을 적어둔 문헌으로, 그 당시 실제의 의료제공 사실이 기술됨(인체 뇌, 절개 봉합술, 부목, 산실제도)

- 건강관리 : 문화와 종교의 중요한 부분
- 250가지가 넘는 병, 외과적 치료와 치아의 치료방법을 설명
- 야채, 무기질, 동물 등에서 추출한 700가지 의약 물질이 설명되어 있음

㉡ 약리학, 산파술, 공중위생, 위생법의 발달, 배수시설, 음식, 운동, 신체적 청결 강조, 성생활의 단속 등

㉢ 죽음을 앞둔 사람을 죽음의 집에 격리하고, 시체를 썩지 않게 보존 처리함

㉣ 점성술 발달 : 질병을 운명적인 것으로 여김

② 임호텝(Imhotep)

㉠ 최초의 내과의사, 외과의사, 건축가, 성직자

㉡ 이집트에서 가장 훌륭한 신부의사(Priest-Physician) : 인간의 죄와 질병 치료를 동시에 해결, 치유의 신으로 추앙

③ 여성의 지위

㉠ 동양의 다른 나라보다 높았으며 자유와 위엄을 누림

㉡ 가사일, 어린아이의 돌봄, 병든 사람을 간호함

㉢ 산파가 산과의 일을 전적으로 담당함

(3) 팔레스타인(유대, 이스라엘 왕국, 히브리인)

① 의료의 특징

㉠ 의학적 지식은 구약성서, 유대교의 경전, 법전, 탈무드(Talmud)에서 유래됨

㉡ 신부의사(Priest–Physician)는 건강 확인자 역할을 함

㉢ 남자아이가 태어난 지 8일째 할례(Circumcision)의식을 함

㉣ 전염성 질환 보유자를 격리시킴

㉤ 과부, 고아, 이방인과 가난한 사람들을 돌봐 주기를 요구함

② 모세의 건강법(Health Code)

㉠ 종족보존을 위한 계획

㉡ 이집트의 위생법 포함

㉢ 개인, 가족, 국가적 위생은 건강의 유지, 증진에 영향

㉣ 질병의 예방법 : 위생, 청결, 휴식, 수면, 노동(피부의 상처 돌보기, 식품 선택, 쓰레기 처리, 나병 전염방지 등의 위생에 관한 내용이 많음)

㉤ 여성의 임신, 분만에 대한 규정

③ 여성의 역할 : 아픈 사람 간호, 어린아이 돌봄, 가정에서 의례의 모임을 가짐

출제유형문제 최다빈출문제

2-1. 고대 의료의 특징으로 의료사고를 일으킨 의사의 처리 문제가 엄격했던 나라는?

① 중 국
② 일 본
❸ 바빌로니아
④ 이집트
⑤ 인 도

해설

바빌로니아의 의료 특징

- 의술을 담당하는 사람은 주로 성직자
- 진단하는 사람, 마귀를 쫓는 사람, 약물요법과 수술을 하는 사람의 세 부류로 나뉨
- 의사의 신분은 귀족계급이었지만, 의료사고를 일으킨 의사의 처리 문제는 엄격하였으며, 만약 의사가 중병 치료를 위해 칼로 수술하다 환자를 죽게 하거나 시력을 잃게 하면 의사의 손을 잘랐음

2-2. 고대 이집트의 간호형태에 영향을 미친 배경으로 옳지 않은 것은?

① 점성학의 발달로 병은 운명적이고 천체 현상의 변화에 영향을 받는다고 하였다.
② 파피루스에는 질병의 원인, 증상, 처방이 기재되어 있다.
❸ 여성의 사회적 지위가 다른 동양의 나라보다 낮았다.
④ 공중위생, 하수도 설비 등의 위생시설이 있었다.
⑤ 윤회에 대한 믿음과 사후세계에 대한 신념이 강해 시체를 보존하는 방법을 알고 있었다.

해설
고대 이집트의 간호형태 배경
- 점성학의 발달로 병은 운명적이고 천체 현상의 변화에 영향을 받는 것으로 봄
- 최초의 의학사전인 파피루스에는 질병의 원인, 증상, 처방이 기재되어 있음
- 여성의 사회적 지위가 다른 동양의 나라보다 높았고, 산과영역을 전적으로 맡는 전문 여자산파가 있었음
- 공중위생, 하수도 설비 등의 위생시설이 존재
- 윤회에 대한 믿음과 사후세계에 대한 신념이 강해 시체를 보존하는 방법을 알고 있었음

2-3. 이집트의 훌륭한 신부이며 건축가이자 의사였던 인물은?

① 히포크라테스
② 갈 렌
❸ 임호텝
④ 힐데가르데
⑤ 편 작

해설
임호텝
건축가 · 의사 · 천문학자 · 철학자 · 점성술사로 사후 이집트인들로부터 의료의 신, 치료의 신으로 오랫동안 존경받고 있음

3 고대 인도, 중국

(1) 인 도

① 의료의 특징

㉠ 하수처리, 우물, 공중목욕탕, 쓰레기 처리장 : 공중위생의 체계

㉡ 의사는 '브라만'이라는 승려 계급에서 배출됨

㉢ 치료보다 질병의 예방을 중시(우두접종 시행)함

② 베다(Veda) : 힌두교 경전

㉠ 질병은 신의 벌이라고 여김

㉡ 위생과 치료에 관한 지식

㉢ 아편 사용, 천연두 예방법 등 기재

㉣ 다른 고대 국가에 비해 외과적 기술(수술)이 탁월(편도선 절제술 등)

㉤ 약물(진정제), 마취(최면술)

㉥ 간호 실무에 대한 설명과 간호 원리에 대한 완전한 설명

③ 아소카왕

㉠ 자선사업, 위생사업 세계 최초의 병원 건립, 부속의학원

㉡ 건강 관련 요원들로 의사, 간호사, 약사, 요리사, 안마사 등을 훈련시킴

④ 마누(Manu)법전

㉠ 식이요법

㉡ 개인과 가족의 위생규칙

㉢ 의사들은 합당치 않은 치료에 대해 유죄를 선고받을 수 있음

⑤ 간호사

㉠ 대부분이 청년인 남자, 드물게 나이 많은 여성

㉡ 높은 도덕적 규범, 기술, 신용 요구

⑥ 여성의 역할 : 아이를 돌봄, 아픈 가족의 간호

(2) 중 국

① 의료의 특징

㉠ 예방과 혈액순환에 초점

㉡ 유교, 불교, 도교가 건강관리에 영향을 미침

㉢ 내과적 치료가 으뜸, 침구술의 독특한 발전

㉣ 건강한 상태 : 음양(陰陽)과 오행(五行)에 따른 기능이 균형 잡히고 조화를 이루는 것

㉤ 체질 구분 : 태양, 소양, 태음, 소음

㉥ 강물이나 우물이 오염되었다 하여 물을 반드시 끓여 마심, 이로 인해 차 문화 발달

㉦ 해열을 위한 목욕 치료, 빈혈 치료에 간(Liver)을 이용

② 주요 의서

㉠ 황제내경 : 중국 최고의 의서

㉡ 신농본초경(약물학) : 약초를 개발하여 많은 처방을 남김

㉢ 상한졸병론(상한잡병론) : 한나라 장중경의 의서, 급성 발열성 질환의 치료 내용

③ 명 의

㉠ 편작 : 보고, 듣고, 묻고, 느끼는 진찰방법, 진맥에 정통함

㉡ 화타 : 침구, 마취, 외과수술

④ 간 호

㉠ 여자는 아이를 출산하고 가족구성원을 돌보며, 관리하는 기능에 가치를 둠

㉡ 유교의 남성우월사상 강조로 여자간호사의 활동이 어려웠음

출제유형문제 최다빈출문제

3-1. 고대 인도의 의료와 간호에 대한 설명이다. 옳은 것은?

① 예방을 중요시하지 않았다.

② 초기 의사는 평민이었다.

③ 군대의학의 발전에 영향을 미쳤다.

④ 세계 최초의 병원을 세웠으며 브라만 계층이 주도했다.

❺ 베다 경전에서 간호실무 및 간호원리에 대한 설명을 볼 수 있다.

해설

고대 인도의 의료와 간호의 특징

- 우두접종을 시행할 정도로 예방을 중요시함
- 초기 의사는 승려, 브라만 계층으로 도덕적 기준이 높은 사람이며 외모, 언어, 태도가 훌륭한 사람에게 환자를 돌보는 것을 허락함
- 세계 최초의 병원은 아소카왕에 의해 설립됨
- 인도의 경전 베다에서 간호실무 및 간호원리에 대한 설명을 볼 수 있음

3-2. 침, 뜸, 약초가 기본적인 치료이며, 예방과 혈액 순환에 초점을 두고 진맥이 발전했던 나라는?

❶ 중 국

② 인 도

③ 팔레스타인

④ 그리스

⑤ 메소포타미아

해설

중국의 간호

- 중국 의학의 치료는 기본적으로 침, 뜸, 약초로 구성
- 특히 중국의 침술은 매우 오래된 치료법
- 침술은 생명에너지인 기를 운반하는 통로가 인체에 있다는 생각에 기초함
- 예방에 초점을 두고 혈액순환을 중시함
- 진맥이론과 기술이 발달
- 체질에 따른 치료법 발달
- 침과 뜸을 이용해 몸 전체를 치료함

3-3. 고대 중국의 의료 및 간호형태에 관한 설명이다. 옳은 것은?

① 여성 위주의 간호로 여자간호사의 활동이 두드러졌다.

❷ 태양, 소양, 태음, 소음인으로 체질을 구분하여 치료하였다.

③ 예방보다 치료에 초점을 두고 있었다.

④ 의학에 대한 가장 오래된 기록은 일리아드와 오디세이다.

⑤ 의사, 간호사, 안마사 등을 훈련시키며 확장하였다.

해설

고대 중국의 의료 및 간호형태

- 내과적 치료가 으뜸이었으며 침구술이 독특하게 발전함
- 유교주의의 남성위주사상으로 여자간호사의 활동이 어려웠음
- 유교, 불교, 도교가 건강관리에 영향을 줌
- 편작을 통해 보고, 듣고, 묻고, 느끼는 진찰방법과 진맥을 함
- 치료보다는 예방에 초점을 둠

4 고대 그리스, 로마

(1) 그리스

신화를 통해 사람들의 건강, 질병, 의료실무 등을 언급함

① 아폴로(Apollo) : 태양의 신, 건강과 과학의 신

② 아스클레피오스(Aesculapius)

㉠ 아폴로의 아들, 그리스 신화의 의사, 최고 치료자

㉡ 에피고네(Epigone) : 아스클레피오스의 부인, 편안함을 주는 자

㉢ 의료의 신 : 아스클레피오스와 에피고네와의 사이에 여러 딸이 관여(건강의 여신(Hygiea), 회복의 여신(Panacea), 보건의 여신(Metrina))

③ 카두세우스(Caduceus)

㉠ 아스클레피오스의 업적을 상징함

㉡ 두 마리의 신성한 지혜의 뱀이 감겨 있고 꼭대기에 비둘기 날개가 있음

㉢ 지혜와 평화를 의미하는 권능의 지팡이, 오늘날의 의업(의술)을 상징

④ 환자보호를 위한 보호시설

㉠ 테트리온(Tatrion) : 이동진료 서비스(Ambulatory care service)

㉡ 제노도키움(Xenodochium) : 낯선 사람(여행자)들의 보호소

㉢ 간호사 : 아픈 사람과 상처 입은 사람을 간호하며, 남자들은 집 밖의 간호에 대비

※ 의료직

- 의술은 인간의 생명을 다룬다는 점에서 다른 직업과 구별
- 지도층, 힘을 지닌 존재
- 의사들은 지역 내 건강문제를 관리하도록 되어 있고, 치료비를 감당할 수 없는 사람들을 돌볼 책임이 있음

⑤ 공중위생, 물을 깨끗하게 하고 적절한 매장시설과 말라리아를 감소시키기 위한 습지 배관시설 설치

⑥ 육체와 정신건강이 관련된 것으로 보고 체육관, 스타디움, 온천장을 활용함

⑦ 주요 인물

㉠ 히포크라테스(Hippocrates)

- 해부, 생리, 병리, 진단, 예후, 산과, 부인과, 외과, 정신질환, 침상 곁에서의 사정, 위생 등에 탁월한 견해를 가짐
- 의학의 아버지
- 마법이나 미신에 반대함. 의사들이 종교적, 마술적 방법에서 벗어나 합리적 전통의학을 세울 수 있도록 선구자적 역할을 함
- 임상의 관찰과 경험을 중시하는 과학으로서의 의학의 기틀을 마련(현재에도 실용)
- 체액설(4가지 기질) : 혈액, 점액, 황담즙, 흑담즙의 부조화에 의해 질병이 발생함

㉡ 아리스토텔레스(Aristoteles) : 해부학, 생리학의 기초를 수립하고, 물리학, 천문학, 정치학 등 다양한 분야에서 활약

⑧ 여성의 역할 : 지위가 낮고, 가정에 국한되어 외부 영향력이 없음

(2) 로 마

① 의료의 특징

㉠ 신의 능력을 절대적으로 믿음(병과 죽음 : 신을 노하게 한 결과)

㉡ 의학의 발달은 그리스에 미치지 못했음

㉢ 히포크라테스의 관찰방법을 활용

㉣ 군대의학이 뛰어남 : 야전병원, 앰뷸런스, 군대병원 설립

② 주요 인물

㉠ 갈렌(Gallen)

- 해부학을 발전시킴
- 기관 절개술과 제왕절개술 등의 외과적 절차 설명
- 전염병의 주요 요인 : 대기와 환경, 개인의 민감성, 질병 유발에 영향을 주는 행동

㉡ 켈수스(Cornelius Celsus) : 외과의사

- 염증증상을 열, 동통, 발적, 종창으로 설명
- 절단술, 탈장, 백내장 수술 시도
- 처음으로 의학 역사 저술(De Medicine of Celsus)

③ 공중보건에 영향을 미치는 건축기술 발달

㉠ 배수시설

㉡ 수 로

㉢ 도로건설

㉣ 중앙난방시스템

㉤ 적절한 매장제도

㉥ 목욕시설(냉온욕)

㉦ 치료목적의 스팀, 좌욕

④ 여성의 역할

㉠ 지위 높고, 독립적, 외부활동에도 참여, 이혼이 많았음

㉡ 후에 간호사업에 종사하는 로만 메이트런(Roman Matron)들이 많이 출현

출제유형문제 최다빈출문제

4-1. 두 마리의 신성한 지혜의 뱀이 감겨 있고 꼭대기에 비둘기 날개가 있는 모양으로, 지혜와 평화를 의미하는 권능을 나타내는 것은?

① 하이게이아 지팡이
② 파나케이아 지팡이
③ 에피오네의 지팡이
❹ 카두세우스의 지팡이
⑤ 아폴로의 지팡이

해설

카두세우스 지팡이

아스클레피오스의 업적을 상징하는 카두세우스 지팡이는, 두 마리의 신성한 지혜의 뱀이 감겨 있고 꼭대기에 비둘기 날개가 있는 모양으로, 지혜와 평화를 의미하는 권능을 나타내어 오늘날 의사협회, 영국의사협회, 캐나다의사협회, 세계보건기구의 표장으로 쓰이고 있음

4-2. 고대 그리스 의료와 간호 형태에 영향을 미친 배경으로 옳은 것은?

① 초기 의사들은 승려 또는 브라만 계층이었으며 이들 중에서 선택되었다.
② 수도시설과 목욕탕을 설치하여 공중위생에 기여하였다.
❸ 마법이나 미신에 반대하여 합리적 전통 의학을 세울 수 있도록 선구자적 역할을 하였다.
④ 야전병원, 군대병원을 설립하여 군대의학의 발전에 영향을 끼쳤다.
⑤ 사람의 체질을 태양, 소양, 태음, 소음으로 분류하여 치료하였다.

해설

고대 그리스 의료와 간호 형태

- 현대 의학적 전통의 많은 부분과 오늘날의 의학용어의 대부분은 고대 그리스에서 기원한 것
- 그리스 문화는 소아시아를 통해 메소포타미아와 이집트의 의학지식을 흡수함
- 특히 서양 의학의 아버지라고 불리우는 히포크라테스(Hippocrates)의 업적은 후세에 끼친 영향이 매우 큼
- 히포크라테스(Hippocrates)는 질병의 원인을 규명하면서 장기설과 4액체설(혈액, 점액, 황담즙, 흑담즙)을 주장하였고, 의학을 인간과학이라고 하여 자연과학에서 독립시킴
- 히포크라테스(Hippocrates)는 마법이나 미신에 반대하여 합리적 전통 의학을 세울 수 있도록 선구자적 역할을 함
- 또한 의사로서의 높은 윤리관과 이를 실천하는 인격적 생활을 강조하여, 그의 많은 가르침이 제자들에 의해 수많은 저서로 남겨짐
- 히포크라테스 선서는 여러 신들을 증인으로 삼아 계약과 선서에 대해 준수를 맹세하는 의식으로, 오늘날 의학도의 선서로 성문화되어 있음
- 그리스 시대의 환자보호를 위한 이동진료 서비스(Ambulatory care service)인 테트리온(Tatrion)과 낯선 사람(여행자)들의 보호소인 제노도키움(Xenodochium)이 있었음

5 초기 기독교 시대 간호

(1) 여집사를 중심으로 한 조직화된 간호

① 기독교의 박애주의, 이타주의, 실천봉사, 평등주의가 간호의 발달에 영향을 미침

② 처음에는 제사장의 조수로 병약자를 돕다가 점차 간호를 전문적으로 맡아서 임상간호사, 가정방문을 하는 보건간호사의 역할을 함

③ 방문간호의 역사는 초기 기독교 시대의 시작과 함께 함

④ 최초의 방문간호사 : 바울의 여신도인 푀베

⑤ 당시 조직된 간호는 이타주의의 개념을 발달시킴

(2) 로만 메이트런(로마의 귀부인 간호사업가들)

① 마르셀라(Marcella)

㉠ 귀족 부인들의 구료활동 단체의 지도자

㉡ 교리 연구소인 자신의 집을 수도원으로 만들고, 가난하고 병든 자들에게 전도와 간호사업을 하며 일생을 마침

㉢ 교회 안에서 외적의 습격으로 순교함

② 파울라(Paula)

㉠ 전통 있는 귀족 가문의 자손이며 막대한 부의 소유자로, 남편과 사별한 뒤 기독교에 귀의하여 간호사업에 헌신한 여성

㉡ 베들레헴에 순례자를 위한 호스피스 장소를 마련함

㉢ 병자를 위한 병원을 세워 20년 동안 관리함

㉣ 최초로 간호사를 체계적으로 훈련시킨 여성으로도 유명하며, 뛰어난 지적 능력으로 히브리어와 그리스어를 배워 성서와 라틴어 번역을 도움

③ 파비올라(Fabiola)

㉠ 자신의 집을 의료원으로 만들었는데, 이것은 기독교인들이 세운 최초의 병원이 됨(Nasocomium, AD 390년)

㉡ 거지와 행려병자들 같이 의탁할 곳이 없는 자들을 위해 몸소 간호하면서 많은 제자를 길렀고, 자신의 재물도 가난한 자들에게 나누어 줌

④ 성 헬레나(Saint Helena)

㉠ 콘스탄틴(Constantius) 대제의 어머니로서 기독교에 귀의함

㉡ 성지순례자를 위한 휴식소와 의식주를 제공하였고, 질병간호를 위해 힘씀

(3) 여집사단(Deaconesses)

① 활 동

㉠ 간호사업이 여성 사업으로 발전하는 기초가 되었던 초기 기독교 시대의 단체

㉡ 굶주린 자에게 빵을, 벗은 자에게 옷을, 목마른 자에게 물을, 감옥에 있는 자에게 방문을, 집 없는 자에게 잘 곳을, 질병이 있는 자에게 간호를, 죽은 자에게 이장을 제공함(마태복음 25장 근거)

② 간호 내용

㉠ 환자의 목욕

㉡ 상처의 소독

㉢ 음식과 음료의 공급

㉣ 신선한 공기 제공

㉤ 약간의 식물성 및 광물성 약품 사용

㉥ 정신적인 위안 제공

㉦ 사도들을 접대함

③ 조 직

㉠ 정식 집사단 : 정식 명령을 받은 집사단

㉡ 과부 집사단 : 과부들이 다시 결혼하지 않겠다는 서약을 하고 참여함

㉢ 처녀 집사단 : 순결한 생활을 서약하고 환자를 돌보고 사도들의 접대와 자선사업을 함

출제유형문제 최다빈출문제

5-1. 초기 기독교 시대 바울의 여제자로 최초의 방문간호사는?

① 파울라
② 파비올라
③ 힐데가르데
❹ 퇴 베
⑤ 마르셀라

해설
퇴베(Phoebe)
바울의 여제자 퇴베(Phoebe)는 로마에 파견되어 방문간호의 일을 시작한 최초의 방문간호사로 자기가족 외의 사람을 돌보는 최초 간호의 시작이 됨

5-2. 다음 중 초기 기독교 시대의 간호에 대한 설명으로 옳지 않은 것은?

① 기독교의 박애주의, 이타주의, 실천봉사, 평등주의가 간호의 발달에 영향을 미쳤다.
❷ 의원의 규격을 갖춘 제노도키아가 있었다.
③ 방문간호의 역사는 초기 기독교 시대의 시작과 함께하였다.
④ 최초의 방문간호사는 바울의 여신도인 퇴베였다.
⑤ 당시 조직된 간호는 이타주의의 개념을 발달시켰다.

해설
초기 기독교 시대 간호의 특징
- 기독교의 박애주의, 이타주의, 실천봉사, 평등주의가 간호의 발달에 영향을 미침
- 종합병원의 규격을 갖춘 제노도키아가 있었음
- 방문간호의 역사는 초기 기독교 시대의 시작과 함께함
- 최초의 방문간호사는 바울의 여신도인 퇴베였음
- 당시 조직된 간호는 이타주의의 개념을 발달시킴

5-3. 로마의 귀부인으로 초기 기독교 시대 간호사업에 기여한 인물은?

① 피 베
❷ 파비올라
③ 힐데가르데
④ 브리지드
⑤ 라데군데

해설

로만 메이트런

- 마르셀라 : 귀족 부인들 단체의 지도자로, 교리연구소인 자신의 집을 수도원으로 만들고, 가난하고 병든 자들에게 전도와 간호사업으로 일생을 마침
- 파울라 : 전통 있는 귀족 가문의 자손으로 막대한 부의 소유자이며, 남편과 사별한 뒤 기독교에 귀의하여 간호사업에 헌신한 여성으로 베들레헴에 순례자를 위한 호스피스 장소를 마련하고, 병자를 위한 병원을 세워 20년 동안 관리함. 또한 최초로 간호사를 체계적으로 훈련시킨 여성으로도 유명하며, 뛰어난 지적 능력으로 히브리어와 그리스어를 배워 성서와 라틴어 번역을 도움
- 파비올라 : 자신의 집을 의료원으로 만들었는데, 이것은 기독교인들이 세운 최초의 병원이 됨(Nasocomium, A.D. 390년). 거지와 행려병자 등 의탁할 곳이 없는 자들을 위해 몸소 간호하면서 많은 제자를 길렀고, 자신의 제물도 가난한 자들에게 나누어 줌
- 성 헬레나 : 콘스탄틴 대제의 어머니로서 기독교에 귀의하여, 성지순례자를 위한 휴식소와 의식주를 제공하였고, 질병간호를 위해 힘씀

5-4. 간호사업이 여성 사업으로 발전하는 기초가 되었던 초기 기독교 시대의 단체는?

❶ 여집사단
② 로만 메이트런
③ 군사 간호단
④ 탁발 승단
⑤ 수녀 집사단

해설

여집사단(Deaconesses)

- 활동 : 간호사업이 여성 사업으로 발전하는 기초가 되었던 초기 기독교 시대의 단체로 굶주린 자에게 빵을, 벗은 자에게 옷을, 목마른 자에게 물을, 감옥에 있는 자에게 방문을, 집 없는 자에게 잘 곳을, 질병이 있는 자에게 간호를, 죽은 자에게 이장을 제공함(마태복음 25장 근거)
- 간호내용
  - 환자의 목욕
  - 상처의 소독
  - 음식과 음료의 공급
  - 신선한 공기 제공
  - 약간의 식물성 및 광물성 약품 사용
  - 정신적인 위안 제공
  - 사도들을 접대함
- 조 직
  - 정식 집사단 : 정식 명령을 받은 집사단
  - 과부 집사단 : 과부들이 다시 결혼하지 않겠다는 서약을 하고 참여함
  - 처녀 집사단 : 순결한 생활을 약속하고 참여함

6 초기 기독교 시대의 의료기관

(1) 다이아코니아(Diaconia)

① 처음에는 여집사단들이 자기들의 일을 하기 위해서 세운 집으로, 4세기경부터는 여기에서 손님접대와 병자를 간호하기 시작함

② 점차적으로 의료기관으로 변천해서 오늘날의 보건소, 휴게소, 진료소로 발전이 된 기관

(2) 제노도키아(Xenodochia)

① 다이아코니아보다 더 큰 시설로서 입원환자를 받을 수 있는 설비를 갖춘 기관

② 자선병원으로 오늘날의 종합병원에 해당됨

③ 수녀원 겸 병원으로 상용하면서 여집사가 기관을 관리하고 환자간호를 담당함

(3) 성 바실(St. Basil) 제노도키움

가장 유명한 기관으로, 일반 환자와 구별된 나환자 격리수용소와 직원들의 기숙사 등 현대 종합병원의 규격을 갖춘 시설이었음

시 대	의료의 발달	간호의 발달
원시 시대	경험적이며 본능적인 치료방법	모성애적 간호와 본능적 간호로 가족들을 위한 간호를 시행함
고 대	경험적이며 마술적, 신화적인 치료방법	경험적이며 미신적 간호를 하고 여신들에 대해 인식함
초기 기독교 시대	기술적인 치료방법	• 1~2세기는 초대 기독교 여집사단이 조직적 간호활동을 함 • 3~4세기는 로만 메이트런(귀부인 신분의 여성)들이 병원사업을 전개함
중세 시대 (종교개혁)	종교적인 치료방법	• 5~17세기는 귀족출신 여성들에 의한 종교적 간호를 함 • 17세기 후반부터 19세기 전반은 간호의 암흑기임
근대 (17~19세기)	과학적인 치료방법	19세기에 나이팅게일식 간호인 직업적인 간호가 등장함
현대 (20세기 이후)	현대적 치료방법	현대간호의 발달과 특수간호성장, 간호의 전문화, 이차건강의 중요성과 건강교육, 보건교육이 간호의 전반적인 분야를 차지함

출처 : 간호학개론, 수문사, 2011

출제유형문제 최다빈출문제

초기 기독교 시대의 의료기관인 다이아코니아에 대한 설명으로 옳은 것은?

❶ 오늘날 보건소나 병원의 외래 진찰소의 전신이다.
② 입원시설을 갖춘 자선병원이었다.
③ 수녀원 겸 병원으로 사용되었다.
④ 나환자 격리수용소와 직원기숙사 시설이 있었다.
⑤ 여집사가 관리하고 환자간호를 담당하였다.

해설
다이아코니아
• 처음에는 여집사단들이 자기들의 일을 하기 위해서 세운 집으로, 4세기경부터는 여기에서 손님접대와 병자를 간호하기 시작함
• 점차적으로 의료기관으로 변천해서 오늘날의 보건소, 휴게소, 진료소로 발전이 된 기관

7 중세 시대의 간호

(1) 중세 암흑기(500~1000년)

① 왕족, 귀족이 간호활동에 종사함(특수 계층에만 교육의 기회가 주어져 기대하는 만큼 간호인력이 풍부하지 못했음)

② 중세 전반기의 특징

㉠ 사회제도가 무질서함

㉡ 전염병이 만연함

㉢ 유행병은 신의 섭리로 여겨져 질병의 원인 제거나 질병 예방에 관심이 없었음

㉣ 상업이 발달하고 도시 인구의 증가로 공중위생 문제가 대두됨

③ 간 호

㉠ 정죄와 정화의 수단이며 신의 일을 하는 것

㉡ 조직적인 간호는 이루어지지 않았지만 수도원 간호사, 부유한 상류여성들의 참여로 수준 높은 간호를 수행함

(2) 봉건제도하의 간호

① 장원의 여주인

㉠ 장원의 병자들을 돌보는 의사, 간호사 역할을 함(응급조치도 함)

㉡ 질병에 대한 민간요법의 지식을 가짐

㉢ 경험적 의료의 대부분은 장원의 여주인인 여성들의 손에 의해 이루어짐

② 수도원 제도

㉠ 배경 : 이방인들의 약탈로 황폐화됨

- 위험증가, 보호집단의 형성 필요
- 교회에서의 안식처 제공

㉡ 상류계층은 산속으로 들어가 금욕생활(기독교 수도원)

㉢ 넓은 대지 안에 농장, 과수원, 목장, 공장, 집회소, 학교, 병원, 침실, 식당 등을 배치하고, 대부분 자급자족함

㉣ 의약에 관한 지식을 환자를 돌보는 데 적용

㉤ 수도원 안팎에 지역사회 극빈자를 위한 무료진료소와 병원을 설립함(당시 의료사업은 거의 전적으로 수도원에서 행해짐, 병원시설은 수도원과 별도)

㉥ 병들고 가난한 사람들을 돌보는 일을 수도원 공동체의 주된 임무로 하여 중세 전반기에 많은 성자 간호사 배출

③ 간 호

㉠ 의료기관과 간호

- 환자에 대한 간호는 수도원 공동체 생활의 임무, 주된 기능
- 병자에게 제공된 실질적 간호에 대해서는 알려지지 않음
- 비종교적 의학이 거의 사라지고, 간호와 의술의 과학적인 진보는 찾아보기 힘듦
- 의학과 간호학의 차이는 거의 없음
- 병자 간호 : 민속, 약물전승, 신비주의, 종교적 신념, 미신
- 치료 : 사혈, 식이요법, 목욕요법, 뜸술, 관장법

㉡ 수도원 간호사 : 간호, 의술도 행했으며, 질적으로 훌륭한 간호 수행

- 힐데가르데(Hildegarde)
  - 자연과학과 간호학을 가르치고 저술함
  - 질병의 원인과 증상에 따라 직접 간호를 제공함
- 성 라데군데(St. Radegunde)
  - 개인위생의 중요성을 인식하게 함(당시는 금욕주의 시대, 개인위생관념 희박)
  - 목욕실을 만들어 목욕시킴
  - 수도원을 설립하고 규칙을 만들어 관리
  - 나환자들에게 세심한 관심을 보임
- 성 브리지드(St. Brigid) : 여자 수도원을 아일랜드에 소개, 병자간호, 나병치료

출제유형문제 최다빈출문제

수도사나 수녀들이 기거하는 수도원을 중심으로 간호를 했던 시대는?

① 상고 시대
❷ 중 세
③ 초기 기독교
④ 근 대
⑤ 현 대

해설

중세 시대의 간호

- 수도원의 수녀와 수도사를 중심으로 환자를 간호함
- 수도원 중심의 간호가 제공되었던 시기
- 시대적으로 봉건제도하에서 장원의 여주인이 장원의 병사를 돌봄
- 특수계층에만 교육의 기회가 주어져 기대만큼 간호 인력이 풍부하지 못했음
- 중세 전반기에는 왕족이나 귀족이 간호활동에 종사함

8 중세 병원 및 중세 후반기의 간호

(1) 중세병원

① 리용의 호텔 듀(542년)

㉠ 최초의 간호사 : 고해하기 위해 모인 평신도 여성과 미망인

㉡ 성직자의 통제로부터 자유로움

② 파리의 호텔 듀(650년)

㉠ 구빈원 형태, 평신도 관리자들이 운영

㉡ 어그스틴 수녀회, 형제단

- 환자의 입원·퇴원 업무
- 여자 병동의 간호관리업무와 주방일, 세탁
- 죽은 자의 장례 업무

③ 로마의 산토스피리토 병원(717년)

㉠ 일차 목표는 병자 간호

㉡ 1,000개 가까운 병상을 수용함

㉢ 병동을 분류 : 남·여, 회복기 환자 구분

㉣ 병원 의료업무 : 직업적인 의료 종사자(중세 후반기)

(2) 중세 후반기의 간호(AD 1000~1500년)

① 오랜 전쟁으로 병원과 의학 발달

② 교황권 실추로 봉건사회 붕괴·도시와 상공업 발달

③ 십자군 전쟁(Crusades) : 중세 후기 간호사업에 가장 큰 영향을 미침

㉠ 유럽의 기독교도가 이슬람교도들에게 점령 당한 성지 예루살렘의 탈환을 위해 일으킨 대원정

㉡ 유럽 중세 봉건사회의 붕괴, 새로운 시대로의 이행을 재촉하는 계기

㉢ 원정 도중, 전후에 발생한 전염병과 사상자의 처리에 관한 문제 발생

㉣ 위생에 관한 관심 증가

㉤ 병원과 건강을 돌봐주는 사람들에 대한 요구 증가

㉥ 전담 단체 생성(기사 간호단)

④ 기사 간호단(Knights Hospital)

㉠ 십자군 대원정의 산물

- 군인 남자들로 구성된 특수 유형의 간호단
- 전쟁과 간호를 동시에 하면서 오늘날의 앰뷸런스 서비스(Ambulatory Service) 제공
- 환자, 부상자 간호, 전쟁 후에도 활약

㉡ 성 요한 기사 간호단

- 이탈리아의 부유한 상인들이 중심이 되어 예루살렘에 두 개의 병원을 세웠고, 성 요한과 성 막달레나 두 단체의 보호를 받았음

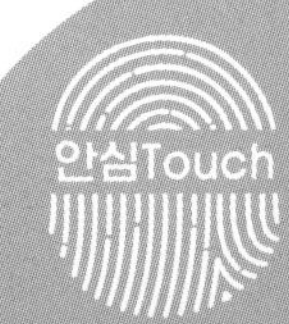

- 초기에는 순례자와 병자, 정신병자들을 돌보다가 나중에는 하나의 종교단체로 합쳐져서 가난한 자와 기독교인들을 위해 봉사함
- 성 요한 기사 간호단은 제1차 세계 대전에도 공헌하였으며, 이후 영국의 병원관리에도 영향을 줌
- 미국 간호장교단의 표상이 되어 간호사 제복에 부착되어 있음

ⓒ 성 메리 기사 간호단
- 성 메리에 의해 설립된 기사 간호단
- 산모와 아기를 돌보았으며 주로 여성과 어린이를 위한 단체

ⓓ 튜톤 기사 간호단
- 초기부터 간호와 군사적 임무를 맡고 있었던 독일 간호단
- 1191년 처음 설립
- 최초의 멤버들은 귀족의 가족들로 검소, 정결, 순종 외에 신앙을 서약했으며, 군사적 의무와 간호의 의무를 동시에 지님

ⓔ 성 나자로 기사 간호단
- 가장 오래된 기사 간호단으로 십자군 원정에 참여했거나 나병에 걸린 사람들로 구성됨
- 나환자를 위해 설립됨

⑤ 탁발 승단(걸인 간호단, Mendicant Orders)

ⓐ 특 징
- 배경 : 질병의 급속한 만연과 페스트(흑사병)의 공포
- 간호를 위한 사회집단 생성
- 자기의 재산을 가난한 사람들에게 주면서 기독교의 가르침을 따라 전도와 간호
- 생계를 구걸하면서 맨발에 헌 누더기를 걸치고 다니면서 간호

ⓑ 주요 탁발 승단
- 아시시(Assisi)의 성 프란시스단(St. Francisco) : 작은 수도단, 작은 형제단(탁발 수도승을 위한 단체, 대학설립)
- 빈한한 클라라단(Poor Claras, 흑수녀단) : 수녀들을 위한 단체, 나병환자 간호 지원, 외부와 차단한 채 수녀원 생활)
- 성 프란시스의 제3교단(Third Order of St. Francis, 터티아리스단) : 성 프란시스에 의해 건립된 세 교단 중의 하나, 속세의 삶을 계속하기를 바라는 남녀 평신도를 위한 단체, 나병환자 간호, 가정방문, 환자 운반 등의 자원봉사

⑥ 병원의 성장

ⓐ 중세의 병원은 환자를 치료하는 곳이 아니라 보호하는 장소

ⓑ 성 바르톨로뮤 병원(St. Batholomew's Hospital) : 가장 오래 지속된 서비스 기록을 가지고 있음

ⓒ 성 토마스 병원(St. Thomas Hospital)
- 1213년 리차드가 설립
- 플로렌스 나이팅게일이 간호학교를 설립하면서 19C에 유명해짐

㉣ 베들레헴 병원(1243년 건립) : 초기에는 일반환자와 소수 정신장애인 수용, 1547년부터 정신장애인만 수용, 영국에서 최초 정신질환자를 위한 병원으로 탄생

⑦ 중세 후반기의 의료

㉠ 의과대학을 가진 종합대학으로 발전(십자군 대원정, 군사간호단, 기사단 등의 영향)

㉡ 많은 잘못된 지식과 미신이 지속됨

㉢ 연금술과 점성술의 활용이 실무에서 받아들여짐

㉣ 성 힐데가르데(St. Hildegarde) : 신학, 해부, 생리학 등 분야에서 많은 저술, 의학·간호학의 기술을 모두 보유

㉤ 조산사가 아기분만, 이발사가 외과의사(교회에서는 해부를 금지했기 때문에 외과학이 천하게 여겨짐)

출제유형문제 최다빈출문제

8-1. 초기에는 순례자와 병자, 정신병자들을 돌보다가 나중에는 하나의 종교단체로 합쳐져서 가난한 자와 기독교인들을 위해 봉사한 기사 간호단은?

❶ 성 요한 기사 간호단
② 성 메리 기사 간호단
③ 튜톤 기사 간호단
④ 성 나자로 기사 간호단
⑤ 탁발 간호단

해설

성 요한 기사 간호단

- 이탈리아의 부유한 상인들이 중심이 되어 예루살렘에 두 개의 병원을 세웠고, 성 요한과 성 막달레나 두 단체의 보호를 받았음
- 초기에는 순례자와 병자, 정신병자들을 돌보다가 나중에는 하나의 종교단체로 합쳐져서 가난한 자와 기독교인들을 위해 봉사함
- 성 요한 기사 간호단은 제1차 세계 대전에도 공헌하였으며, 이후 영국의 병원관리에도 영향을 줌
- 미국 간호장교단의 표상이 되어 간호사 제복에 부착되어 있음

8-2. 기사 간호단의 활동으로 가장 적절한 것은?

① 산모와 아기를 다룸
❷ 응급간호를 활발히 함
③ 나환자 간호를 함
④ 자기의 소유와 지위를 버림
⑤ 방문 가정사업을 함

해설
기사 간호단의 주요 활동
- 군인 남자들로 구성된 특수 유형의 간호단
- 기독교 정신과 기사도를 발휘하여 병원사업과 응급간호사업을 활발히 함
- 시민들의 모금으로 교회와 건물을 건축함
- 전쟁과 간호를 동시에 수행함
- 오늘날의 앰뷸런스 서비스(Ambulatory Service)의 역할을 한 단체를 기사 간호단(Knights Hospital)이라고 부름
- 산모와 아기를 돌본 성 메리 간호단과 나환자 간호를 한 성 나자로 간호단이 있었음

8-3. 자신의 소유와 지위를 버리고 금욕생활을 하면서 전도와 간호를 한 평신도 단체는?

① 여집사단
❷ 탁발 승단
③ 기사 간호단
④ 군사 간호단
⑤ 자선 간호단

해설
탁발 승단의 배경
- 13세기 질병의 급속한 만연과 페스트에 대한 공포심을 가지고 간호를 위한 사회집단을 생성함
- 일부러 자신의 소유와 지위를 버리고 자기의 재산을 가난한 사람들에게 주고 전도와 간호를 수행함

8-4. 현재까지 이탈리아에 남아 있는 조직으로 가정 방문 등의 자원봉사를 한 탁발승단은?

① 성 토마스단
② 성 클라라단
❸ 터티아리스단
④ 성 프란시스단
⑤ 성 나자로단

해설
터티아리스단
성 프란시스단의 제3단인 터티아리스단은 현재까지 이탈리아에 남아 있는 간호조직으로 병원사업과 가정방문, 환자 운반, 나병환자 간호를 수행하였음

8-5. 탁발 승단에 대한 설명으로 옳은 것은?

① 전쟁과 간호를 동시에 하면서 환자와 부상자를 간호하였다.
② 장원의 여주인인 여성들의 손에 의해 간호가 이루어졌다.
③ 남자 군인들로 구성된 특수 유형의 간호단이었다.
❹ 금욕생활을 하며 맨발에 누더기를 걸치고 다니면서 간호하였다.
⑤ 간호의 암흑기에 중요한 역할을 수행하였다.

해설
탁발 승단(Mendicant Orders)
- 탁발 승단은 13세기경부터 생긴 일종의 걸인 간호단
- 일부러 자신의 소유와 지위를 버리고 빈곤과 싸우면서 맨발에 누더기를 걸치고 다니면서 전도와 간호를 한 평신도 단체
- 13세기 질병의 유행과 페스트 환자를 간호한 종교적 열정을 가진 집단
- 스페인의 성 프란시스와 성 도미니크단, 아시시의 성 프란시스단, 성 클라라단이 있음
- 성 프란시스단의 제3단인 터티아리스단은 현재까지 이탈리아에 남아 있음

9 근대의 간호(전문직으로의 변환기)

(1) 문예부흥(르네상스)과 종교개혁

① 새로운 지식과 미에 대한 인간의 탐구 결과로 인해 환자 간호와 관련된 부분이 가장 큰 영향을 받음

② 헨리 8세가 종교단 억압, 자선단체의 재산을 몰수하였고, 가톨릭 종교단에서 운영하던 대부분의 병원들은 문을 닫거나 프로테스탄트에서 운영하게 됨

(2) 근대 시대의 간호 특징

① 종교개혁으로 인해 가톨릭 단체에서 운영하던 대부분의 병원이 문을 닫음

② 신교도들은 병원운영이나 간호사업에 대한 관심이 부족하였음

③ 간호사업을 위한 여러 기관들이 폐쇄됨

④ 자질 없는 집단이 간호종교단체의 위치를 대신하게 되는 등 간호의 암흑기가 초래됨

⑤ 간호사의 전문적 활동이 점차 두드러지면서 현대 간호로의 전환이 시작됨

⑥ 사회 개혁층의 주도로 간호사업이 진행됨

⑦ 성 빈센트 폴의 자선 간호단은 간호의 암흑기에서 현대기로 넘어올 때 중요한 역할을 한 대표적인 사회적 개혁 단체임

(3) 간호의 암흑기와 종교개혁(1550년~1850년)

① 간호역사에서 근대사에 나타난 간호의 암흑 시대가 열리게 된 직접적인 원인은 바로 종교개혁으로 인한 사회적 상황의 변동

② 종교개혁은 가톨릭 종교단에서 운영하던 대부분의 병원이 문을 닫거나 수사나 수녀들은 기존의 의료기관에서 축출되어 프로테스탄트에서 운영하도록 함

③ 자질 없는 집단이 간호종교단의 위치를 대신하게 되어 결국 병원은 공포의 장소로 전락함

④ 간호의 암흑기는 300년 동안 지속되었으며 병원은 많이 설립되었으나 비위생적인 환자관리로 사망률이 높았음

⑤ 의사나 간호사는 도덕성이 타락되어 의료비에 대해 흥정과 계약을 하며 위험성 있는 치료나 감염병 환자는 냉대하고 거절하는 경우도 있었음

⑥ 간호하는 사람들을 모집하기 위해 죄수들을 복역하는 대신 간호업무로 대체시켜 간호가 최악의 상황에 놓이게 됨

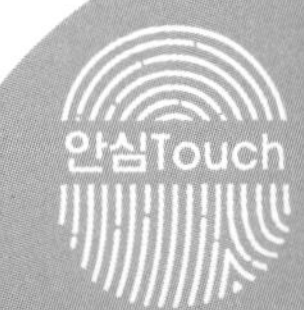

출제유형문제 최다빈출문제

9-1. 근대 시대의 간호에 대한 설명이다. 옳은 것은?

① 정치 참여가 중요시되면서 봉사정신이 두드러졌다.
② 영국의 실용주의 정신이 간호사업에 영향을 미쳤다.
③ 여집사를 중심으로 조직화된 간호가 시작되었다.
④ 모성애적 간호와 가족 중심의 간호가 수행되었다.
❺ 사회 개혁층의 주도로 간호사업이 진행되었고 전문직으로의 시작이 되었다.

해설

근대 시대의 간호 특징
- 종교개혁으로 인해 가톨릭 단체에서 운영하던 대부분의 병원이 문을 닫음
- 신교도들은 병원운영이나 간호사업에 대한 관심이 부족하였음
- 간호사업을 위한 여러 기관들이 폐쇄됨
- 자질 없는 집단이 간호종교단체의 위치를 대신하게 됨
- 간호의 암흑기가 초래됨
- 간호사의 전문적 활동이 점차 두드러지면서 현대 간호로의 전환이 시작됨
- 사회 개혁층의 주도로 간호사업이 진행됨
- 성 빈센트 폴의 자선 간호단은 간호의 암흑기에서 현대기로 넘어올 때 중요한 역할을 한 대표적인 사회적 개혁 단체임

9-2. 근대 시대 간호 암흑기의 직접적인 원인이 되었던 사건은?

① 십자군 전쟁
❷ 종교개혁
③ 르네상스
④ 산업혁명
⑤ 크리미아전쟁

해설

간호 암흑기와 종교개혁
- 간호역사에서 근대사에 나타난 간호의 암흑시대가 열리게 된 직접적인 원인은 바로 종교개혁으로 인한 사회적 상황의 변동
- 종교개혁은 가톨릭 종교단에서 운영하던 대부분의 병원이 문을 닫거나 수사나 수녀들은 기존의 의료기관에서 축출되어 프로테스탄트에서 운영하도록 함
- 자질 없는 집단이 간호종교단의 위치를 대신하게 되어 결국 병원은 공포의 장소로 전락됨
- 간호의 암흑기는 300년 동안 지속되었으며 병원은 많이 설립되었으나 비위생적인 환자관리로 사망률이 높았음
- 의사나 간호사는 도덕성이 타락되어 의료비에 대해 흥정과 계약을 하며 위험성 있는 치료나 감염병 환자는 냉대하고 거절하는 경우도 있었음
- 간호하는 사람들을 모집하기 위해 죄수들에게 복역하는 대신 간호업무로 대체시켜 간호가 최악의 상황에 놓이게 됨

10 사회개혁과 간호

(1) 종교적 자선 간호단

① 자선 수녀단(Sisters of Charity) : 성 빈센트 데 폴(St. Vincent de Paul) 창설
② 종교개혁 전의 수녀보다 활동이 자유로웠음
③ 병원개선과 자선간호를 통해 사회개혁을 실시한 체계적 단체
④ 간호의 암흑기에서 현대기로 넘어올 때 중요한 역할을 함(중세 후기 간호사업에 가장 큰 영향을 미침)

(2) 정신병원과 형무소 개선 운동

① 하워드(1726~1790) : 영국의 행정가, 전국의 형무소를 돌면서 그 참혹한 실태를 논문으로 발표하여 사회 여론화시켰으며, 개선방안 마련에 앞장섬
② 18세기 말 사회개혁운동에 이바지한 여성
㉠ 프라이(Elizabeth Fry, 1780~1845) : 여죄수를 위한 시설개선운동
㉡ 시브킹(Amelie Sieveking, 1974~1859) : 콜레라 유행 시 병원사업 지원

(3) 근대 간호의 탄생

① 19세기 초 간호의 암흑 시대를 현대 직업적 간호로 전환시킨 중요한 역할을 함
② 신교 여집사 간호단은 초기 기독교 시대의 여집사운동을 새로이 계승한 것으로 간호사업의 새로운 발전을 일으킴
③ 카이저스베르트 양성소
㉠ 개신교 여집사간호단은 19세기 초 개신교의 여집사단으로 초기 기독교 시대의 여집사운동(Deaconess Movement)을 새롭게 계승함
㉡ 간호사업의 새로운 발전을 보게 한 이 운동은 독일 라인 강변의 카이저스베르트(Kaiserswerth)에서 전개됨
㉢ 여집사단의 지도자인 뮌스터(Münster)는 테오도르 플리드너(Theodor Fliedner) 목사와 결혼하여 작은 병원을 설립하고 젊은 여신자들을 뽑아서 간호 훈련을 시작함
㉣ 처음 선발한 6명의 집사 간호단은 조직적인 간호 훈련과 분담제의 실시, 실용간호학, 약학, 위생간호법의 위생 및 실습을 배웠음
㉤ 플리드너 목사로부터 윤리학과 종교의 교리를 배움
㉥ 의사들에게도 강의를 받게 하였으며 시험제도도 채택함
㉦ 병원의 명성이 높아지자 독일뿐만 아니라 유럽 각국에도 퍼져 각 병원에서의 간호사 초빙요청이 많아 파견하였으며 방문객도 많았음
㉧ 경제적인 문제도 해결되어 정신병동 등 부속건물이 설치되었고 여러 곳에 병원지부가 설치됨
㉨ 개신교 여집사간호단의 발전과 교육은 간호의 암흑시대를 현대 간호사업으로 전환하는데 매우 중요한 역할을 담당하였고, 훗날 나이팅게일도 이곳에서 간호교육을 받게 됨
㉩ 나이팅게일이 유일하게 정규교육을 받은 곳으로 근대 간호교육의 필요성을 깨닫게 됨

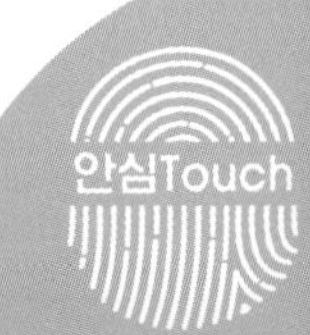

출제유형문제 최다빈출문제

10-1. 간호의 암흑기에서 현대기로 넘어올 때 중요한 역할을 한 단체는?

① 기사 간호단
② 탁발 승단
❸ 자선 간호단
④ 성 클라라단
⑤ 성 도미니크단

해설
자선 간호단
자선 간호단은 성 빈센트 폴(St. Vincent Paul)과 그를 돕는 프랑스의 부유한 여성들에 의해 창설됨

10-2. 초기 기독교 시대의 여집사운동을 새롭게 계승하여 카이저스베르트 양성소를 설립한 인물은?

① 성 클라라
② 성 빈센트 폴
❸ 플리드너 목사와 뮌스터
④ 펜위크
⑤ 나이팅게일

해설
카이저스베르트 양성소
- 개신교 여집사간호단은 19세기 초 개신교의 여집사단으로 초기 기독교 시대의 여집사운동(Deaconess Movement)을 새롭게 계승함
- 간호사업의 새로운 발전을 보게 한 이 운동은 독일 라인 강변의 카이저스베르트(Kaiserswerth)에서 전개됨
- 여집사단의 지도자인 뮌스터는 플리드너(Theodore Fliedner) 목사와 결혼하여 작은 병원을 설립하고, 젊은 여신자들을 뽑아 간호 훈련을 시작함
- 처음 선발한 6명의 집사 간호단은 조직적인 간호훈련과 분담제의 실시, 실용간호학, 약학, 위생 간호법의 위생 및 실습을 배웠음
- 플리드너 목사로부터 윤리학과 종교의 교리를 배움
- 의사들에게도 강의를 받게 하였으며 시험제도도 채택함
- 병원의 명성이 높아지자 독일뿐 아니라 유럽 각국에도 퍼져 각 병원에서의 간호사 초빙 요청이 많아 파견하였으며 방문객도 많았음
- 경제적인 문제도 해결되어 정신병동 등 부속 건물이 설치되었고 여러 곳에 병원지부가 설치됨
- 개신교 여집사간호단의 발전과 교육은 간호의 암흑 시대를 현대 간호사업으로 전환하는 데 매우 중요한 역할을 담당하였고, 훗날 나이팅게일도 이곳에서 간호교육을 받게 됨

11 현대 간호(나이팅게일, 제1의 간호혁명)

(1) 나이팅게일의 주업적

① 성 토마스 병원 내에 간호학교 설립
② 군대의 환경 위생 및 의료제도를 개선함
③ 군대 행정과 관리제도를 개선함
④ 크리미아 전쟁 시 사망률을 대폭 낮춤
⑤ 은닉된 군대 물자를 이용하여 사재를 내고 친지들을 통해 물자지원을 의뢰함
⑥ 영국 군인의 복지 문제에 관심을 갖고 휴게소를 설치하고 군인자금제도 및 군인우편제도를 확립함
⑦ 크리미아의 전 야전병원을 개혁하고 200명의 간호사를 재훈련함
⑧ 정부를 위해 공창제도를 없애는 방법에 대한 논문을 씀
⑨ 1862년에는 왕립병원을 준비하는 William Rathbone에게 제안을 하였음
⑩ 1865년에는 리버풀 빈민병원을 설립하는 Agnes Jones에게 의견을 주어 모범병원으로 성공하는데 일조를 함
⑪ 영국의 식민지였던 인도의 위생문제를 실질적으로 해결하기 위해 40년간 열중함

(2) 나이팅게일의 간호이념

① 간호는 직업이 아닌 사명이다.
② 간호는 조금도 양보할 수 없는 원칙(Uncompromising doctrine)이다.
③ 간호란 질병을 간호하는 것이 아니고 병든 사람을 간호하는 것이다.
④ 간호사업은 비종교적이나 간호사는 신앙인이어야 한다(간호사의 신앙은 존중되어야 한다).
⑤ 간호사는 어디까지나 간호사이지 의사는 아니다.
⑥ 간호의 일체는 간호사에 의해 관리되어져야 한다.
⑦ 간호사는 자신을 희생하는 것이 아니라, 자신의 긍지와 가치관에 따른 간호활동을 하는 것이다.
⑧ 간호사의 연락과 단결을 촉구하였다.
⑨ 간호사는 더 좋은 상태를 원한다(예방간호와 정신건강의 중요성을 역설함).
⑩ 간호사는 환자에 대한 차별 없는 간호를 해야 한다.
⑪ 간호사의 면허등록제도를 반대하였다(형식적인 제도가 간호사의 사명감과 헌신적인 태도를 약화시킨다).

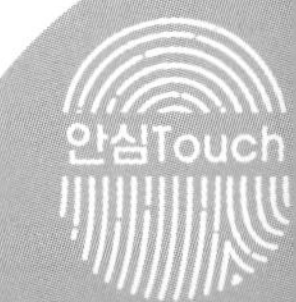

출제유형문제 최다빈출문제

11-1. 나이팅게일 간호학교의 특징으로 옳은 것은?

① 독일의 모관제도가 기초가 되었다.
❷ 국민의 기금으로 설립되어 병원에서 재정적으로 독립하였다.
③ 이론교육을 중요시하였다.
④ 간호교육이 종교적 배경에서 교육되었다.
⑤ 영국 간호학교 설립 시 자문역할을 하였다.

해설

나이팅게일 간호학교의 특징

- 허버트 장관의 건의로 간호교육기금을 모집하여 이것이 하나의 사회운동이 되어 국민들이 기부한 기금으로 세계 최초로 체계적 간호교육 프로그램을 도입한 나이팅게일 간호학교를 세움
- 영국 템즈 강변에 있는 성 토마스 병원 내에 위치함
- 간호교육을 완전히 비종교적인 배경에서 교육시킴
- 간호사의 개인적인 신앙이 필요 없음을 말하는 것이 아니라(오히려 그녀는 간호사의 신앙생활을 강조함), 종교적 세력이 교육보다 앞서는 점을 타파하고자 함
- 세계 최초로 운영상 독립된 완전한 기금으로 세운 간호학교로 경제적으로 독립된 기금으로 간호학교와 교육목적의 실습을 운영함
- 미국 간호학교 설립 시 자문 역할을 함
- 병원 간호사를 양성하고 다른 간호사를 훈련시킬 수 있는 간호교육자를 훈련함
- 빈민 환자를 위한 지역간호사를 교육하고 훈련시킴

11-2. 다음 중 나이팅게일의 업적으로 옳은 것은?

❶ 군대의 환경 위생 및 의료를 개선하였다.
② 영국의 간호협회를 조직하였다.
③ 국회의사당에 간호학교를 설립하였다.
④ 면허등록제도를 주장하였다.
⑤ 국제적십자사를 창립하였다.

해설

나이팅게일의 업적

- 성 토마스 병원 내에 간호학교 설립
- 군대의 환경 위생 및 의료제도를 개선함
- 군대 행정과 관리제도를 개선함
- 크리미아 전쟁 시 사망률을 대폭 낮춤
- 은닉된 군대 물자를 이용하여 사재를 내고 친지들을 통해 물자지원을 의뢰함
- 영국 군인의 복지 문제에 관심을 갖고 휴게소를 설치하고 군인자금제도 및 군인우편제도를 확립함
- 크리미아의 전 야전병원을 개혁하고 200명의 간호사를 재훈련함
- 정부를 위해 공창제도를 없애는 방법에 대한 논문을 씀
- 1862년에는 왕립병원을 준비하는 William Rathbone에게 제안을 하였음
- 1865년에는 리버풀 빈민병원을 설립하는 Agnes Jones에게 의견을 주어 모범병원으로 성공하는데 일조를 함
- 영국의 식민지였던 인도의 위생문제를 실질적으로 해결하기 위해 40년간 열중함

11-3. 나이팅게일의 간호 이념으로 옳은 것은?

① 간호는 사명이 아니고 직업이다.
② 간호사업은 종교적이어야 한다.
❸ 간호의 일체는 간호사에 의해 관리되어야 한다.
④ 간호사는 자신을 희생하는 것이다.
⑤ 간호는 병든 사람을 간호하는 것이 아니라 질병을 간호하는 것이다.

해설

나이팅게일의 간호 이념

- 간호사는 어디까지나 간호사이고 의사는 아니다. 간호의 일체가 간호사의 손에 의해 수행되어야 하며 교육, 감독, 지도 및 생활의 보장까지도 간호사에 따를 것을 주장하여 오늘날 독립된 직업으로서의 간호를 강조함
- 간호사는 자신의 긍지와 가치관에 따라 간호하는 것으로, 자신을 희생하는 것이다라는 말을 전혀 사용하지 않았으며 제자들에게도 그렇게 가르침
  간호가 필요한 자들에게 성의를 다하는 태도나 과정은 자신의 긍지와 가치관에 대한 문제이며 누구를 위한 희생은 아니라는 견해
- 간호는 직업이 아니고 사명이며, 조금도 양보할 수 없는 원칙(Uncompromising doctrine)이다.
- 간호란 질병을 간호하는 것이 아니고 병든 사람을 간호하는 것이다(오늘날 전인간호(Total Care) 즉, 육체적, 정신적, 감정의 일체의 간호를 강조함).
- 간호사업은 비종교적이어야 하지만 간호사 자신은 신앙인이어야 한다(인류애를 바탕으로 피간호자로서 차별 없는 대상을 의미하는 동시에 당시까지도 많이 볼 수 있었던 종교지도자들의 그릇된 관념을 없애려는 뜻이 담겨 있음)
- 간호란 더 좋은 상태를 원하는 것(Want of a Better) : 예방간호를 중시함
- 형식적인 자격 제도를 만들면 사명감이 흐려지고 자격을 얻은 후에 계속적인 노력과 헌신적인 태도가 철저하지 못하다는 이유로 간호사의 면허 등록제도를 반대함

11-4. 나이팅게일의 업적 및 이념으로 옳은 것은?

❶ 근대 간호교육을 확립하였다.
② 간호사 자신의 희생을 강조하였다.
③ 간호란 사람이 아닌 질병을 간호하는 것으로 보았다.
④ 간호사는 의사와 분리될 수 없다고 보았다.
⑤ 간호사업은 종교적이어야 한다고 보았다.

해설

나이팅게일은 근대 간호교육을 확립시켰다.

12 영국의 간호

(1) 현대간호의 모체

① 미국간호가 발전하는데 정신적 지주가 됨

② 구빈법(Poor Law)

㉠ 엘리자베스 1세 때 제정, 왕실의 지원, 지역간호 발전

㉡ 오늘날 사회보장제도의 시초(교회→국가책임)

㉢ 가장 먼저 간호사업이 발전할 수 있도록 한 원동력이 됨

㉣ 다른 나라보다 빨리 직업적 간호로 발전

㉤ 성공회 : 교회를 통한 봉사활동

㉥ 나이팅게일 간호사 양성소 : 세계 각지로 뻗어나가 나이팅게일의 간호활동과 철학을 전달

㉦ 오늘날의 전문직업적인 간호로의 전환점 마련

(2) 펜위크(Fenwick)의 업적(제2의 간호혁명)

① 펜위크는 영국간호계의 지도자로 80세가 될 때까지 전생애를 바쳐 일함

② 특히 간호사의 대동단결을 주장하면서 1887년 영국간호협회를 설립함(간호사의 조직적 활동으로는 첫 출발이었고 독자적인 직업에의 첫걸음)

③ 1893년 전문지인 'Nursing Times'를 발간

④ 미국간호협회의 조직을 후원

⑤ 1901년 ICN(International Council of Nurses)을 설립하여 제1회 총회 회장이 됨

⑥ 간호사 면허제도를 주장하여 1919년 면허시험제도가 의회를 통과함

출제유형문제 최다빈출문제

12-1. 오늘날 영국의 사회보장제도의 기초가 되었던 법은?

❶ 구빈법 ② 사회보험법
③ 방문간호법 ④ 지역의료법
⑤ 전문간호사법

해설
영국의 구빈법
엘리자베스 여왕 1세 때 제정된 구빈법은 오늘날 사회보장제도의 기초가 됨

12-2. 영국 간호의 특징으로 옳은 것은?

❶ 현대 간호의 모체가 되었으며 미국 간호의 정신적 지주가 되었다.
② 모관제도를 기초로 하여 자유 간호사가 확장되었다.
③ 주로 강의를 중심으로 교실에서 이루어졌다.
④ 다른 나라에 비해 직업적 간호가 늦어졌다.
⑤ 병원의 실무교육이 중요시되지 않았다.

해설
영국 간호의 특징
- 현대 간호의 모체가 되었으며 미국간호가 발전하는데 정신적 지주가 됨
- 영국의 구빈법을 토대로 사회보장제도와 방문간호활동이 활발히 진행됨
- 다른 나라에 비해 가장 먼저 간호사업이 발전되고 직업적 간호가 빨리 시작됨
- 병원의 실무교육을 중시함

12-3. 영국의 간호협회를 조직하고 제2의 간호혁명을 주도한 인물은?

① 실즈(Shields)
② 웹스터(Webster)
③ 나이팅게일(Nightingale)
❹ 펜위크(Fenwick)
⑤ 브라운(Browen)

해설

펜위크의 업적(제2의 간호혁명)

- 펜위크는 영국간호계의 지도자로 80세가 될 때까지 전생애를 바쳐 일함
- 간호사의 대동단결을 주장하면서 1887년 영국간호협회를 설립함(간호사의 조직적 활동으로는 첫출발이었고 독자적인 직업으로서의 첫걸음)
- 1893년 전문지인 'Nursing Times'를 발간
- 미국간호협회의 조직을 후원
- 1901년 ICN(International Council of Nurses)을 설립하여 제1회 총회 회장이 됨
- 간호사 면허제도 주장으로 1919년 면허시험제도가 의회를 통과함

12-4. 국제간호협의회(ICN)를 창설하였으며, 간호사 시험제도의 중요성을 강조한 간호지도자는?

① 라 스
② 존 스
③ 피 셔
❹ 펜위크
⑤ 라스본

해설

펜위크(Fenwick)는 1887년 영국간호협회를 설립하여 간호사의 조직적 활동을 처음 시작하였고, 1901년에 ICN을 설립하여 초대 회장을 역임하였으며, 1919년 간호사 면허시험제도가 의회의 승인을 얻었다.

12-5. 역사적으로 다음과 같은 간호제도의 특징을 가진 나라는?

- 입원 환자의 임상간호에 총력을 기울였다.
- 간호사 사이의 직업적 규율은 엄격했으나 단결력을 이룩하였다.
- 간호사 면허제도를 통과시키기 위해 법적 투쟁을 하였다.
- 강의보다 병원 내에서의 실습교육을 중요시하였다.

❶ 영 국
② 독 일
③ 프랑스
④ 미 국
⑤ 네덜란드

해설

영국은 간호사 면허제도를 통과시키기 위해 법적 투쟁을 하였으며, 임상간호에 총력을 기울이고, 실습교육을 중요시하였다.

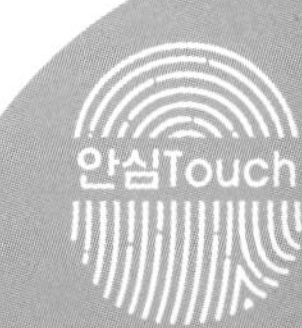

13 미국의 간호

(1) 현대 간호사업을 주도하게 된 요인

① 개척정신과 창의력이 간호사업에 적용됨
② 미국의 실용주의 정신이 전문직업 부분에 적용되어 간호사업의 발전에 도움이 됨
③ 여성의 지위가 공고하여 간호 지도자들이 적극적으로 교육 정책에 참여
④ 일찍부터 간호 지도자들이 간호단체를 만들고 간호교육기관의 인가기준을 만드는 등 간호교육의 충실화를 위해 노력하였음

(2) 미국 간호에 전쟁이 미친 영향

① 1900년 제1차 세계대전 이전까지 : 간호사의 양적 팽창이 지나쳐 '통제할 수 없는 팽창의 시기'이며, 질적으로 하락됨
② 제1, 2차 세계대전의 영향
㉠ 전쟁은 의학의 발달을 가속화시킴
㉡ 간호사에 대한 수요의 급증
㉢ 간호사의 지휘·감독하에 간호직의 보조 인력을 배출함
㉣ 간호사에 대한 중요성이 부각됨
㉤ 정부 및 사회단체에서 간호계에 대한 지원
㉥ 간호계의 질적 혁신

(3) 간호교육기관

① 초기의 교육기관 : 간호사양성소에서 의사들에 의해 간호교육이 실시됨
② 나이팅게일 신념의 학교
㉠ 교육원칙
- 나이팅게일의 신념을 따름
- 값싼 노동력을 위해서가 아니라 교육을 근본 목표로 삼아야 함
- 간호학교는 행정상으로 병원과 분리되어 있어야 함
- 간호사를 관리하는 수간호사가 꼭 필요하며, 학생들을 지도하는 교사도 반드시 간호사로 함

㉡ 나이팅게일식 간호학교
- 벨뷰간호학교(Bellevue training school) : 1873년
- 코네티컷 간호학교(Connecticut training school) : 1873년(록펠러 재단의 후원으로 창립 50주년에 예일간호대학이 됨)

㉢ 보스턴간호학교(Boston training school) : 1873년
③ 간호교육의 발전
㉠ 컬럼비아대학
- 간호교육이 처음으로 대학 수준에서 이루어진 곳(1899)

• 처음으로 간호사를 대학교수로 임용함(너팅, Nutting)

㉡ 미네소타 대학교에 4년제 간호학과 설치(1909)

㉢ 뉴욕의 컬럼비아대학교 사범대학 간호교육과 : 석사 학위(1918)

㉣ 볼턴 법규(Bolton Act, 1943) 간호교육을 위한 특별기금 지원

④ 브라운 보고서(1948)

㉠ 미래를 향한 간호(Nursing for the future)

㉡ 보고서의 내용(간호사가 전문직이 되려면 승인된 교육기관의 교육 필요)

• 전국의 간호학교는 분류되고 평가돼야 함

• 간호학과 협의회에 의해서 제시된 공식적인 교수진의 기준을 모든 교육기관들이 수용하여야 함

• 병원부설학교의 교육과정은 축소, 개선되어야 함

(4) 미국의 대표적인 간호단체

① ANA(미국간호협회)

㉠ 등록간호사를 위한 전문적 단체

㉡ 설립 목적 : 간호에 대한 사명감을 높임, 간호교육의 수준을 높임, 간호사업의 가치를 높임, 간호사의 명예, 권익, 기타 수준을 향상시킴

② NLN(미국간호연맹)

㉠ 간호사와 비간호사로 구성

㉡ 1893년 시카고에서 펜위크 여사의 제안으로 18개 간호사 양성학교 교장들이 회원이 되어 조직됨

㉢ 간호교육에 관심이 있는 자에게까지 회원 자격을 주어 간호교육을 꾸준히 후원하는 단체가 됨

㉣ 목적 : 간호사업을 후원하기 위해 간호단체 혹은 다른 단체, 개인들이 합쳐진 단체로 간호계 발전에 관한 활동을 하는 것

(5) 간호계의 지도자

① 딕스(Dorothea Lynde Dix) : 남북전쟁 시 자원 여성간호단 조직

② 롭(Isabel Hampton Robb) : 미국과 캐나다의 공동조직체인 간호연맹의 창립 및 초대회장, 미국 간호잡지(AJN) 설립

③ 클라라 바턴(Clara Barton) : 미국 적십자사 및 응급처치부의 창설자

④ 마호니(Mary Eliza Mahoney) : 최초의 흑인 간호사이며, 흑인 간호사들의 지위향상을 위해 헌신함

⑤ 왈드(Lillian D. Wald) : 1891년 뉴욕 간호학교를 마친 후 빈민가 간호에 힘써 1893년 뉴욕 빈민가의 헨리가에서 빈민간호를 했는데, 이것이 '헨리가 집단부락'이다. 미국 보건간호협회(1912)를 창립하고, 그 초대회장이 됨, 아동보호국 신설

⑥ 너팅(Mary Adelaide Nutting) : 간호계 최초 대학교 교수(컬럼비아대학)

⑦ 구드리치(A. Goodrich) : 왈드, 너팅과 함께 헨리가의 방문간호사, 군 간호학교 초대교장

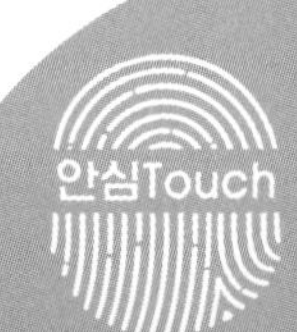

출제유형문제 최다빈출문제

13-1. 현대 간호의 주체가 영국에서 미국으로 바뀐 이유로 옳지 않은 것은?

① 미국의 개척정신과 창의력
❷ 여러 번의 전쟁과 투쟁
③ 풍부한 자원과 과학 및 산업의 발전
④ 실용주의에 입각한 전문직업 부문의 육성
⑤ 간호교육에의 적극성과 충실화

해설
현대 간호의 주체가 영국에서 미국으로 바뀐 이유
- 미국의 개척정신과 창의력
- 풍부한 자원과 과학 및 산업의 발전
- 실용주의에 입각한 전문직업 부문의 육성
- 간호교육에서의 적극성과 충실성

13-2. 록펠러 재단으로부터 기부금을 받아 내고 후에 예일간호대학으로 합병한 나이팅게일 간호학교는?

① 벨 뷰
❷ 코네티컷
③ 보스턴
④ 하버드
⑤ 시카고

해설
코네티컷 간호학교
- 코네티컷 간호학교는 부유한 사업가 톰슨(Charles Thompson), 의사 베이컨(Francis Bacon), 베이컨의 부인 및 남북전쟁 시 간호사로 봉사하였던 베이컨 부인의 두 여동생에 의해 설립됨
- 록펠러 재단으로부터 백만불의 기부금을 받아낸 초기의 간호학교였고, 예일대학교와 합병하였다. 구드리치(Annie W. Goodrich)가 최초의 간호사 출신의 학과장이 되었으며, 후에는 독립예산을 가진 단과대학으로 설립된 최초의 학교

13-3. 미국에서 나이팅게일식 간호교육을 실시한 교육기관은?

❶ 보스턴 ② 프린스턴
③ 스탠포드 ④ 컬럼비아
⑤ 미네소타

해설
미국의 나이팅게일식 간호학교
1873년 나이팅게일 신념에 의거하여 설립된 3개의 중요한 간호학교가 등장하게 되었는데 벨뷰 간호학교, 코네티컷 간호학교, 보스턴 간호학교임

13-4. 미국 연방정부 예산으로 간호교육을 위한 특별기금을 지원한다는 내용의 법안을 통과시킨 것은?

❶ 볼턴 법규
② 브라운 보고서
③ 왓슨 보고서
④ 미국간호협회 보고서
⑤ 나이팅게일의 간호에 대한 이론

해설
볼턴 법규
- 오하이오 출신의 여성의원인 볼턴 부인(Mrs. Frances Payne Bolton)은 1942년 미국 연방정부 예산으로 간호교육을 위한 특별기금을 지원한다는 내용의 법안을 통과시켰고, 1943년 볼턴 법규가 마련됨
- 연방정부의 기금이 간호교육기관의 확장, 간호사의 재교육, 간호교육자 양성, 전시를 대비한 단기훈련간호사(Cadet Nurse)교육 등을 위해 사용하게 되었으며, 이를 위한 운영체로 국무성 안에 간호교육부(Division of Nursing Education)가 만들어짐

13-5. '미래를 향한 간호'라는 내용의 보고서는?

① 볼턴 법규
❷ 브라운 보고서
③ 왓슨 보고서
④ 미국간호협회 보고서
⑤ 나이팅게일의 간호에 대한 이론

해설
브라운 보고서
- 전쟁 후의 간호서비스와 간호교육에 대한 전반적인 연구와 실행을 위한 프로그램을 기획하기 위해 전국간호기획위원회의 사업 중 하나로 만들어진 보고서
- 이 보고서의 연구책임자가 브라운 박사(Dr. Esther Lucile Brown)로 '브라운 보고서(Brown Report)'로 알려져 있음
- '브라운 보고서 혹은 미래를 향한 간호'는 많은 논란을 불러 일으켰지만, 미국의 간호교육기관을 2년제와 4년제로 분리하게 된 계기가 됨

13-6. 미국 간호사의 명예와 간호능력을 향상시키면서 권리를 보장하기 위해 설립한 단체는?

❶ 미국간호협회
② 국제적십자사
③ 국제간호협의회
④ 미국간호연맹
⑤ 미국방문간호사회

해설
미국간호협회
- 등록 간호사를 위한 전문직협회
- 간호에 대한 사명감을 높임
- 간호교육의 수준을 높임
- 간호사업의 가치, 간호사의 명예, 권익, 기타 수준을 향상시킴

13-7. 미육군 여성간호조직의 지도자로 병원을 조직화하고 간호 인력의 배치, 물품관리 등에 관한 권한을 부여받아 활약한 인물은?

① 클라라 바턴
❷ 딕 스
③ 마호니
④ 너 팅
⑤ 왈 드

해설
딕 스
- 1861년 미육군 여성간호조직의 지도자
- 병원을 조직화하고 간호 인력의 배치, 물품관리 등에 관한 권한을 부여받아 활약함
- 주립병원의 체계를 새롭게 만들었고 죄수들의 대우 개선을 주장함

13-8. 컬럼비아 사범대학에서 보건간호학을 보급시키고, 미국 간호잡지인 AJN을 설립한 간호 인물은?

❶ 롭
② 구드리치
③ 마가렛 생거
④ 스튜어트
⑤ 그레타

해설
롭
- 미국간호계의 조직화를 실행한 사람으로 벨뷰병원 간호학교 졸업생
- 존스 홉킨스 간호학교 초대교장을 역임하고 많은 업적을 남기면서 간호의 모든 분야에 그 지도력을 발휘함
- 간호교육에 대한 대학과정의 인가를 받아 컬럼비아 사범대학에서 보건간호학을 보급시킴
- 미국 간호잡지인 AJN을 설립하였으며, 저서로는 병원과 가정에서의 간호원칙과 실제, 간호 윤리 등이 있음

13-9. 미국 적십자사와 응급처치부(First Aid Department)의 창설자는?

❶ 클라라 바턴　② 딕 스
③ 마호니　④ 너 팅
⑤ 왈 드

해설
클라라 바턴
미국 적십자사와 응급처치부(First Aid Depart-ment)의 창설자이며, 남북전쟁 당시에 놀라운 활약을 하였고, 유럽의 1870년 보불전쟁에도 간호업무 수행을 뛰어나게 한 간호사

13-10. 미국 최초의 흑인 간호사로 사후 그녀를 기념하기 위한 메달의 유래가 된 인물은?

① 클라라 바턴　② 딕 스
❸ 마호니　④ 너 팅
⑤ 왈 드

해설
마호니
- 뉴잉글랜드병원 부인소아병원 간호사양성소를 졸업하고, 미국에서 최초의 흑인 간호사가 됨
- 1936년 간호상의 공적을 영구히 전하기 위해 마호니 기장이 제정됨
- 사후에 그녀를 기념하기 위한 마호니 메달을 만들어 1936년부터 뛰어난 업적을 남긴 간호사에게 수여하고 있음

13-11. 뉴욕의 빈민가인 헨리가에서 빈민간호를 한 미국의 간호지도자는?

① 클라라 바턴　② 딕 스
③ 마호니　④ 너 팅
❺ 왈 드

해설
왈 드
- 미국에서의 공중위생간호의 개척자 중 한사람으로 하층 계급에 간호가 필요한 것을 느껴, 1893년 뉴욕의 빈민가에 '헨리가 집단부락'을 창시하여서 활동함
- 1912년 공중위생간호의 국가기구를 제창하여 그 초대회장이 됨
- 아동국의 설치를 의회에 요구하여 실현시켰으며, 1911년 워터즈(Ysabella Waters)와 함께 일본으로 가서 일본의 간호사에 대해서 조사함

13-12. 간호사로서는 최초로 컬럼비아대학의 교수가 된 미국의 간호지도자는?

① 클라라 바턴　② 딕 스
③ 마호니　❹ 너 팅
⑤ 왈 드

해설
너 팅
- 캐나다 태생으로 존스 홉킨스 간호학교의 제1회 졸업생이며, 1896년 간호교육기관을 3년제로 변경했으며, 간호학생이 하루 8시간 근무하게 하면서 매달 지불하던 급여제도를 폐지함
- 컬럼비아대학교 사범대학의 보건간호학과를 설치하고, 1907년 간호사로서는 최초로 컬럼비아대학의 교수가 됨

13-13. 왈드, 너팅과 함께 '헨리가 부락'의 방문간호사 지도를 맡게 되면서 '위대한 헨리가의 삼총사'로 불린 간호지도자는?

① 롭　❷ 구드리치
③ 마가렛 생거　④ 스튜어트
⑤ 그레타

해설
구드리치
- 간호사의 지위향상을 위해 힘썼으며 1912년 미국 간호교육연맹의 회장을 맡음
- 보건간호에 관심이 있어서 왈드, 너팅과 함께 '헨리가 잡단부락'의 방문간호사 지도를 맡게 되면서 '위대한 헨리가의 삼총사'로 불림

14 유럽의 간호

(1) 독일(Germany)

① 카이저스베르트(Kaiserswerth) 간호사 양성소

㉠ 젊은 여신도들에게 단체적인 규칙과 분담제 간호

㉡ 실용간호학, 윤리학과 종교 교리 및 약학 강의, 위생간호법 실습

② 모관제도(Motherhouse system)

㉠ 수녀원 풍토를 간호계에 도입한 것으로 간호계 발전을 저해한 요소로 작용함

㉡ 학교를 졸업한 간호사들이 졸업 후에도 계속 이 제도와 연결되어 관계기관에 남아서 일하고 졸업 후의 생활까지 제재를 받음

㉢ 개인적 취업선택의 자유가 제한되어 고된 부담과 강요된 생활, 낮은 급료로 질병, 빈곤에 시달림

㉣ 맹목적이고 뿌리 깊은 확신으로 인해 모관의 개혁은 쉽게 이루어지지 않음

㉤ 자유 간호사(Free Nurse) 모관을 나온 간호사 → 칼 수녀(Sister Angel Karl)가 독일 간호사회(1903년) 조직, 1907년 면허시험제도 실시

③ 근대 이후 독일 간호의 특징

㉠ 20C에 들어서 일반과학과 의학은 크게 발전하였으나, 간호사업은 독자적으로 발전하지 못함

㉡ 독일 적십자가 조직된 이후 전국적으로 40여 개의 적십자병원이 설립되었고, 단기양성과정을 거쳐 적십자 간호사를 많이 배출함. 최근까지 독일 간호사업의 중심적인 위치를 차지하고 있음

㉢ 간호부서가 병원조직에서 조직적 독립성을 지니지 못함

(2) 프랑스(France)

① 근대까지의 자선간호단의 활동

㉠ 호텔 듀(Hotel Diew) : 어거스틴 수녀들의 봉사

㉡ 성 빈센트 데 폴(St. Vincent de Paul), 성 루이스 데 마릴락(St. Louise de Marillac)

- 일반간호, 병원개선, 자선간호를 통하여 사회개혁 시도
- 종교와 간호를 구분함

② 현대의 간호교육

㉠ 해밀턴 여의사

- 나이팅게일 원칙에 따른 프랑스 개혁 시도
- 해밀턴의 보르도 나이팅게일 간호학교(Dr. Hamilton's Ecole Florence Nightingale of Bordeaux)를 설립하여 환자 중심의 직업적 간호의 기반을 마련함

㉡ 1923년 프랑스 면허간호사회 조직

- 샤프탈(Mlle Chaptal) 초대회장
- 간호조직 등록 및 진보적인 사고의 결과로 간호전문직 발전

(3) 뉴질랜드 간호

① 영국 간호와 미국 간호가 잘 받아들여짐으로써 바람직한 간호 발전을 보임
② 모자보건사업이 잘 발달한 나라로 유아사망률이 세계에서 가장 낮음
③ 조산사제도 강조
④ 세계에서 두 번째로 면허등록법이 실시됨. 1907년 뉴질랜드 간호사회조직, 1912년 ICN에 가입

출제유형문제 최다빈출문제

14-1. 모관제도로 인해 간호교육의 개혁에 어려움을 갖게 된 나라는?

① 영 국
❷ 독 일
③ 프랑스
④ 뉴질랜드
⑤ 미 국

해설

독일의 간호교육

- 의사가 학교 교장이 되어 독자적인 간호발전이 저지되고 간호사 중심으로 이루어지지 못함
- 이러한 영향으로 우리나라는 일제의 시기를 거치면서 의사 중심의 간호성격을 지닌 일본식 간호가 소개되어 혼돈의 시기를 겪기도 함
- 독일은 병원조직체의 특성상 간호부서가 조직체의 독립성을 지니지 못하고 의무과장에게 많은 권한을 주면서 간호부장은 통일된 감독의 권한을 부여받지 못하였음
- 독일 간호의 또 다른 특징으로 모관제도(Motherhouse system)를 들 수 있는데 독일은 종교개혁 이후 수녀단의 간호활동을 해제하고 극히 제한하였지만 신교 계통의 병원이나 적십자 계통의 병원 등 모든 병원에서 수녀원의 경향을 띤 모관제도를 적용하였음
- 모관제도는 간호사가 훈련을 마친 이후에도 계속 그 기관에 남아서 일하고 생활까지 제재를 받음. 즉, 학교를 졸업한 간호사들이 졸업 후에도 개인적인 취업선택의 자유가 인정되지 않아 과로와 궁핍, 정신적인 압박에 시달리게 되었음
- 이러한 제도로 인해 여러 가지 문제가 속출하였지만 맹목적이고 뿌리 깊은 관행으로 인해 개혁이 이루어지지 않고, 모관을 나오는 간호사들에게는 '난폭한 간호사' 혹은 '자유 간호사'라는 사회적 비난의 대상이 됨

14-2. 프랑스 간호교육의 특성과 거리가 먼 것은?

① 파리를 중심으로 구교적 특징을 지닌 전통적인 간호사 양성소가 특징이다.
② 여의사 해밀턴이 신교 병원 내의 간호사 양성소를 시작하였다.
❸ 종교적인 입장에서 환자 중심의 직업적 간호 기반을 시도하였다.
④ 샤프탈의 간호학교는 교수진이 좋은 반면 임상실습이 부족한 것이 단점이었다.
⑤ 처음에는 간호교육의 전국적인 통일이 어려웠으나 1차 세계대전 이후로 새롭게 협조하였다.

해설

프랑스 간호교육의 특징

- 파리를 중심으로 구교적 특징을 지닌 프랑스의 전통적인 간호사 양성소가 육성됨
- 보르도(Bordeaux)를 중심으로 여의사 해밀턴(Anna Hamilton)이 신교 병원 내의 간호사 양성소를 시작하였고, 비종교적인 입장에서 환자 중심의 직업적 간호 기반을 시도함
- 또한 나이팅게일식 간호교육을 시도하여 새로운 간호의 경향을 시도하였다.
- ICN회장과 프랑스 간호협회의 회장을 지낸 샤프탈이 세운 간호학교가 있었는데 이 학교는 시설도 좋고 교수진은 우수하였으나, 임상실습이 부족한 것이 단점이었음
- 프랑스의 간호교육은 특징을 달리하는 성격을 지니고 있어 교육의 전국적인 통일이 어려웠지만, 제1차 세계대전을 계기로 간호사들이 새롭게 협조하게 됨

14-3. 다음의 보기에서 설명하는 나라는?

- 영국의 전통을 이어받았다.
- 미국의 진취적인 현대적 특성을 수용하였다.
- 모자보건이 발달되어 세계에서 유아사망률이 가장 낮은 나라이다.

① 영 국
② 독 일
③ 프랑스
❹ 뉴질랜드
⑤ 미 국

해설

호주와 뉴질랜드의 간호교육

- 영국의 전통을 이어받고 또한 미국의 진취적인 현대적 특성을 수용하여 바람직한 발전을 한다는 점에서 공통점이 있음
- 호주는 땅은 넓고, 인구는 적고, 역사가 짧아서 간호사업의 시작에 어려움이 있었음 1895년 나이팅게일 간호학교 출신인 오스번이 시드니 병원에 간호사양성소를 세웠으며, 1937년 ICN에 가입함
- 뉴질랜드는 트루비 킹(Turby King)과 플렁켈(Plunkel) 여사가 조직한 유아후생협회(Infant Welfare Society)의 활동으로 모자보건이 발달되어 세계에서 가장 유아사망률이 가장 낮은 나라임

15 동양의 간호

(1) 동양의 현대식 간호의 공통점

① 동양의 현대식 간호는 곧 서양식 간호를 의미하는 것이며, 중국, 일본, 인도에서는 특히 독특한 간호사업이 발달하면서 공통점을 보이고 있음

② 동양에 직업적 간호가 소개된 것은 기독교 선교사 간호사들이 교육사업과 의료, 간호사업을 실시한 이후임

③ 여성의 사회적 지위문제로서, 여자들의 위치가 가정에만 국한되었던 것에 비해 간호업무를 직업으로 삼는다는 것이 상당히 큰 혁신이었음

④ 혁신인 동시에 남존여비의 가치관이 동양사회 여성들의 삶에 깊이 영향을 미쳐 동양 각국의 간호발전은 더욱 지연됨

⑤ 동양 사회에서 간호사업이 그 자체로 어려웠다기보다는 여성만의 독점 직업으로서 여성사업이라는 점에서 어려움이 더 많았음

⑥ 동서양의 보이지 않는 거리로 인해 처음에는 받아들여지기 어려웠음

⑦ 20C 이후 서구문명의 발달, 여성들의 교육열 등으로 간호사업이 하나의 전문화된 여성직업으로 기반을 갖게 됨

(2) 중 국

① 간호교육의 발전을 저해하는 문화

㉠ 인위적인 방법으로 여성들의 발을 묶어 작게 하였던 풍습

㉡ 여자간호사가 남자를 간호하는 것을 기피하여 남자간호사를 양성함

② 근대 이후 중국간호의 특징

㉠ 처음에는 가톨릭교의 선교사업으로 시작되었으나 교회사업으로만 국한되었을 뿐 간호교육을 시도하지 못함

㉡ 1835년부터 선교사 의사와 신교 여집사들의 노력으로 근대간호사업과 교육을 시도하며 정식 간호교육기관이 활발하게 운영

㉢ 1903년 북경대학 의학부에 간호학과가 설치되면서 초기부터 매우 높은 수준에서 간호교육을 시작함

(3) 일 본

① 환자의 신체적인 면의 요구 최소화, 정신・정서적인 면의 요구 강조

② 육체적인 고통을 참아낼 것을 기대(전문적 간호의 발전을 느리게 함)

③ 일본의학 : 독일 학문과 실무의 영향을 크게 받음

④ 조산사업의 발달

⑤ 남존여비 사상으로 간호사의 지위가 매우 낮음(의사가 간호사를 관리하는 제도)

⑥ 나이팅게일식 간호교육은 1885년 린다 리처드가 교토 동지사대학병원 내에 간호사양성소를 창설함

⑦ 1904년 선교사들이 설립하고 록펠러 재단이 후원하여 크게 발전한 동경 성 누가 간호전문학교(St. Luke's College of Nursing)는 직업적 간호를 전문화하는데 공헌하였으나, 일본간호의 주류는 군국주의로서 나라에 대한 충성을 목표로 간호활동을 펼침
⑧ 1929년 일본간호협회 조직, 1933년에 ICN에 가입함

(4) 인 도

① 인구과잉, 모자보건, 전염병, 미신, 영양문제 등 많은 보건문제가 존재함
② 크리미아 전쟁 이후 나이팅게일의 업적으로 인도의 위생행정을 개혁함
③ 힌두이즘에 의한 계급주의는 간호사업 보급에 큰 장애가 됨
④ **모자보건사업** : 1885년 더퍼린(Dufferin) 여사가 인도여자의료구제회를 만든 것에서 인도의 모자보건사업이 시작됨
⑤ 뜻 있는 선교사와 간호사가 찾아와 계몽사업, 간호사업, 구호사업 펼침(여성들의 교육수준 향상)
⑥ 1886년 카마 봄베이에 간호사양성소를 설립하였고, 영국에서 교육받은 앳킨슨(Atkinson)이 교수하였으며, 졸업한 간호사는 인도 간호발전에 역군으로 활약함
⑦ 1911년 영국 간호사 틴달(Grace Tindall)의 지도하에 인도졸업간호사회 조직
⑧ 1912년 ICN의 동양 최초 회원국이 됨

출제유형문제 최다빈출문제

15-1. 동양간호의 현대화에 있어서 공통적인 특징으로 옳은 것은?

❶ 직업적 간호가 기독교 선교사 간호사에 의해 소개되었다.
② 독일과 유럽의 영향을 많이 받았다.
③ 처음부터 받아들이는 것이 매우 쉬웠다.
④ 남성들에 대해 복종과 침묵을 금기로 삼았다.
⑤ 여자들의 위치가 가정에만 국한되지 않고 외부로 영향을 미쳤다.

해설

동양의 현대식 간호의 공통점
- 동양의 현대식 간호는 곧 서양식 간호를 의미하는 것이며, 중국, 일본, 인도에서는 특히 독특한 간호사업이 발달하면서 공통점을 보이고 있음
- 동양에 직업적 간호가 소개된 것은 기독교 선교사 간호사들이 교육사업과 의료, 간호사업을 실시한 이후임
- 여성의 사회적 지위 문제로서 여자들의 위치가 가정에만 국한되었던 것에 비해 간호업무를 직업으로 삼는다는 것이 상당히 큰 혁신이었음
- 혁신인 동시에 남존여비의 가치관이 동양사회 여성들의 삶에 깊이 영향을 미쳐 동양 각국의 간호발전은 더욱 지연됨
- 동양 사회에서 간호사업이 그 자체로 어려웠다기보다는 여성만의 독점적 직업으로서 여성사업이라는 점에서 어려움이 더 많았음
- 동서양의 보이지 않는 거리로 인해 처음에는 받아들여지기 어려웠음
  20C 이후 서구문명의 발달, 여성들의 교육열 등으로 간호사업이 하나의 전문화된 여성직업으로 기반을 갖게 됨

15-2. 근대 중국간호에 대한 설명으로 옳은 것은?

① 여자간호사가 남자를 간호하는 것을 선호하였다.
② 간호학교의 학생 수준이 낮았다.
③ 독일학문과 실무에 큰 영향을 받았다.
❹ 문화적 요인으로 인해 여성의 간호교육의 발전을 막았다.
⑤ 초기부터 간호교육을 활발하게 시작할 수 있었다.

해설

근대 중국의 간호

- 여자간호사가 남자를 간호하는 것을 기피하여 남자간호사를 양성하였다.
- 간호학교 학생의 수준이 높았다.
- 일본은 독일 학문과 실무의 영향을 크게 받았다.
- 문화적 요인으로 인해 여성의 간호교육의 발전을 막았다.
- 처음에는 가톨릭교의 선교사업으로 시작되었으나 교회사업으로만 국한되었다.

제 3 장

한국의 간호

1 조선 시대 의녀제도

(1) 조선 시대 간호

① 간호행위의 일차 담당자는 여성

② 간호의 개념 : 보양, 수발, 시중, 돌봄 등

③ 간호에 대한 내용은 여성 교훈서(내훈, 계녀서, 규합총서)를 통해 짐작할 수 있음(유교적 여성관으로 여성은 남성에게 진찰(진맥) 받을 수 없었음)

④ 아동교육, 태교, 적절한 식습관 등을 통해 건강을 돌보고자 하는 예방적 건강행위가 이루어짐

⑤ 장유유서 정신 때문에 어린이와 유아도 충분한 관심과 간호를 제공받지 못함 → 유아사망률 높음

(2) 의녀제도

① 발달 배경

※ 목적 : 조선 시대는 유교사상의 지배를 받고 있었기 때문에 여자들은 병이 있어도 남자 의사에게 진찰을 받지 못하고 사망하는 경우가 많아 이를 해결하기 위해 동녀(童女)를 선발하여 교육시킴

② 전 개

㉠ 태종 6년(1406년)에 시작, 제생원, 혜민서에서 담당(1435년 지방에도 설치)

㉡ 세조 12년(1466년) : 내의원, 전의감, 혜민서, 활인서

㉢ 조선말까지 지속함

③ 신분 : 천인(관비) 차출, 인력 수급의 국가관리 및 규제 용이, 남성의원에서의 교육이 용이함

④ 간호, 조산, 진찰, 침구, 명약 등의 의료활동을 함

(3) 의녀제도의 의의

① 여성 전문직업인 양성을 위한 첫 시도 : 여성의 직업적 특성이 나타난 제도

② 여성을 유교가 지향하는 여성관과 합치되는 방향으로 변화시킴

③ 여성 의료인의 필요성과 역할을 명확히 인식하는 계기가 됨

④ 국가가 정규교육 과정을 통해 여성의료인을 양성하고, 체계적 교육을 통해 기초 간호 과학발달에 공헌함

⑤ 연산군 때 연회석에 기녀와 함께 참석하여 훗날 약방기생이라 불리게 됨. 의녀의 사회적 지위가 낮았음

⑥ 현대 간호학 발전의 저해요소로 작용
⑦ 의녀들은 국가 기관에 소속되어 있었으므로 장소가 한정됨
⑧ 전문교육을 받고난 이후에도 자유로이 활동할 수 없었음

더 알아보기!

보구여관

감리교 의료 선교사였던 스크랜턴(Scranton, W.B.) 목사가 1887년 여성만을 위한 병원 설립기금을 미국 여성해외선교부에 청원하여 승인받음으로서, 여의사 하워드(Howard, M)가 파견되어 이화학당 구내에서 여성환자의 치료를 시작하였고, 여기에 보구여관이 설치되었는데 한국 최초의 여성전용병원이자 이화여자대학교 부속병원의 모체가 되었다.

※ 보구여관은 명성왕후가 명명하였다고도 알려져 있음

출제유형문제 최다빈출문제

조선 시대 의녀제도에 대한 설명으로 옳은 것은?

① 여자들은 병이 있을 때 남자에게 진찰을 받을 수 있었다.
② 의녀들은 주로 궁중과 외부에서 사대부 여인을 치료하였다.
③ 지방의 부녀자들도 의녀의 혜택을 받을 수 있었다.
④ 주로 높은 신분의 여자들을 선발하였다.
❺ 국가에서 지정하는 곳이면 어느 곳이든지 보내어 의료행위를 할 수 있었다.

해설

조선 시대 의녀제도

- 태종 6년에 의녀제도가 창설되어 제생원에서 의녀를 양성함
- 의녀는 관비에서 선발되었는데, 모두 한양의 관비였고 이들의 활동은 주로 한양이었기 때문에 지방의 부녀자는 의녀제도의 혜택을 받을 수 없었음
- 관비는 국가 소유이기 때문에 능력이 있다고 판단되면 필요한 수만큼 마음대로 선발할 수 있었음
- 의녀들은 국가 기관에 소속되어 있어 장소가 한정되어 있었음
- 천민이기 때문에 양가의 부녀와는 달리 쉽게 남성의사로부터 교육을 받을 수 있었음
- 이들은 국가에서 지정하는 곳이면 어느 곳이든지 보내어 의료행위를 함
- 일정 실력에 도달한 후에는 일을 그만두지 못하도록 국가에서 규제를 가할 수 있음
- 연산군 시절 연회석에 불려 나가면서 약방기생이라는 오명을 남기게 됨

2 한국 근대 간호(1876~1910, 현대 간호의 도입기)

(1) 한국의 초기 선교 간호사와 그 업적

① 히스코트(Emily Heathcote)

㉠ 1891년 영국 성공회 선교부의 간호사업으로 한국에 도착한 최초의 서양간호사

㉡ 서울 정동에 부녀자를 위한 진료소를 개설함

② 웹스터(Elizabeth Webster) : 1892년 내한하여 서울의 영국교회 선교부 산하 성 마태 병원에서 나병으로 죽기 전까지 5년간 봉사함

③ 제이콥슨(Anna P. Jacobson)

㉠ 1895년 내한한 미국인 간호사로 장로교 해외 선교부에서 파송된 첫 노르웨이 출신의 간호사

㉡ 제중원에서 근무하다가 1897년 1월 20일 사망함

④ 실즈(Esther L. Shields)

㉠ 제이콥슨의 후임으로 1897년 내한하였고, 미국 필라델피아 간호학교 출신으로 나이팅게일 간호교육을 철저히 받은 인물

㉡ 36년 동안 질병으로 고통스러워하던 수천 명의 사람들을 간호하고, 세브란스 간호사양성소를 설립하였음

㉢ 최초의 간호사협회를 조직한 한국의 나이팅게일

⑤ 에드먼즈(Margaret's Edmunds) : 1903년 내한하여 보구여관에 최초의 간호교육기관인 6년과정의 간호원 양성학교를 설립함

⑥ 로렌스(Edna Laurence) : 1920년 내한하여 실즈에 이어 세브란스 간호사양성소 소장을 역임

(2) 선교간호사가 초기 한국간호에 미친 영향

① 헌신적인 봉사로 간호사업의 내용과 체제가 확립됨

② 한국간호사업의 현대적 간호교육의 기초를 마련(공식적인 간호교육이 시작되어 전문직으로서의 간호직이 등장하는 계기가 됨)

③ 조직적 간호사업의 시작, 간호 교육기관 설립, 최초의 간호사회 조직 등으로 건강관리 및 교육사업의 개척자

④ 간호사업 육성과 더불어 초기 여성의 사회참여를 촉구함

(3) 간호사 양성소

① 설립된 간호양성소

㉠ 1903년 한국 최초의 간호사 훈련과정이 마거릿 에드먼즈(Margaret Edmunds)에 의해 보구여관에 설치됨(→ 동대문 병원 → 이화여대 의과대학 병원)

㉡ 1906년 실즈(Shields)에 의해 두 번째 양성소가 세브란스 병원에 설립됨

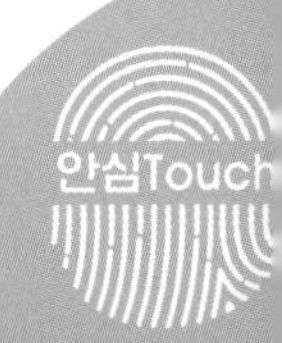

② 특 징

㉠ 기독교적인 사랑을 간호이념으로 하여 3년제 교육기관과 임상간호에 치중하며 의사와 더불어 양질의 간호활동을 함

㉡ 대한의원의 조산사, 간호사 양성은 정부에서 공식적으로 실시한 간호교육의 효시가 됨

㉢ 한국 간호교육의 체계적인 정규과정의 필요성을 인식시킴

㉣ 한국 간호교육 역사의 기반을 이룸

출제유형문제 최다빈출문제

2-1. 세브란스 간호사 양성소를 설립하고 최초의 간호사협회를 조직한 한국의 나이팅게일은?

① 에드먼즈
❷ 실 즈
③ 셰 핑
④ 로렌스
⑤ 제이콥슨

해설

실즈(Esther L. Shields)
- 미국 필라델피아 간호학교 출신으로 나이팅게일 간호교육을 철저히 받은 인물
- 36년 동안 질병으로 고통스러워하던 수천 명의 사람들을 간호함
- 세브란스 간호사양성소를 설립하고 최초의 간호사협회를 조직한 한국의 나이팅게일

2-2. 한국 간호에 기여한 간호 선교사와 그 업적을 연결한 것으로 옳은 것은?

① 히스코트 : 제중원에서 근무함
② 웹스터 : 한국에 도착한 최초의 서양 간호사
❸ 실즈 : 세브란스 간호사 양성소 설립
④ 에드먼즈 : 정동에 부녀자를 위한 진료소 개설
⑤ 로렌스 : 보구여관 설립

해설

한국의 초기 선교간호사와 그 업적
- 히스코트(Emily Heathcote) : 1891년, 영국 성공회 선교부의 간호사업으로 한국에 도착한 최초의 서양간호사로 서울 정동에 부녀자를 위한 진료소를 개설함
- 웹스터(Elizabeth Webster) : 1892년 내한하여 서울의 영국교회 선교부 산하 성 마태 병원에서 나병으로 죽기 전까지 5년간 봉사함
- 제이콥슨(Anna P. Jacobson) : 1895년 내한한 미국인 간호사로 장로교 해외 선교부에서 파송된 첫 노르웨이 출신의 간호사로 제중원에서 근무하다가 1897년 1월 20일 사망함
- 실즈(Esther L. Shields) : 실즈는 제이콥슨의 후임으로 1897년 내한하였고, 미국 필라델피아 간호학교 출신으로 나이팅게일 간호교육을 철저히 받은 인물임. 그녀는 36년 동안 질병으로 고통스러워하던 수천 명의 사람들을 간호했으며, 세브란스 간호사 양성소를 설립하고 최초의 간호사협회를 조직한 한국의 나이팅게일
- 에드먼즈(Margaret's Edmunds) : 1903년 내한하여 보구여관에 최초의 간호교육기관인 6년과정의 간호원 양성학교를 설립함
- 로렌스(Edna Laurence) : 1920년 내한하여 실즈에 이어 세브란스 간호사양성소 소장을 역임

2-3. 서양 선교간호사들이 근대 한국간호에 미친 영향으로 옳은 것은?

① 동양의 전통적인 간호교육의 기초를 마련하게 되었다.
② 최상의 간호를 제공할 수 있는 기회가 마련되었다.
③ 의사의 보조적인 역할이 자리를 잡게 되었다.
❹ 간호사업 육성과 더불어 초기 여성의 사회참여를 촉구하게 되었다.
⑤ 육군 간호장교단 창설에 영향을 미치게 되었다.

해설
서양 선교간호사들이 근대 한국간호에 미친 영향
- 현대적 간호교육의 기초를 마련하여 공식적인 간호교육이 시작되었으며, 전문직으로서의 간호직이 등장하게 된 계기가 됨
- 헌신적인 봉사로 간호사업의 내용과 체제가 확립됨
- 간호사업의 육성과 더불어 초기 여성의 사회참여를 촉구하게 됨

2-4. 우리나라의 최초의 간호교육기관은?

① 세브란스 간호사 양성소
❷ 보구여관 간호사 양성학교
③ 대한의원
④ 제중원
⑤ 자혜의원

해설
보구여관 간호사 양성학교는 우리나라 최초의 간호교육기관으로 에드먼즈에 의해 설립됨

2-5. 1903년 보구여관에서 한국 최초의 간호사 훈련과정을 설립한 사람은?

① 웹스터
② 실 즈
❸ 에드먼즈
④ 히스코트
⑤ 로렌스

해설
에드먼즈는 1903년 보구여관에 한국 최초의 간호사 훈련과정을 설립한 자이다.

3 일본제국주의 지배기의 간호 1(1910~1945, 간호사업의 수난기)

(1) 일제에 의한 공공보건 사업

① 한국에 거주하는 일본인의 건강보호를 최우선으로 함
② 의사 이외의 보건의료인은 평가절하되거나 억압되었고, 병원 조직구조도 의사 위주로 형성됨
③ **1914년 우리나라에서 간호에 대한 법률이 최초로 제정** : 면허 없이 간호행위를 불허함
④ 간호교육기관 확충으로 간호인력이 늘어나 간호가 여성 의료직의 하나로 자리 잡음
⑤ 수직적이고 권위적인 의료계와 병원제도 등으로 자율적인 간호전문직의 발전이 어려움

(2) 선교계에 의한 민간보건 간호

① **부분적 보건간호, 모자보건간호 실시** : 1924년 선교간호사 로젠버거(Rogenberger)와 한신광 등이 영유아 가정방문 보건간호를 시작함
② **1929년 경성연합 아동복지회**
㉠ 세브란스 병원 동대문 부인병원 연합
㉡ 진료, 입원치료, 보건상담, 출산 강좌, 가정방문, 이유식 교육, 아기 목욕시키기, 학교보건 교육, 건강진단, 자모회 조직, 예방접종 등 실시

(3) 일본식 간호제도

① 환자 간호보다 의사 보조역할에 치중
② 개별적 간호법 중심의 수기와 치료에 중점을 둠
③ 간호의 현대화 과정에서 서양 간호의 영향보다는 독일 계통의 방법을 받아들임
④ 간호교육은 1년 반~3년의 짧은 양성기관, 입학 수준이 낮음

(4) 간호 전문직 단체

① **1908년 재조선 졸업간호부회** : 한국 최초의 간호사회(서양인 졸업간호부의 모임), 1911년 재조선 서양인 졸업간호부회로 개칭
② **1923년 조선간호부회 결성** : 조선인 간호사와 서양인 간호사가 함께함
㉠ 간호교육의 표준화, 교과서 출판, 교과서 번역
㉡ 방문간호 및 사회 사업
㉢ 조선간호부 회보 발행(1925년)
㉣ ICN 가입을 위한 다양한 활동 전개 : 1929년 몬트리올에서 열린 ICN 총회에 셰핑(Johanna Shepping), 이효경, 이금전을 파견함, 1933년 파리회의에서 일본간호부회 산하단체로 가입
㉤ 런던 국제간호사회 참여 : 이정애, 샌달(Ada Sandall), 로랜드(M.Rowland)
③ **1924년 조선간호부협회 결성** : 한국인 간호사, 조산사
㉠ 대중을 대상으로 한 보건교육, 구호활동
㉡ 민족운동, 사회운동으로 활동을 활발히 못함

출제유형문제 최다빈출문제

3-1. 한신광과 로젠버거가 보건사업 활동을 시작한 기관은?

① 제중원
② 보구여관
❸ 태화여자관
④ 세브란스 간호사 양성소
⑤ 동대문 여성병원

해설

태화여자관
- 1924년 인사동의 태화여자관에서 로젠버거(E.T. Rosenberger)가 동대문 부인병원 간호학교 졸업생인 한신광과 함께 영유아가 있는 가정을 방문하여 보건사업을 시작함
- 영유아 가정방문, 무료 목욕 등의 아동복지 사업을 함

3-2. 일본식 간호제도에 대한 설명으로 옳지 않은 것은?

① 독일 계통의 방법을 받아들였다.
② 총체적 간호법 중심의 실습에 중점을 두었다.
❸ 의사 보조역할보다 환자 간호에 치중하였다.
④ 입학수준이 매우 낮았다.
⑤ 교육기간이 짧았다.

해설

일본식 간호제도
- 독일 계통의 방법을 받아들임
- 개별적 간호법 형태의 수기와 치료에 중점을 둠
- 환자 간호보다 의사 보조역할에 치중함
- 간호교육기간은 짧았으며 입학수준이 낮았음

3-3. 1929년 캐나다 몬트리올 ICN 대회에 한국의 가입을 위해 한국인 대표와 함께 참석하는 등 한국의 간호발전을 위해 헌신한 외국의 간호사는?

① 실 즈
② 홀 먼
❸ 셰 핑
④ 에드먼즈
⑤ 로젠버거

해설

ICN 가입을 위한 다양한 활동 전개 : 1929년 몬트리올에서 열린 ICN 총회에 셰핑, 이효경, 이금전을 파견함

3-4. 일제 강점기 조선간호부회의 활동으로 옳은 것은?

① 검정고시 폐지
② 면허제도 확립
③ 간호사업국 설치
❹ 조선간호부 화보 발행
⑤ 간호고등학교로 개칭

해설

조선간호부회의 활동
- 방문간호 및 사회사업
- 조선간호부 화보 발행
- 간호교육의 표준화
- 교과서 출판 및 번역
- 런던 국제간호사회 참여
- ICN 가입을 위한 다양한 활동 수행

4 일본제국주의 지배기의 간호 2(1910~1945, 간호사업의 수난기)

(1) 간호면허제도

① 1914년 산파규칙, 간호부 규칙(간호에 대한 법률이 최초로 제정)

㉠ 간호사 면허를 취득할 수 있는 조건

- 18세 이상의 여성이 도별로 시행하는 시험에 합격한 자(자격검정시험 제도)
- 정규교육을 받지 못한 사람에게도 조선총독이 정하는 시험에 합격한 사람에 한하여 면허를 받음(교육경력 등한시)
- 조선총독부에서 인정하는 간호학교 졸업자는 무시험 면허 취득(간호사, 조산사의 질 저하)

㉡ 조산사 면허제도

- 만 20세 이상
- 조산학교 졸업 또는 면허시험 합격

② 1922년 개정된 간호부 규칙(간호사 면허 자격 강화)

간호업무에 관한 규정 추가

㉠ 간호사 교육기관의 입학자격 상향 조정하여 간호사 양성소 졸업 → 소학교 졸업 후 2년 이상의 중등 교육을 이수한 자로 상향 조정

㉡ 응급상황에서 주치의의 지시가 없어도 치료기계 및 의약품 제공, 지시 가능(응급 상황에서 간호사의 자율적 결정권 부여, 관행적 간호사의 의사업무 대행 방지)

㉢ 무면허자의 취업, 유사 영업 불허

㉣ 간호사의 개업 및 폐업 등록에 대해 엄격히 규정

㉤ 자격시험 과목 세분화

㉥ 조선의 간호사 면허가 일본, 대만, 다른 식민지에서도 통용

③ 1942년 개정

㉠ 전쟁에 대비하기 위해 간호사와 조산사의 수요가 증가하여 간호인력을 공급하기 위해 제도적으로 법을 개정함

㉡ 간호사의 자격 최저 연령 : 18세에서 17세(1942년) → 16세(1944년)로 하향 조정

㉢ 조산사의 자격 연령 : 20세에서 19세로 변경됨

(2) 간호교육

① 타 직업에 비해 높은 수준의 교육을 받은 여성이 지원

② 1910년대의 관립 간호교육기관

㉠ 중앙 : 조선총독부의원

㉡ 지방 : 각도 자혜의원의 간호부

③ 1911년 간호교육제도 구체화, 1916년에 전국의 관립 간호교육 기준 통일

㉠ 입학조건

- 17세 이상 25세 이하의 신체 건강하고 품행 단정한 조선인 여자
- 보통학교 4년 수료자 : 조산부과 무시험 입학
- 보통학교 3년 수료자 : 간호부과에 무시험 입학

㉡ 수업료 무료

㉢ 수업 연한 : 간호부과 1년 6개월, 조산부과 1년

④ 1920년대 간호사 교육 : 사립 간호교육기관 인가

㉠ 기본간호에 대해 지식습득 + 이론을 바탕으로 한 실무실습

㉡ 간호사의 이직률이 높아 빠른 시일 내에 실제적인 기술과 지식을 익히도록 하여, 진료보조와 환자식이 지도 등 직접 간호업무 강조

㉢ 세브란스 연합 의학전문학교 : 입학 후 6개월이 되면 가관식, 병원실습

㉣ 태화여자관에서 보건간호 실습

⑤ 1930년대 이후

㉠ 전시상황에 따라 간호인력수요 충당

㉡ 강의를 대폭 줄이고 실습 증가

㉢ 법적 규정 이외에 '이에 준하는 학교'에서도 간호부를 배출할 수 있다는 조항 첨가

㉣ 고등여학교에 소정의 간호과정을 설치하고 이수한 자에게 간호부 자격을 줌

㉤ 이전의 간호사 수준을 통일함, 향상시켰던 정책에서 후퇴

㉥ 간호의 질 향상 및 간호 이미지 구현에 방해요소로 작용함

출제유형문제 최다빈출문제

4-1. 1914년 조선총독부령에 의해 제정 공포된 '산파규칙', '간호부 규칙'이 가지는 의의는?

① 우리나라 최초의 의료에 대한 법률이다.
❷ 우리나라 최초의 간호에 대한 법률이다.
③ 공중보건사업을 발전시키기 위한 법률이다.
④ 관립 간호교육 기준을 통일하기 위한 법률이다.
⑤ 산파와 간호부의 자격과 업무범위를 구분하기 위한 법률이다.

해설
우리나라 역사상 최초로 간호에 대한 법률이 제정된 것이라는 데에 의의가 있다.

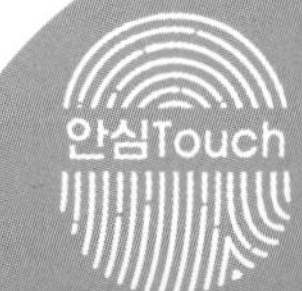

4-2. 일제 시대의 간호교육을 옳게 설명한 것은?

① 간호에 대한 감독과 책임은 한국 간호사에게 있었다.
② 간호실습은 입원환자의 간호가 주를 이루었다.
③ 간호교육 연한은 3년제로 확립되었다.
❹ 환자의 간호보다 의사의 보조역할에 치중하였다.
⑤ 실습을 대폭 줄이고 이론 강의를 증가시켰다.

해설

일제 시대의 간호교육

- 간호에 대한 감독과 책임은 일본간호사에게 있었음
- 간호실습은 외래환자 간호와 의사의 진료보조가 주를 이룸
- 간호교육 연한은 1년 6개월부터 3년까지 다양했음
- 환자의 간호보다 의사 보조역할에 치중함
- 1930년대 이후 전시상황으로 인해 강의를 대폭 줄이고 실습을 증가시킴
- 일본인에게 특혜를 주었고 한국인의 입학을 제한함
- 선교계 병원의 설립을 억압함
- 고등여학교에 소정의 간호과정을 설치하여 이수한 자에게 졸업간호사의 자격을 줌

5 한국의 현대간호 1(대한민국 건국기(1945~1961), 간호사업의 성장기)

(1) 미군정하의 간호

① 간호행정 조직 변화

㉠ 1945년 : 일제 시대의 경무청 위생과를 보건후생국으로 승격

㉡ 1946년 : 보건후생부 개편, 간호사업국 설치(간호교육, 행정 등 간호사업의 중요성을 인식시키는 계기로 작용)

② 간호교육제도 개편

㉠ 간호부양성소 폐지, 고등간호학교로 개칭

㉡ 최저 중학교 졸업자를 입학 조건으로 함

㉢ 교육 연한을 3년으로 통합

㉣ 조산교육과정을 간호교육과정에 포함하여 교육함으로써 졸업 후에 간호사와 조산사의 자격을 동시에 취득하게 함

㉤ 면허소지자 재교육

③ 간호교육 행정상의 변화

㉠ 1945년 미군정 실시와 함께 군정청 내에 학무국 설치

㉡ 1947년 문교부의 간호교육과에 간호교육을 위한 간호계가 설치되어 1년 6개월 동안 운영됨

㉢ 간호사업국의 간호사업위원회에서 간호 확산을 근거로 소관 부처 변경을 반대

㉣ 1957년 전국 간호교육기관이 모두 문교부 소관으로 이전됨

㉤ 전국 간호기관 내 간호직제 설치 보건간호사 2명씩 배치

㉥ 간호사 자격 검정시험 폐지 운동

- 1948년까지 3년 이상 경험자에게 기회
- 1949년 폐지
- 6.25 이후 다시 복구
- 1962년 완전 폐지

(2) 대한민국 정부 수립 이후의 간호(1948~1960)

① 간호사업 행정상의 변화

㉠ 1948년 보건후생부 의정국 내에 있던 간호사업국이 간호사업과로 축소 개편

- 인력 대폭 감소, 그동안의 간호사업에 많은 지장 초래
- 지방 간호사의 처우 부실
- 시・도 간호사업계가 유지되지 못했고, 서울시에서만 유지됨

㉡ 1949년 : 사회부 소속의 보건국이 보건부로 독립(의정국, 약정국, 방역국의 체제), 의정국 소속의 산파 간호과 설치

② 군 간호단

㉠ 1948년 8월 26일 육군간호장교단 창설

㉡ 군 간호인력 충당을 위해 민간간호교육기관에 위탁하여 교육함

㉢ 여수/순천 반란 때 처음으로 부상병 간호에 참여함

㉣ 월남전에서 많은 활약을 함

㉤ 간호장교 중 일부는 유학을 떠나고 일부는 육군병원에서 서양보건사업에 대한 교육을 받음

③ 한국전쟁이 간호사업에 미친 영향

㉠ 간호사업과(간호사 및 조산사들의 업무, 간호학교 감독, 간호사 보수교육 등의 업무)가 부산에서 업무를 봄

㉡ 약 300명으로 추산되는 간호인력의 손실

㉢ 우방의 여러 나라 간호사들이 활약함

㉣ 대한간호협회는 부산에 임시사무소를 정하였으며, 외국의 물자원조와 관련한 활동을 하였는데, 이는 후에 협회 활동과 재건에 중요한 요인이 되었음

㉤ 대부분 간호교육기관이 폐교(서울의대부속 간호학교, 세브란스 간호학교, 적십자 간호학교, 위생간호학교 운영)됨

㉥ 전쟁을 통해 간호사업의 필요성 재인식

㉦ 전문 간호직으로 발전하는 계기

④ 대한간호협회 창립

㉠ 1923년 조선 졸업간호부회로 시작, 1933년까지 외국인 간호사 세핑(Shepping)이 회장 역임

㉡ 1946년 조선간호협회

- 초대 회장 : 손옥순
- 목적 : 간호의 질적 향상 및 사회봉사
- 1946년 11월 11일 조선간호협회 제1회 총회 개최

㉢ 1948년 대한간호협회로 개칭

- 1949년 국제간호협의회 정회원 등록(스웨덴 스톡홀름 제9차 국제간호협의회 총회)
- 1953년 남미 브라질 제10회 총회 정회원 자격으로 처음 참석

㉣ 국제간호협의회 가입의 의의

- 해방 이후 계속된 국내 간호사업이 국제적으로 공인받았음을 의미
- 간호사업이 국제적인 교류를 통해 한층 더 발전할 수 있는 조건을 마련
- 대한민국 정부의 국제보건기구(WHO) 가입, 대한의학협회의 세계의학협회 가입 등의 자극요인이 됨
- 해방 후 최초로 국제무대로 진출

㉤ 국제적으로 열악한 상태에 있던 한국여성활동 부문에 새로운 활력소가 됨

⑤ 한국전쟁과 전후 복구기의 간호

㉠ 1951년 9월 국민의료령 선포

- 의료인을 의사, 치과의사, 한의사, 보건원, 조산원, 간호원으로 정의
- 병원, 의원, 진찰소, 종합병원 등 의료가 행해지는 장소의 정의, 의료인이 될 수 있는 자격(면허, 자격시험) 등을 규정 → 간호 관련 내용
- 명칭 변경(간호부, 산파, 보건부 → 간호원, 조산원, 보건원 : 전문직인으로 간호사의 역할을 명백히 하려는 간호사의 노력)
- 보건부장관이 지정한 학교를 졸업하거나 자격시험을 통해 국가시험 없이 면허 부여
- 자격시험은 지방행정장이 시행 : 일제 시대 보건부 행정에서 발전하지 못한 내용임
- 의사 지시 없이 위생상 위해를 발생할 우려가 있는 행위, 진료기기 사용, 의약품 투여, 의약품에 대한 지시를 하지 못하도록 함(간호사 업무를 의사의 보조임무로 국한시킴)
- 일제 시대의 '응급상황에서 주치의 지시 없이도 치료기계, 의약품 제공, 지시가능'보다도 후퇴한 것

㉡ 1952년 고등간호학교에서 간호고등기술학교로 개칭

출제유형문제 최다빈출문제

5-1. 미군정 당시 우리나라에서 처음으로 중앙정부 조직 내에 설치된 간호사업을 위한 독립적 직제의 의미가 있던 곳은?

① 후생국
② 위생국
❸ 간호사업국
④ 간호사업부
⑤ 예방의약국

해설
1946년 보건후생부 내 간호사업국을 설치하였으며, 초대 회장은 손옥순이었다.

5-2. 미군정 당시 기존의 간호사 양성소를 폐지하고 만든 간호교육기관은?

① 간호학교
❷ 고등간호학교
③ 간호고등학교
④ 간호조산학교
⑤ 간호고등기술학교

해설
기존의 간호사 양성소를 폐지하고 고등간호학교로 개칭하여 교육 연한과 입학 자격을 통일하였다.

5-3. 1945~1949년 동안 우리나라의 간호계에서 일어난 사실과 거리가 먼 것은?

❶ 태화여자관에서 가정방문 실시
② 보건후생부 내 간호사업국 설치
③ 국제간호협의회 총회 가입
④ 대한간호협회로 명칭 개칭
⑤ 육군간호단 창설

해설
1945~1949년 대한민국 건국기와 정부 수립기의 간호계의 역사적 사실
- 보건후생부 내 간호사업국 설치 : 1946년
- 국제간호협의회 총회 가입 : 1949년
- 대한간호협회로 명칭 개칭 : 1948년
- 육군간호단 창설 : 1948년
- 태화여자관에서 가정방문의 실시는 1924년

5-4. 대한민국 정부수립 이후 간호계에 대한 내용은?

① 간호사업국 설치
❷ ICN 정회원국이 됨
③ 면허소지자의 재교육 실시
④ 간호학교의 입학과 교육 연한을 통일함
⑤ 지방행정조직에 최초로 보건간호사 배치함

해설
나머지는 모두 미군정 시대에 일어난 변화이며, 1949년 ICN 정회원국이 됨

5-5. 한국전쟁이 간호사업에 미친 영향으로 적절하지 않은 것은?

① 피난지에서도 간호협회의 활동이 이루어졌다.
② 간호사업의 필요성을 사회 전반에 인식시켰다.
③ 간호인력의 손실이 약 300명으로 추산하고 있다.
④ 전쟁 중 간호사들의 단결력, 간호의 발전성을 보여 주었다.
❺ 피난지에서 학업이 계속되어 간호교육은 큰 타격을 입지 않았다.

해설
한국전쟁은 간호교육에 큰 타격을 주었다.

5-6. 대한간호협회의 창립 연도는?

❶ 1923년
② 1933년
③ 1945년
④ 1949년
⑤ 1953년

해설
대한간호협회의 창립 연도는 조선간호부회의 창립 연도인 1923년이다.

6 한국의 현대간호 2(대한민국 발전기(1962년~), 간호사업의 발전기)

(1) 의료법 개정에 따른 간호의 변화

① 1952년 국민의료법 제정 : 의사·치과의사·한의사·조산사 및 간호사의 자격 및 역할에 대한 종합법

② 1962년 의료법 개정

㉠ 간호학교 졸업자는 간호사의 국가고시 응시자격을 부여받게 됨

㉡ 조산사의 교육과정 분리 : 간호사 면허소지자로 보건사회부장관이 인정한 조산 수습과정 1년간 이수

㉢ 간호사 자격 검정고시제도 완전 폐지

㉣ 정규교육과정이 끝난 졸업자들의 면허를 위한 국가고시제 시행

㉤ 1962년부터 보건사회부(보사부)에서 시행

㉥ 의료업자의 연차 신고제가 생겨 간호사는 매년 5월 중에 그 취업동태를 보건사회부에 보고

③ 1967년 간호조무사법 포함 : 간호사의 수급대책의 명분

④ 1973년 의료법 개정

㉠ 간호고등기술학교 폐지

㉡ 보건, 마취, 정신 간호사 인정

㉢ 개업의원과 입원환자 50인 미만인 병원에서 간호조무사 채용 허락

㉣ 간호사의 보수교육 명문화

㉤ 병원의 법인제도, 조산사의 조산소 개설 제도

⑤ 1980년 이후 개정

㉠ 1980년 : 농어촌보건의료를 위한 특별조치법 공포, 간호사가 보건진료원의 명칭으로 일차보건의료 담당

㉡ 1981년 : 보수교육 의무화

㉢ 1987년 : 간호원의 명칭이 간호사로 변경, 조산사 국가시험제도 신설

㉣ 1990년 : 산업안전보건법, 간호사가 보건관리자로 승격, 가정간호사를 포함한 전문간호사

㉤ 1995년 : 지역보건법과 정신보건법이 국회 통과

㉥ 2003년 : 전문간호사 자격 및 기준 변화(10개 부문)

㉦ 2006년 : 전문간호사 13개 분야로 확대

㉧ 2011년 : 의료인 면허신고제 시행(3년마다 그 실태와 취업상황 등 보건복지부장관에게 신고)

㉨ 2012년 : 2017년 입학생부터 한국간호교육평가원의 평가인증을 받은 대학졸업자에 한해 국가시험 응시자격 부여

(2) 간호교육 일원화의 노력

① 3년제 교육과정을 마친 졸업간호사들에게 간호학사 학위를 취득할 수 있는 기회를 제공하기 위한 특별과정 신설
  ㉠ 방송대학간호과 설치
  ㉡ 3년제 전문대학 졸업 간호사를 위한 대학부설 간호학사학위 특별과정
  ㉢ 독학사 제도

② 간호교육 제도의 일원화
  의료인 양성을 위한 과의 수업 연한 및 학위에 관한 특례(고등교육법 제50조의3)
  ㉠ 의료인을 양성하기 위한 전문대학에 개설된 과의 수업 연한은 4년으로 할 수 있음
  ㉡ 4년 과정을 이수한 사람에게 학사학위 수여

③ 의료법 개정이 간호에 미친 영향
  ㉠ 정규 교육기관을 마친 자들을 위한 국가고시제 시행
  ㉡ 간호사와 동등한 자격이었던 조산사의 자격이 강화
  ㉢ 간호사 자격 검정고시제 완전 폐지
  ㉣ 의료업자 연차신고제
  ㉤ 간호보조법 공포로 간호보조원 배출
  ㉥ 간호고등기술학교 완전폐지
  ㉦ 분야별 전문간호사 인정 : 보건 · 마취 · 정신 · 가정 · 감염관리 · 산업 · 응급 · 노인 · 중환자 · 호스피스 · 종양 · 임상 및 아동 분야
  ㉧ 간호사 보수교육의 명문화

출제유형문제 최다빈출문제

6-1. 1962년 의료법 개정 내용 중 간호사의 전문성을 높이기 위해 실시된 제도는?

① 보건간호사 인정
② 분야별 전문간호사 확대
③ 검정고시제도 폐지
❹ 간호사 면허국가고시 실시
⑤ 간호대학 개설

해설
1962년 의료법 개정 중 간호사의 전문성을 높이기 위해 실시된 제도는 졸업자들의 면허를 위한 국가고시 시행 제도임

6-2. 1973년 의료법 개정내용으로 옳은 것은?
① 간호고등기술학교 설립
❷ 보건, 마취, 정신간호사 인정
③ 간호조무사 채용 폐지
④ 간호사로 명칭이 변경
⑤ 간호사 자격검정고시제도 완전 폐지

해설
1973년 의료법 개정내용
- 간호고등기술학교 폐지
- 보건, 마취, 정신간호사 인정
- 개업의와 입원환자 50인 미만 병원의 간호조무사 채용 허락
- 간호사의 보수교육 명문화
- 조산사의 조산소 개설 제도

6-3. 2011년 고등교육법 개정을 통하여 4년제 간호교육 일원화를 이룬 것에 해당되는 전문직 특성은?
① 자율성
② 사회봉사
❸ 전문교육
④ 종사기간
⑤ 윤리강령

해설
표준화된 교육체계를 마련하여 간호전문직의 전문교육을 정립할 수 있게 되었다.

6-4. 의료법 개정 중 1962년도에 개정된 내용으로 옳은 것은?
① 간호고등기술학교가 완전히 폐지되었다.
❷ 면허를 위해 보건사회부에서 국가고시제를 시행했다.
③ 개업의원과 입원환자 50인 미만의 병원에서 간호조무사 채용을 허가했다.
④ 간호원이라는 명칭이 간호사로 개칭되었다.
⑤ 보건, 마취, 정신 간호사의 자격인정이 제도화되었다.

해설
1962년 의료법 개정 내용
- 조산사 교육과정 분리
- 면허를 위한 국가고시제 시행
- 의료업자 연차신고가 제도화됨
- 간호사 자격 검정고시제도의 완전 폐지
- 간호학교 졸업자는 간호사 국가고시 응시자격을 받게 됨

7 한국 간호교육의 역사 및 대한간호협회 활동

(1) 간호교육 제도의 변화

① 일제시대 : 간호부양성소

② 1903년 : Margaret Edmunds, 보구여관에서 우리나라 최초의 간호교육 시작
1906년 : 실즈(Shields), 세브란스 병원에서 두 번째 간호사 양성소

③ 1946년 : 고등간호학교로 개칭

④ 1952년 : 고등간호학교가 대한민국 교육령에 의해 간호고등기술학교로 변경되었으며, 1973년 완전 폐지

⑤ 1954년 : 대한간호협회 교육위원회의 제청과 보건부 간호사업과의 주관으로 중앙간호연구원이 개원됨

⑥ 1955년 : 이화여자대학교 간호학과 개설

⑦ 1957년 : 연세대 간호학과 개설

⑧ 1960년 : 이화여대, 1963년 연세대 대학원 석사 과정 개설

⑨ 1962년 : 전국 23개 간호고등기술학교 중 19개교는 초급대학령에 준한 간호학교로 승격되어 3년제 교육제도 실시, 입학자격을 고등학교 3년 졸업 이상으로 제한

⑩ 1971년 : 간호학교가 간호전문학교로 승격

⑪ 1978년 : 연세대학교에서 최초로 박사과정 개설

⑫ 1979년 : 전국 36개 간호전문학교가 간호전문대학으로 승격

(2) 대한간호협회 활동

① 1923년 : 조선간호부회 창립

② 1948년 : 대한간호협회로 개칭

③ 1949년 : 국제간호협의회 정회원국 가입(보건의료단체 중 최초)

④ 1953년 : '대한간호' 회지 창간

⑤ 1962년 : 준회원제도를 폐지하고 면허가 있는 자에 한해서만 회원가입이 가능하게 함

⑥ 1970년
㉠ 대한간호학회가 대한간호협회 산하단체로 정식발족
㉡ 의료인 단체 중 최초로 회관 준공

⑦ 1972년
㉠ 보건간호사회 가입
㉡ 간호사 윤리강령 통과, 발표

⑧ 1976년
㉠ 임상간호사회가 산하단체로 가입
㉡ 간협신보 발간

⑨ 1979년 : 마취간호사회의 가입신청이 보류됨

⑩ 1981년 : 김모임 박사가 국회의원에 당선됨

⑪ 1985년 : 간협신보 발송 작업을 수작업에서 전산작업으로 변환
⑫ 1988년 : 마취간호사회가 산하단체로 가입
⑬ 1989년 : 서울에서 국제간호협의회(ICN 19차 총회)가 개최됨
⑭ 1991년
㉠ 산업간호사회 가입
㉡ 대한간호정우회 발족
- 목적 : 간호사업을 보다 효율적으로 추진하고 간호정책 구현을 위해 간호사의 정치 활동 지원(간호정치인 양성)
- 초대회장 : 전산초 박사 추대
- 사업내용
  - 대한간호협회 목적과 사업을 달성하기 위한 대외적 지원활동
  - 예비 정치인 육성 및 교육사업, 차세대 간호지도자 양성을 위한 교육
  - 간호 정책 구현을 위한 활동
  - 선거지원 사업
  - 간호사의 권익 신장

⑮ 1993년 : 보험심사간호사회 가입
⑯ 1995년 : 300명 수용 규모의 KNA(대한간호협회, Korean Nurses Association) 연수원 개원
⑰ 1996년 : 가정간호사회의 가입
⑱ 1998년 : 김모임 박사가 보건복지부장관에 임명됨
⑲ 대한조산협회와의 통합을 시도했으나 무산됨
⑳ 2년마다 열리는 각국 대표자회의(CNR)에서 하영수, 김모임(서태평양 지역 이사로 선출)이 우리나라 간호사업전문위원으로 활약함
㉑ 현재 17개 지부, 10개 산하단체(산업, 정신, 병원, 가정, 보험심사, 보건, 보건교사 노인, 보건진료원, 마취)가 있음

출제유형문제 최다빈출문제

7-1. 우리나라 간호교육제도의 변화 순서로 옳게 나열된 것은?

❶ 간호부양성소-간호고등학교-간호고등기술학교-간호학교-간호전문학교-간호전문대학-대학
② 간호고등학교-간호고등기술학교-간호부양성소-간호학교-간호전문학교-간호전문대학-대학
③ 간호고등기술학교-간호고등학교-간호부양성소-간호학교-간호전문학교-간호전문대학-대학
④ 간호학교-간호고등학교-간호전문학교-간호전문대학-대학
⑤ 간호부양성소-간호고등기술학교-고등간호학교-간호전문학교-간호학교-간호전문대학

해설
우리나라 간호교육제도의 변천사
간호부양성소-간호고등학교-간호고등기술학교-간호학교-간호전문학교-간호전문대학-대학

7-2. 대한간호정우회의 주요 사업과 거리가 먼 것은?

① 간호 정치인 발굴 및 육성
② 간호사의 정치의식 함양
③ 국민건강증진 관련 사업 추진
④ 선거지원 사업
❺ 간호학회의 지원

해설
대한간호정우회의 주요 사업
- 간호 정치인을 발굴 육성
- 간호사의 정치의식 함양
- 국민건강증진 관련 사업과 간호의 발전을 위한 정책 및 정치활동에 관한 사업을 추진
- 차세대 간호지도자 양성을 위한 교육
- 선거지원 사업 및 간호정책 구현을 위한 활동

7-3. 대한간호협회의 주요 활동으로 옳은 것은?

① 1989년 제19차 국제간호협의회 총회가 대전에서 개최되었다.
② 준회원 제도를 계속 유지하면서 회원가입이 가능하게 하였다.
③ 1972년 제2차 간호사 윤리강령이 통과 발표되었다.
④ 1980년 의료인 단체 중 최초로 회관을 준공하였다.
❺ 간호사 신문과 대한간호를 발행하고 있다.

해설
대한간호협회의 주요 활동
- 1962년 : 준회원 제도를 폐지하고 면허가 있는 자에 한해서만 회원가입이 가능하게 함
- 1970년 의료인 단체 중 최초로 간호사 회관을 준공함
- 1972년 : 간호사 윤리강령을 제정하고 발표함
- 1989년 국제간호협의회 제19차 총회가 서울에서 개최됨
  - 간호사 신문 창설, 대한간호 발행
  - 보수교육 교재 및 참고도서 출판
- 2006년 : 한국간호사 윤리선언 제정
  - 대한간호정우회 창설
  - 모유수유운동

8 한국 간호사의 해외 파견

(1) 의 의

① 한국 경제 발전과 양국 간의 교류 증진에 크게 기여

② 한국간호를 세계에 널리 알리는 계기가 됨

(2) 전 개

① 1950년 : 스위스, 호주, 일본 등의 국가로 진출

② 1960년 : 서독에 한국 간호사 파견

㉠ 1960년대 초 민간차원에서 비롯되어 가톨릭 계통과 개신교 계통에서 시작

㉡ 1969년 한국해외개발공사와 독일병원협회 간의 '한독 간호요원 협정'이 체결됨으로써 민간차원에서 정부차원으로 전환됨

㉢ 간호사 대량 해외 취업으로 인해 병원 간호인력이 부족하게 됨

㉣ 간호조무사 제도 확립의 계기

㉤ 경력 간호사 부족으로 간호의 질적 저하를 초래함

㉥ 귀국한 간호사들은 철저한 환자 중심의 기본 간호에 충실(독일식 간호 제공)하게 됨

㉦ 외화 획득으로 국가경제 성장에 공헌(서독 정부는 간호사와 광부의 3년치 노동력과 그에 따라 확보하게 될 노임을 담보로 1억 5,000만 마르크의 상업차관을 한국 정부에 제공함)

㉧ 실업문제 해결로 고용안정

㉨ 선진국의 지식과 기술을 습득하여 자국의 선진국화에 기여

㉩ 국민의식을 세계화하여 해외 이주기반 조성

㉪ 한국의 간호수준을 서독에 인지시킴

㉫ 서독에서 간호사 직업에 대한 사회적 인식도를 향상시킴

㉬ 국내의 간호인력 수요공급의 균형을 위하여 간호교육의 양적 증대 초래

㉭ 간호사의 대량 해외취업으로 병원 간호인력이 부족하여 간호조무사 또는 병원보조원 기용을 초래함

③ 1963년 : 미국으로의 유학, 사찰, 취업, 이민 등 다양한 간호교류가 있었음

④ 1970년

㉠ 한국과 월남 정부 간 협약에 의해 한월 의료원이 준공되어 간호사가 파견됨

㉡ 중동 국가에도 취업이 활발하게 추진됨

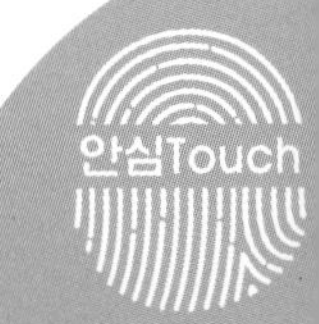

출제유형문제 최다빈출문제

8-1. 1960년대 한국 간호의 변화와 관련된 것은?

① 스위스, 호주, 일본 등의 국가로 진출
② 한국과 월남 정부 간 협약
③ 중동국가에 취업의 문이 열림
❹ 서독에 한국 간호사 파견
⑤ 미국으로 한국 간호사 진출

해설

- 1960년 서독에 간호사를 파견함으로 간호사와 광부의 3년치 노동력과 그에 따라 확보하게 될 노임을 담보로 1억 5,000만 마르크의 상업차관을 한국 정부에 제공함
- 서독에서 간호사 직업에 대한 사회적 인식도를 향상시킴

8-2. 한국 간호사들의 미국으로의 유학, 사찰, 취업, 이민 등 다양한 교류가 있었던 시기는?

① 1940년
② 1953년
❸ 1963년
④ 1970년
⑤ 1980년

해설

1960년대 초 우리나라 간호사들의 대량 해외 취업으로 인해 병원 간호 인력이 부족하게 되면서 간호조무사제도 확립의 계기가 되었으며, 또한 1963년도에는 미국으로의 유학, 사찰, 취업, 이민 등 다양한 교류가 있었다.

9 간호관련 국제조직

(1) 국제간호협의회(ICN, International council of nurses)

① 발달과정

㉠ 국제적으로 가장 오랜 역사를 지닌 직업 여성단체

㉡ 독립적인 비정부기구로 4년마다 개최되며, 스위스 제네바에 본부를 두고 있음

㉢ 1899년 펜위크(Fenwick) 여사를 주축으로 영국 간호부장회에서 국제간호조직의 필요성이 발의되어 국제간호협회 발기 준비위원회가 구성되었고, 이 해를 창립 연도로 정함

㉣ 1901년 미국에서 미국, 오스트레일리아, 영국, 캐나다 대표 참석으로 창립 총회가 열림

㉤ 간호교육 기준과 간호업무의 수준 및 직업윤리의 상황을 자격 기준으로 정함

㉥ 한 주권국에서 한 단체만을 회원으로 인정하고 있음

㉦ 정치, 사상, 종교를 초월한 순수 전문단체

㉧ 1989년 제19차 총회가 서울에서 개최됨(우리나라는 1949년 정식회원국으로 가입, 김모임 박사가 회장 역임)

㉨ 2015년 : 국제학술대회(ICN Conference)와 국제간호협의회 각국 대표자회의(CNR) 개최

② 설립목적

㉠ 간호사의 자질 및 전문직으로서의 지위 향상

㉡ 간호계의 수준을 향상시키기 위한 활동을 하는 것

③ 역 할

㉠ 국제적으로 간호직과 간호사를 대변하는 공식기구

㉡ 간호사업의 국제적 통계 및 정보 장악

㉢ 국제적인 정치, 경제, 의료 및 보건단체들과 횡적인 교류를 함

㉣ 회원국의 간호협회 지원

㉤ 국가단위로 할 수 없는 일을 수행

㉥ 전 인류의 건강 증진을 위한 사업을 수행

(2) 세계보건기구(WHO, World health organization)

① 설 립

㉠ 보건・위생 분야의 국제적인 협력을 위하여 설립한 UN전문기구, 1948년 4월 7일 정식 발족

㉡ 목적 : 세계 온 인류의 건강을 가능한 한 최고 수준에 도달하게 한다.

㉢ 제네바에 본부를 두고 6개 지역으로 구분(우리나라 : 서태평양 지역)

② 기 능

㉠ 보건의료 강화를 위한 정부지원

㉡ 역학, 통계 서비스를 포함한 행정, 기술적 서비스의 확립과 유지

㉢ 향상된 영양, 주거, 위생, 근무환경과 그 외 환경위생의 증진

㉣ 건강증진에 기여하는 과학적, 전문적 그룹 간의 협조 증진

ⓜ 보건 관련 국제회의와 동맹 제의
ⓑ 보건 분야 연구 추진과 지휘
ⓢ 식품, 화약품, 약품에 대한 국제적 기준 개발
ⓞ 보건 문제에 있어서 일반적인 견해 개발에 대한 지원 : 우리나라에 말라리아, 결핵, 나병 등의 예방과 박멸사업에 중요한 기술을 원조하였으며, 보건요원 훈련면에서 지원함

③ WHO와 ICN의 협력관계
㉠ ICN은 1948년 WHO와 정식으로 협력관계를 맺음
㉡ WHO 본부에는 간호사업과를 통해 회원국에 간호교육, 간호업무, 기술 고문 등을 파견
㉢ 횡적으로 ICN과 보조를 맞추어 간호교육의 국제기준, 보건간호사업을 위한 연구 등을 함
㉣ 세미나 등을 통해 사업을 수행

(3) 국제적십자사

① 설립목적
㉠ 전시나 사변 시 상병자, 어린이, 허약자, 임산부에 대한 보호와 관련활동 및 병원, 의료요원, 수송 포로 등에 대한 중립적인 대우와 의료, 간호 및 구호 활동을 함
㉡ 평상시에는 재해방지, 안전, 구호, 예방을 하는 국제적 협력 조직제로 인간의 고통이 있는 곳이면 어디든지 개입하여 생명을 보호함

② 발전과정
㉠ 1859년 앙리 뒤낭(J. Henri Dunant)이 이탈리아 통일전쟁의 격전지를 목격하고 나이팅게일의 도움으로 1863년 국제적십자 운동이 시작됨
㉡ 앙리 뒤낭은 구호단체 설립 및 전쟁터의 부상자를 돕는 의무요원 및 시설에 대해 중립 보장을 제안
㉢ 제네바 협정을 통해 비준되는 내용에 관한 활동을 함

③ 간호사업과의 관련성
㉠ 적십자 활동은 적십자정신의 7개 기본원칙(자애성, 공평성, 중립성, 독립성, 자발적 봉사, 단일성, 보편성)에 의거하여 이루어지는데 이는 간호정신과도 직결
㉡ 국제간호윤리강령은 간호사들의 적십자정신에 대한 이해와 업무의 책임의 보편성을 강조
㉢ 간호 본연의 자세는 인간 생명과 존엄성과 권리를 존중하는 것이며 간호윤리 정신에 의한 간호사업은 적십자정신과 일맥상통함
㉣ 나이팅게일 기장 수여 : 국제적십자위원회에서 2년마다 선정하며, 간호사업이나 적십자 사업에 공적이 있는 자에게 수여됨

(4) 국제시그마세타타우 간호학생회(Sigma Theta Tau International Honor Society of Nursing)

① 미국의 인디애나 간호학교에서 간호학생들에 의해 1922년 설립
② 학문적 성취와 지도자로서의 자질개발 및 연구를 장려하기 위하여 조직된 단체

출제유형문제 최다빈출문제

9-1. ICN의 본부는 어디에 있으며 총회는 몇 년마다 열리는가?
① 스위스의 제네바 : 2년
❷ 스위스의 제네바 : 4년
③ 브라질의 상파울로 : 4년
④ 벨기에의 브뤼셀 : 2년
⑤ 덴마크의 코펜하겐 : 4년

해설
ICN의 본부와 총회
ICN의 본부는 국제기구가 있는 스위스의 제네바에 있으며, 4년마다 ICN 정기총회가 개최되고 있음

9-2. 국제간호협의회의 기능으로 옳은 것은?
❶ 국제적으로 간호직과 간호사를 대변하는 공식기구이다.
② 국가 단위로 할 수 있는 일들을 수행한다.
③ 간호사업의 국내적 통계 및 정보를 장악한다.
④ 국내의 정치, 경제, 의료 및 보건단체들과 종적인 교류를 한다.
⑤ 각 회원국의 문제를 독립적으로 처리한다.

해설
국제간호협의회의 기능
- 국제적으로 간호직과 간호사를 대변하는 공식기구
- 국가 단위로 할 수 없는 일의 수행
- 간호사업의 국제적 통계 및 정보 장악
- 국제적인 정치, 경제, 의료 및 보건단체들과 횡적인 교류
- 전 인류의 건강증진을 위한 사업 수행

9-3. 세계 온 인류의 건강을 가능한 한 최고의 수준에 도달한다는 목표를 갖고 있는 국제기구는?
① UNICEF
② ICN
❸ WHO
④ KNA
⑤ UNESCO

해설
세계보건기구인 WHO의 설립 목적 : 세계 온 인류의 건강을 가능한 한 최고의 수준에 도달하게 한다.

9-4. WHO의 기능으로 옳지 않은 것은?
① 보건의료강화를 위한 정부지원
② 역학과 통계 서비스를 포함한 행정적, 기술적 서비스 확립과 유지
③ 향상된 영양, 주거, 위생, 근무환경과 그 외 환경위생의 증진
④ 건강증진에 기여하는 과학적, 전문적 그룹 간의 협조 증진
❺ 건강증진에 대한 국제적 기준 개발

해설
WHO의 기능
- 보건의료 강화를 위한 정부 지원
- 역학과 통계 서비스를 포함한 행정적, 기술적 서비스 확립과 유지
- 향상된 영양, 주거, 위생, 근무환경과 그 외 환경위생의 증진
- 보건문제 관련 국제회의와 동맹 제의
- 보건 분야 연구 추진과 지휘
- 건강증진에 기여하는 과학적, 전문적 그룹 간의 협조 증진
- 식품, 화학품, 약품에 대한 국제적 기준 개발
- 보건 문제에 있어서 일반적인 견해개발에 대한 지원

9-5. 인체실험에 대한 비윤리성을 비판하고 대상자의 자발적인 동의가 없으면 어떠한 실험도 할 수 없다는 내용을 제정한 연구 윤리에 관한 최초의 국제적 지침은?

① 벨몬트 보고
② 헬싱키 선언
③ 리스본 선언
④ 시드니 선언
❺ 뉘른베르크 강령

해설
1947년 발표된 뉘른베르크 강령은 제2차 세계대전 말 나치 통제하에 수감자에게 비인간적인 절차로 연구를 수행한 의사들에 대한 재판을 계기로 한 것으로, 인체실험에 대한 비윤리성을 비판하고 대상자의 자발적인 동의가 없으면 어떠한 실험도 할 수 없다는 내용을 제정한 연구 윤리에 관한 최초의 국제적 지침이다.

9-6. 국제 적십자사의 설립 목적으로 옳은 것은?

① 세계 온 인류의 건강을 가능한 한 최고 수준에 도달하도록 하기 위해
② 간호사의 자질 및 전문직으로서의 향상을 위해
③ 소수민족의 건강형평성에 기여하기 위해
❹ 전쟁 상황에서 의료, 간호 및 구호 활동을 하기 위해
⑤ 국제적인 의료 및 보건단체들과의 다양한 교류 및 학술 연구를 위해

해설
국제 적십자사의 설립 목적은 전시나 사변 시 상병자, 어린이, 허약자, 임산부에 대한 보호와 관련 활동 및 병원, 의료요원, 수송포로 등에 대한 중립적인 대우, 의료, 간호 및 구호활동을 목적으로 설립되었다.

9-7. ICN의 주요 업무로 옳은 것은?

❶ 간호 실무에 대한 국제적 표준화 작업은 필수조항이다.
② 각국의 간호사업에 대한 정보, 통계를 관리한다.
③ 국제적 재난 발생 시 각국의 간호 인력을 차출한다.
④ 각국의 정치에 적극 개입해 인류의 건강에 기여한다.
⑤ 간호사 근무환경의 질을 평가한다.

해설
ICN의 핵심 업무
- 전문직 간호실무 표준화 및 수준향상
- 간호규정(법과 윤리)을 통한 전문직 자율규제 강화
- 간호사의 사회, 경제, 복지 향상

PART

2

간호의 윤리 및 철학

간호사 국가고시

간호관리학

제 1 장

간호윤리

1 간호윤리

(1) 정 의

간호윤리학이란 의료 현장에서 마땅히 따라야 하는 윤리를 미리 전제하지 않고 하나의 열린 물음으로 놓고 그것을 연구하는 학문

(2) 간호윤리의 중요성

① 새로운 지식과 기술의 발전으로 의료의 범위가 엄청나게 확대되어 간호사가 무엇을 어떻게 하는 것이 진정으로 환자를 위한 것인지에 대해 확신할 수가 없음

② 간호사의 역할과 위치의 변화로 간호의 전문성이 인정됨에 따라 의료팀의 일원으로서 의사 및 의료기관의 견해를 무조건 따르는 것이 아니라, 환자의 편에 서서 환자를 옹호해 줄 것이 요구됨

③ 사회 인구학적 변화와 함께 사람들의 가치관이 급속도로 변화함에 따라 지금까지 해결했던 방법인 도덕률이나 정책, 법률만으로 더 이상 문제를 해결할 수 없게 됨

(3) 윤리적 딜레마

① 딜레마 : 선택해야 할 길은 두 가지 중 하나로 정해져 있는데, 그 어느 쪽을 선택해도 바람직하지 못한 결과가 나오게 되는 곤란한 상황임

② 똑같이 비중 있는 대안 중에서 만족할 만한 해결책을 찾을 수 없는 문제 상황이며, 간호사가 직면하는 문제의 윤리적 측면으로 간호사가 전문가로서 지켜야 하는 윤리적 의무(Duties) 혹은 책무(Obligation)가 서로 충돌하고 있어 어떠한 실천행동을 선택하는 것이 윤리적으로 올바른 것인지 판단하기 힘든 상태

(4) 간호실무 상황에서의 윤리적 의사결정의 기준

① 양 심

② 종교적 원리

③ 전문직 의무

④ 윤리이론과 윤리원칙

⑤ 병원의 정책과 기준

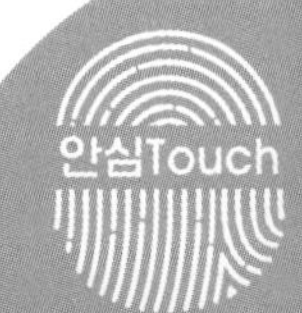

(5) 권리와 의무

① 권리 : 어떤 이익을 자기를 위해 주장할 수 있는 법률상의 힘

② 의무 : 사람으로서 마땅히 해야 할 일, 도덕적 책임에 따라 해야 할 일을 행하고 하지 말아야 할 일을 하지 않는 것

※ 환자의 권리

- 알 권리 : 병명, 검사결과, 병의 진전 예측, 진료계획, 치료와 수술(선택의 자유, 그 내용), 약의 이름과 작용·부작용, 필요한 비용 등에 대해 납득될 때까지 설명을 받을 권리
- 자기 결정권 : 납득될 때까지 설명을 들은 뒤 의료 종사자가 제안하는 진료 경과 등을 스스로 결정할 권리
- 개인의 신상 비밀을 보호받을 권리 : 개인의 비밀이 지켜질 권리 및 사적인 일에 간섭받지 않을 권리
- 배울 권리 : 병과 그 요양방법 및 보건, 예방 등에 대해 학습할 권리
- 진료 받을 권리
  - 언제든지 필요 충분한 의료서비스를 사람으로서 알맞은 방법으로 받을 권리
  - 의료 보장의 개선을 나라와 자치단체에 요구할 권리
- 참가와 협동 : 환자 스스로가 의료종사자와 함께 힘을 합쳐 이들 권리를 지키고 발전시켜 나갈 권리
- 존엄성과 위엄 있는 죽음 : 인간의 존엄성을 유지하기 위하여 단순히 환자의 권리를 인정하는 것뿐만 아니라 실제로 환자들이 무엇을 존엄성 있다고 하는지 또는 존엄성 있는 죽음이라고 생각하는지 알아야 한다.

(6) 윤리의 주요 개념

① 도덕, 도덕과 무관함

㉠ 도덕적이란 말은 관습에서 유래된 것으로 인간으로서 마땅히 지켜야 하는 도리 및 그에 준하는 행위를 지칭함

㉡ 도덕(Moral)이란 말이 평가적 의미로 쓰일 때 그 반대어가 부도덕 또는 비도덕이라는 의미의 Immoral이고, 분류적 의미로 쓰일 때에는 그 반대어가 도덕과 무관하다는 Nonmoral이 됨

② 옳음, 그름, 착함

㉠ 옳음(Right)은 의무나 마땅함이 도덕적으로 쓰이는 경우를 의미하는 것으로, 어떠한 행위가 옳다는 것은 곧 그 행위를 수행하여야 할 의무가 있다는 의미이자 그 행위나 결정이 도덕적 원칙에 합당하다는 것을 의미

㉡ 그르다(Wrong)는 옳다와 반대되는 말로 하지 말아야 할 것 혹은 도덕 원칙이나 규칙에 위배되는 것을 지칭함

㉢ 착함이란 인격이 깃든 좋음(Moral Good)을 의미하는 것으로, 착하다는 말은 도덕적으로 선하다는 것을 의미

③ 권리, 의무

㉠ 권리(Right)의 법률상 의미는 특정한 이익을 주장하고 누릴 수 있는 능력을 의미하는 것으로, 윤리적으로는 남에게 바라고 기대할 수 있는 정의를 의미

㉡ 의무(Duty)는 권리의 반대어로 어떤 사람이 맡은 직분이거나 또는 마땅히 혹은 강제로 하지 말아야 할 것을 의미

④ 좋음, 나쁨

㉠ 좋다(Good)는 것의 윤리적 의미는 인간행위의 목적이 될 수 있는 궁극적인 가치로서의 선을 의미하며 그 반대는 나쁨(Bad)

㉡ 선의 의미가 다른 어떤 것을 성취하기 위한 수단으로서의 가치를 의미하는 것은 아님

출제유형문제 최다빈출문제

간호실무 상황에서 윤리적 의사결정과 관련된 판단 기준으로 적절하지 않은 것은?

① 윤리이론
② 관련 정보의 수집
③ 전문적 의무
④ 병원의 정책
❺ 주관적 판단

해설

간호실무 상황에서 윤리적 의사결정과 관련된 판단기준

- 윤리이론과 원리에 이해 문제를 도덕적으로 파악하여 정의를 내릴 것
- 관련 정보를 수집하고 개념을 명확히 할 것
- 전문적 의무에 입각할 것
- 병원의 정책과 기준을 염두에 두고 판단을 내릴 것

2 윤리이론

(1) 공리주의 이론(목적이론, 결과주의)

① 특 징

㉠ 최대 다수의 최대 행복(다수의 행복을 위해서 소수가 희생되어도 좋다는 논리)

㉡ 효용의 원리와 결과주의 원리의 결합

㉢ 결과적으로 나타난 선의 유무가 윤리 행동의 척도

㉣ 목적이 수단을 정당화시킬 수 있음

㉤ 신축성 있는 도덕 규칙 적용

㉥ 효용의 원리 + 결과주의 원리

② 종 류

㉠ 무엇을 효용성으로 보느냐에 따른 분류

- 쾌락적 공리주의 : 쾌락을 최대화하고 고통을 최소화
- 다원적 공리주의 : 행복, 쾌락, 우정, 지식 등 다양한 내재적 가치 수용
- 선호 공리주의 : 주어진 상황에서 다수의 사람들이 선호하는 것을 최대로 만족시키는 것을 선택하는 것

㉡ 효용의 원리를 어떻게 적용하느냐에 따른 분류

- 행위 공리주의 : 공리원리를 개별행위에 직접 적용함
- 규칙 공리주의 : 주어진 상황에서 최대한의 효용을 가져오는 규칙을 따름

③ 장단점

장 점	• 옳은 행위의 수행이 인간의 욕구를 충족시키는 결과를 가져옴 • 올바른 일을 결정할 때 분명한 절차를 제시함 • 도덕적 갈등이나 딜레마에 대한 합리적 방향을 제시함 • 윤리적 상황에 대한 신축성을 활용, 결과의 예외를 인정함
단 점	• 다수의 행복을 위해 소수의 고통 받는 사람이 희생될 수 있음 • 개인의 인권이 무시될 수 있음 • 도덕적 의무보다 효용성이 중시됨 • 행위의 도덕성 평가의 유일한 요인이 '결과' → 일상적, 도덕적 가치가 무시될 수 있음

(2) 의무론(비결과주의, 형식주의)

① 특 징

㉠ 책임에서 유래되었으며 지켜야 할 절대 가치를 전제로 하고 있음

㉡ 인간을 대할 때 목적으로 대함

㉢ 통상적인 도덕 규칙에 의거하여 문제를 다룬다.

㉣ 결과보다 취해진 행동의 형태나 본질을 중시함

㉤ 인간을 대할 때 목적으로 대함

② 분 류

㉠ 판단의 기본인 원리의 수효에 따른 분류

- 일원론적 의무론 : 옳음과 그름에 관한 모든 판단을 위해 단 한 개의 유일한 원리가 있다고 적용함
- 다원론적 의무론 : 하나 이상의 기본규칙 혹은 원리를 주장함

㉡ 규칙을 어떻게 적용하느냐에 따른 분류

- 행위 의무론 : 직관에 의해 개별 행위를 판단함
- 규칙 의무론 : 도덕적으로 선택, 판단, 추론하는데 있어서 절대적인 규칙이나 원칙에 의거

③ 장단점

장 점	• 행위의 일반원칙을 제시하여 상황에 좌우되지 않음 • 인간의 과거행위를 고려하여 특정한 의무를 지게 함
단 점	도덕적인 규칙 간의 상충이 있을 경우 문제해결이 어려움

출제유형문제 최다빈출문제

2-1. 공리주의에 대한 설명으로 옳은 것은?

❶ 결과 우선주의이며 신축성 있게 도덕 규칙을 적용한다.
② 일반인이 통상적으로 생각하는 도덕 규칙을 적용한다.
③ 모든 일반적인 경우에 정의를 고려한다.
④ 행위에 일반원칙을 제시하여 상황에 좌우되지 않는다.
⑤ 개인의 인권이 언제나 우선시된다.

해설

공리주의

- 다수의 행복을 위해서 소수가 희생되어도 좋다는 논리임
- 최대 다수의 최대 행복
- 결과적으로 나타난 선의 유무가 윤리행동의 척도임
- 목적이 수단을 정당화시킬 수 있음
- 경우에 따라 정의를 고려하지 않을 수도 있음
- 신축성 있는 도덕 규칙을 적용함
- 옳은 행위의 수행이 인간의 욕구를 충족시키는 결과를 가져옴
- 주어진 상황에서 다수의 사람들이 선호하는 것을 최대로 만족시키는 것을 선택함
- 경우에 따라 개인의 인권이 무시될 수도 있음

2-2. 의무론에 대한 설명 중 옳은 것은?

❶ 일반인이 통상적으로 생각하는 도덕 규칙을 적용한다.
② 목적이 수단을 정당화시킨다.
③ 최대 다수의 최대 행복을 강조한다.
④ 신축성 있는 도덕 규칙을 적용한다.
⑤ 옳은 행위의 수행이 인간의 욕구를 충족시키는 결과를 가져온다.

해설

의무론
- 일반인이 통상적으로 생각하는 도덕 규칙을 적용한다.
- 도덕적으로 옳은 행위만을 수행한다.
- 행위에 일반원칙을 제시하여 상황에 좌우되지 않는다.

2-3. 말기 암 환자 가족이 '환자에게 암이 아니라고 말해 주세요'라고 부탁했다. 간호사가 이를 잘못되었다고 생각했다면 어떤 이론에 근거하였는가?

① 덕의 이론
② 통치 윤리론
③ 돌봄 이론
❹ 의무주의 이론
⑤ 공리주의 이론

해설

의무주의 이론은 반드시 지켜야 할 절대 가치를 전제하고 문제를 다루는 것으로 어떠한 상황에서도 반드시 도덕을 지켜야 함을 강조한다.

3 도덕발달 이론

(1) 콜버그의 도덕발달 이론

① 도덕적이라는 용어를 옳고 그름과 같은 의무적 개념을 포함하고 있는 판단을 요구하는 상황과 관계가 있는 것으로 규정

② 도덕발달에서 도덕적 추론을 가장 중시하면서 도덕적 문제와 관련하여 사람의 인지구조가 발달하는 과정에 관심을 가짐

③ 콜버그의 도덕발달 수준

㉠ 인습 이전 수준

- 처벌과 복종 지향의 단계 : 5~8세 아동에 해당하며, 체벌의 필연성이 옳은 행동을 하게 하는 중심 개념으로, 처벌은 피하고 힘에 대한 무조건적인 존경을 보내는 것이 가치 있는 것으로 간주함
- 도구적 목적과 상대주의 지향의 단계 : 옳은 것이 자신의 욕구를 충족시키는 행위이며, 때로는 타인의 욕구를 만족시켜 주는 행위라고 생각한다. 옳은 것은 누군가의 이익과 직접적으로 관련됨

㉡ 인습 수준

- 개인 간의 기대와 관계 지향의 단계 : 옳은 것은 기대되는 것에 따라 가까운 사람을 기쁘게 하거나 도와주는 것이며, 다른 사람들에게 받아들여지는 행동이다. 착하다고 인정받는 것이 도덕적인 행동을 하게 하는 동기가 되며, 어떠한 행동은 동기에 의해 판단함
- 법과 사회질서 지향의 단계 : 청소년 중기부터 발달하며, 정해진 규칙과 사회질서를 유지한다. 옳은 행위란 권위에 대해 존경을 나타내고 사회 질서를 유지하기 위해 각자의 의무를 수행하는 것

㉢ 인습 이후 수준

- 권리와 사회계약 지향의 단계 : 기본적 권리나 가치, 사회의 합법적 계약 지지. 생명, 자유와 같은 절대적 가치는 어느 사회에서도 다수의 의견과는 관계없이 지지되어야 한다고 생각함
- 보편적인 윤리적 원리 지향의 단계 : 법을 초월하는 어떠한 추상적이고 보편적인 원리에 대해 보다 명확한 개념이 형성된다. 옳은 것은 보편적이며, 윤리적 원리에 따라 행동하는 것

(2) 길리건의 도덕발달 이론

① 도덕성은 정의(Justice)와 보살핌(Caring)이라는 두 가지 측면으로 구성됨

② 남성 중심적 편견을 시정하여 여성의 도덕성에 대한 정당한 평가를 도모하기 위함

③ 길리건의 도덕발달 수준

㉠ 제1수준 : 자기이익 지향의 단계

- 실용주의적이고 자기중심적으로 자기 이익과 생존에 집착
- 과도기 1 : 이기심에서 책임감으로 변화됨

㉡ 제2수준 : 책임감과 자기희생의 단계
- 다른 사람들을 기쁘게 해 주려는 욕구, 심지어 자기희생이 발달
- 과도기 2 : 동조에서 새로운 내적 판단으로 변화됨

㉢ 제3수준 : 자신과 타인의 역동성 인식 단계
- 최고의 도덕성 발달 단계로 비폭력적 도덕성
- 해악과 고통을 최소화하고, 인간이 상호적이라는 것을 인식

출제유형문제 최다빈출문제

3-1. 콜버그의 도덕발달에서 인습수준과 그에 속하는 단계에 대한 설명은?

① 보편적인 도덕 원칙을 추구하는 단계이다.
❷ 대부분의 청소년과 성인의 발달수준이다.
③ 도구적 목적과 상대주의를 지향하는 단계이다.
④ 9세 이하의 어린이나 범법자들의 발달수준이다.
⑤ 20세 이상의 성인 중 극소수만이 성취하는 발달수준이다.

해설
인습수준은 대부분의 청소년과 성인의 발달수준으로 제3단계인 개인 간의 기대와 관계지향의 단계와 제4단계인 법과 사회질서 지향의 단계를 포함한다.

3-2. 길리건의 도덕발달 이론에서 인간관계가 상호적임을 인식하고 자신과 타인의 연결에 대한 새로운 이해를 통해 이기심과 책임 간의 대립을 해소하는 시기는?

① 제1수준
② 제2수준
❸ 제3수준
④ 제4수준
⑤ 제5수준

해설
자신과 타인 간의 역동성을 특징으로 하는 제3수준에 대한 설명이다.

4 돌봄의 개념

① 인간의 존엄성을 보존하고 강화시키며 보호하기 위한 것으로 간호의 도덕적 이상
② 인간 돌봄에는 가치, 의지, 지식, 돌봄의 행위와 결과를 포함
③ 다른 사람에게 헌신하는 감정으로 상호 자아실현과 친교를 증가시키며 삶에 대하여 건설적이고 긍정적으로 영향을 주고 동기를 부여하며 격려하는 행동(Bevis, Watson)
④ 다른 사람을 성장시키고 자아실현을 하도록 돕는 것
⑤ 상호신뢰와 질적인 깊은 관계형성을 통해서만 나타날 수 있는 의미
⑥ 최초의 만남 → 새로운 동일성 → 공감 → 동정 → 신뢰

출제유형문제 최다빈출문제

인간의 존엄성을 보존하고 강화하며 보호하기 위한 간호의 도덕적 이상은?

① 선 행
② 정 직
❸ 돌 봄
④ 동 정
⑤ 자율성

해설

돌봄의 정의

- 돌봄이란 인간의 존엄성을 보존하고 강화하고 보호하기 위한 것으로 간호의 도덕적 이상
- 가치, 의지, 지식, 돌봄의 행위와 결과가 포함됨
- 다른 사람에게 헌신하는 감정으로 상호 자아실현과 친교를 증가시키며, 삶에 대하여 건설적이고 긍정적으로 영향을 주고 동기를 부여하며 격려하는 행동
- 상호신뢰와 질적인 깊은 관계형성을 통해서만 나타날 수 있는 의미
- 전인격적인 만남의 단계를 거침(최초의 만남 → 새로운 동일성 → 공감 → 동정 → 신뢰의 단계)

제 2 장

생명윤리의 기본 원칙

※ 생명윤리의 기본 원칙 4가지

① 자율성 존중의 원칙
② 악행금지의 원칙(무해성의 원칙)
③ 선행의 원칙
④ 정의의 원칙

1 자율성 존중의 원칙(The principle of respect of autonomy)

(1) 자율성 존중의 개념

① 자신의 생각을 가지고 선택을 하며, 개인적 가치와 신념을 가지고 행동할 권리
② 타인으로 하여금 자율적으로 선택할 수 있도록 촉진하는 행위
③ 관련 용어 : 독립성, 자립성, 자주성, 고유성
④ 소극적 의무 : 자율적 행위가 타인에 의해 억압되어서는 안 된다는 절대적 의무
⑤ 적극적 의무 : 정보를 제공하거나 상대방이 자율적으로 의사결정을 하도록 하는 것

(2) 사전동의(Informed consent)

① 자율성을 존중하려면 우선 개인의 자율적 의사가 무엇인지 알아야 함
② 예를 들면 의사는 진료행위를 하기 전 환자의 동의를 얻어야 함
③ '충분한 설명에 근거한 동의', 즉 정보를 제공하고 내용을 확실하게 이해할 수 있도록 하며, 그 뒤 적절한 의사결정을 촉진시키는 전문가로서의 의무
④ 환자로부터 치료에 대한 동의를 받기 위해서 모든 관련된 정보를 제공해 주어 시행될 치료와 처치에 자발적으로 동의하고 협조하는, 법적이고 윤리적인 요구 조건

(3) 사전동의의 내용

① 치료에 대한 설명
② 수반되는 위험과 장점 설명
③ 시행하는 처치 이외의 가능한 대안 제시
④ 거부할 권리도 있음을 설명

(4) 실험 연구 대상자에게 사전동의 시 설명해야 할 내용

① 연구의 절차, 목적, 피실험자의 역할, 사생활 비밀유지의 약속
② 연구 참여 시 발생할 위험이나 손해 및 참여를 거부할 수 있다는 것
③ 중간에 본인이 포기할 수 있으며 이때 불이익이 없다는 것을 설명해야 함

(5) 사전동의의 기본 요소

① 동의할 사람이 동의할 능력이 있어야 함
② 외부의 간섭이나 강요가 없어야 함
③ 결정하는데 필요한 지식과 정보를 충분히 이해할 수 있어야 함
④ 환자가 알고 싶어 하는 모든 내용을 제공해야 함
⑤ 전문적인 내용이라도 환자에게 관련된 것은 모두 설명해야 함
⑥ 동의는 서면동의를 받아야 함
⑦ 결정하는데 필요한 지식과 정보의 모든 내용을 제공해야 함

(6) 대리결정(자의적 동의 능력이 없는 사람의 자율성 보장 장치)

① **순수 자율성 표준** : 대상자가 동의 능력이 있었을 당시의 의견 기준
② **대리판단 표준** : 대리인이 환자의 입장에서 무엇을 원하겠는가를 기준
③ **최선의 이익 표준** : 이해득실을 따져 대상자에게 최선이 된다고 여겨지는 것의 기준

(7) 자율성 존중의 원칙이 제한을 받는 경우

① **환자의 자율적 능력이 내외적인 제약에 따라 다양하다는 것**
㉠ 환자의 자율성이 갖는 내적 제한에는 정신능력, 의식수준, 연령, 질병 상태 등에 따라 다름
㉡ 외적 제한 역시 병원 환경, 자원의 이용 가능성, 의사결정을 위해 제공되는 정보의 양, 금전적 자원 등에 따라 제한을 받을 수가 있다는 것

② **도덕적인 고려에 의해 제한을 받는 것**
㉠ 개인의 자율적인 결정이 공공의 건강을 해치거나 타인에게 위해를 가할 가능성이 있을 경우
㉡ 부족한 자원을 요구할 경우에는 자율성을 제한하는 것이 정당화됨
㉢ 미성년자, 무능력자, 무지한 자, 강요된 자, 착취당한 자, 약물중독자, 비합리적으로 자살하려는 자, 신생아와 같이 자율성을 발휘할 수 없는 자에게는 자율성 존중의 원칙이 적용되지 않음

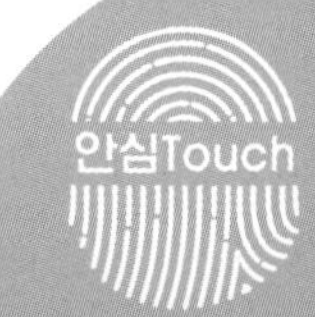

출제유형문제 최다빈출문제

1-1. 대상자가 자신에게 제공되는 치료 및 간호를 선택하고 거부할 권리가 있는 것은 윤리강령 중 어느 원칙에 속하는가?

❶ 자율성 존중의 원칙
② 악행금지의 원칙
③ 선행의 원칙
④ 정의의 원칙
⑤ 정직의 원칙

해설
자율성 존중의 원칙
자율성 존중의 원칙이란 사람이 자신의 생각을 가지고 선택을 하며, 개인적 가치와 신념으로 행동할 권리를 가지는 것을 인식한다는 것

1-2. 자율성의 원칙을 실행하는 가장 옳은 장치는?

① 계 약
② 선한 일
③ 악행금지
❹ 사전동의
⑤ 선의의 간섭주의

해설
사전동의
- 자율성을 존중하려면 우선 개인의 자율적 의사가 무엇인지 알아야 함
- 예를 들면 의사는 진료행위를 하기 전 환자의 동의를 얻어야 함
- '충분한 설명에 근거한 동의', 즉 정보를 제공하고 내용을 확실하게 이해할 수 있도록 한 뒤 적절한 의사결정을 촉진시키는 전문가로서의 의무

1-3. 의학적으로 아직 효과가 완벽히 입증되지 않았으나 효과적일 것이라고 판단되어지는 신약으로 암치료를 시행하기로 결정할 때 환자와의 상담 시 가장 중요한 것은?

① 모든 것을 비밀로 하고 수행한다.
② 중간에 본인이 포기할 수 없다는 것을 설명한다.
③ 연구 참여 시 발생할 위험에 손해를 볼 수 있다는 것을 설명한다.
❹ 연구의 절차, 목적, 피실험자의 역할 등 충분한 정보를 주고 동의를 얻는다.
⑤ 신의료기술이라는 것을 강조하고 안심하라고 설득한다.

해설
실험 연구 대상자에게 사전동의 시 설명해야 할 내용
- 연구의 절차, 목적, 피실험자의 역할, 사생활 비밀유지의 약속
- 연구 참여 시 발생할 위험이나 손해에 대한 설명
- 연구에 참여를 거부할 수 있다는 것에 대한 설명
- 원하는 경우 중간에 본인이 포기할 수 있으며 이때 불이익이 없다는 것을 설명해야 함

1-4. 자율성 존중의 원칙 중 사전 동의의무가 있다. 여기에 적용되는 기본 요소 중 옳은 것은?

① 환자나 동의할 사람의 자발적인 의사결정이 없어도 가능하다.
❷ 외부의 간섭이나 강요가 없고 환자가 알고 싶어 하는 모든 내용을 제공해야 한다.
③ 전문적인 내용보다는 일반적인 내용 위주로 설명을 해야 한다.
④ 동의는 구두로 해도 상관없다.
⑤ 결정하는데 필요한 지식과 정보의 제공 정도는 의료진이 결정하는 것이 좋다.

해설
사전동의의 기본 요소
- 동의할 사람이 동의할 능력이 있어야 함
- 외부의 간섭이나 강요가 없어야 함
- 결정하는데 필요한 지식과 정보를 충분히 이해할 수 있어야 함
- 결정하는데 필요한 지식과 정보의 모든 내용을 제공해야 함
- 환자가 알고 싶어하는 모든 내용을 제공해야 함
- 전문적인 내용이라도 환자에게 관련된 것은 모두 설명해야 함
- 동의는 서면동의를 받아야 함

1-5. 무의식 환자가 '내가 만약 혼수상태에 빠지면 심폐소생술을 실시하지 말라'는 의사를 예전에 표명했을 경우 가장 바람직한 간호사의 태도는?

① 환자가 의사를 표현할 수 있다면 이 상황에서 무엇을 원했겠는가?라는 물음에 초점을 맞추어야 한다.
❷ 환자가 이전에 내렸던 자율적 결정을 받아들여 심폐소생술을 하지 않는다.
③ 환자를 잘 아는 대리인을 선정하여 결정하여야 한다.
④ 환자의 친인척을 모아 놓고 투표로 결정한다.
⑤ 무엇이 환자에게 최선의 이익이 되는가를 찾아내는 삶의 질 표준을 찾아낸다.

해설
순수 자율성 표준
순수 자율성 표준은 자율적으로 결정을 하였거나, 의사를 표명한 적이 있는 사람에게 적용되는 것이다. 즉, 환자가 이전에 내렸던 자율적 결정을 받아들이는 것을 뜻한다. 사전유언이 이에 해당된다.

1-6. 대상자가 어떤 의사도 밝히지 않고 뇌사 상태에 빠졌을 경우 장기기증 문제에 대한 간호사의 가장 바람직한 태도는?

① 법원의 결정에 따른다.
② 의사들의 견해에 따른다.
③ 환자가 예전에 다녔던 종교기관에 의뢰한다.
④ 장기이식센터에서 결정할 수 있다.
❺ 환자의 이익과 관심을 가장 잘 아는 대리인을 선정해서 그의 의견을 존중한다.

해설
대리결정
자의적 동의 능력이 없는 사람의 자율성 보장 장치로 대리판단 표준, 순수 자율성 표준, 환자의 최선이익 표준이 있다.

- 대리판단 표준(Substituted judgement standard) : '환자를 위해 대리인 자신이 무엇을 원하는가'가 아니라, '이 환자가 의사를 표현할 수 있다면 이 상황에서 무엇을 원했겠는가?'라는 물음에 초점을 맞추어야 한다. 이는 환자를 가장 잘 아는 대리인을 선정해서 그 환자가 자율적 능력을 지녔다면 어떤 결정을 내렸을지를 찾는 방법과, 그 환자와 같은 질병에 걸린 합리적인 사람들이 대부분 어떤 결정을 내리는지를 찾는 방법으로 나눌 수 있다.
- 순수 자율성 표준(The pure autonomy standard) : 순수 자율성 표준은 자율적으로 결정을 하였거나 의사를 표명한 적이 있는 사람에게 적용되는 것이다. 즉, 환자가 이전에 내렸던 자율적 결정을 받아들이는 것을 뜻한다.
- 환자 최선이익 표준(Patient's best interest standard) : 환자의 최선이익 표준은 이용가능한 모든 대안들이 환자에게 미치는 영향과 이해득실을 따져 보고 환자에게 최선이 된다고 판단되는 점을 대리자가 결정하는 것이다. 환자의 최선이익 표준은 그 상황에서 무엇이 환자에게 최선의 이익이 되는가를 찾아내는 삶의 질 표준을 말한다. 이때 중요한 것은 단순히 주관적인 의사나 개인의 가치관에 의해 판단하지 않고 당사자를 대신하여 최선의 이익이 되는 결정을 내려야 한다는 것이 중요하다.

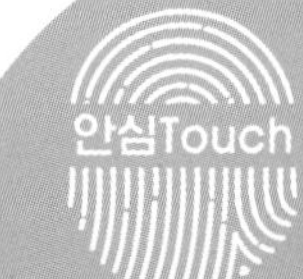

1-7. 다음 중 환자로부터 동의가 필요할 경우를 설명한 것 중 옳은 것은?

① 응급을 요하는 경우
② 법적으로 명시된 감염병을 국가에 알릴 경우
❸ 부작용이 야기될 가능성이 있는 시술 및 처치
④ 예방접종과 같이 행정상 강제성을 지닌 경우
⑤ DNR 서명이 있는 환자에게 심폐소생술을 적용하지 않는 경우

해설
환자의 동의를 요하지 않는 경우
- 응급처치
- 행정상 강제성을 띤 경우(예방접종)
  - 법적으로 명시된 감염병을 국가에 알릴 경우
  - DNR 서명이 있는 환자에게 심폐소생술을 적용하지 않는 경우

1-8. 다음 중 간호사의 도덕적 판단이 요구되는 상황은?

① 무의식 환자의 체위 변경 시
② DNR 환자의 심정지 시
③ 낙상위험 환자의 침대 난간을 올려야 하는 경우
④ 직장 검진결과 결핵이라고 판정되었을 때 회사에 알려야 하는 경우
❺ 위관영양이 필요한 환자가 위관 삽입을 거부한 경우

해설
자율성과 선생의 원칙 사이에서 도덕적인 판단이 요구되는 경우
- 인공호흡기 부착을 거부하는 환자에게 환자의 자율성과 선행의 원칙 사이에서 도덕적 판단이 요구됨
- 환자의 영양 섭취는 환자의 자율성과 선행의 원칙 사이에서 도덕적인 판단이 요구됨

1-9. 무의미한 연명의료중단을 합법적으로 허용하는 방안 중의 하나로 사전연명의료의향서를 작성하도록 하고 있다. 이때 고려된 윤리적 기준은?

① 신의의 규칙
② 선행의 원칙
③ 정의의 원칙
④ 정직의 규칙
❺ 자율성 존중의 원칙

해설
사전연명 의료의향서 작성은 환자의 자율성의 권리를 존중하는 것으로, 스스로 선택한 행동은 존중받아야 하고 치료에 대한 동의를 받는 것을 의미한다.

1-10. 다음 설명에 해당하는 간호사의 의무는?

- 환자가 의료행위를 받을 것인지 여부를 결정하는 데 필요한 의무
- 환자의 생명 및 신체에 상당한 침해가 야기될 위험성이 있는 경우 필요한 정보를 제공하고 동의를 얻어야 하는 의무

① 주의의무
② 확인의무
❸ 설명의무
④ 감시 및 보고의무
⑤ 비밀누설 금지의무

해설
의료인은 환자에게 질병에 대한 설명, 환자가 받을 간호에 대한 설명, 치료과정에 대한 설명, 약물 혹은 처치의 부작용이나 위험성에 대한 설명, 대안적 치료방법에 대한 설명을 해 주어야 한다.

1-11. 간호사가 약물을 잘못 투여한 것을 인지하고 약물을 다시 투여하였다. 이때 지켜지지 않은 의무는?

❶ 주의의무
② 설명의무
③ 동의의무
④ 비밀유지의 의무
⑤ 간호기록부 보존의 의무

해설
간호사의 주의의무는 유해한 결과가 발생하지 않도록 정신을 집중할 의무이다. 약물을 잘못 인지하여 투약 오류를 낸 것은 주의의무 위반이다.

1-12. 위험한 처치나 시술을 하기 전에 환자에게 설명한 후 당사자의 동의를 얻어야 한다. 궁극적인 목적으로 옳은 것은?

① 환자의 안전을 위해
② 간호사를 법적으로 보호하기 위해
❸ 환자의 자기결정권을 존중하기 위해
④ 최대한의 치료 효과를 얻기 위해
⑤ 의료처치의 책임을 환자에게 돌리기 위해

해설
설명 및 동의의 의무는 자율성의 원칙을 기반으로 한 것으로 대상자 스스로의 자기결정권을 존중하기 위해서이다.

2 악행금지의 원칙(무해성의 원칙, The principle of nonmaleficience)

(1) 악행금지의 개념

① 악행금지의 원칙은 우리가 타인에게 의도적으로 해를 입거나 해를 입힐 위험을 초래하는 행위를 하지 말아야 할 의무를 의미하는 것
② 예측되는 유익한 영향은 예측되는 손상효과보다 크거나 혹은 같아야 함
③ 행위자의 의도가 유익한 효과는 성취하도록 하고 손상효과는 가능한 피하도록 함

(2) '해'의 의미

① 명예, 재산, 사생활, 자유 등의 훼손까지도 의미하지만, 좁게는 신체적, 심리적 이해관계의 훼손만을 의미
② 고통, 무능력, 죽음, 신체적 상해 등에 초점을 맞춘 피해로 해석되어야 할 것
③ 모든 의료인은 이 원칙에 따라 환자에게 '해'가 되는 행위를 해서는 안 됨
④ 치료과정에서 환자에게 신체적, 정신적으로 상해를 주어서는 안 된다는 의미
⑤ 환자에게 무조건적으로 상해나 고통을 주어서는 안 된다는 의미가 아니라 환자에게 가해지는 위험과 고통을 최소화해야 한다는 의미

출제유형문제 최다빈출문제

2-1. '간호사는 해로운 약인 줄 알고는 자기나 남에게 사용하지 않는다'라는 나이팅게일 선서는 어느 원칙에 근거한 것인가?

① 자율성의 원칙
② 정의의 원칙
❸ 악행금지의 원칙
④ 성실의 원칙
⑤ 사전동의의 원칙

해설
악행금지의 원칙
악행금지의 원칙은 우리가 타인에게 의도적으로 해를 입거나 해를 입힐 위험을 초래하는 행위를 하지 말아야 할 의무를 의미하는 것임

2-2. 다음의 내용은 생명윤리의 원칙 중 어디에 속하는가?

> 간호사가 디곡신의 1회 복용량을 환자에게 투여하려고 준비하면서 환자의 심첨 맥박이 분당 52회이고, 환자가 오심을 호소하는 것을 알게 되었다면 디기탈리스 중독증세를 인식하고 의사와 상의하여 디곡신 투약을 보류해야 한다.

① 자율성의 원칙
② 정의의 원칙
❸ 악행금지의 원칙
④ 성실의 원칙
⑤ 선행의 원칙

해설
악행금지의 원칙이란 환자에게 무조건적으로 상해나 고통을 주어서는 안 된다는 의미가 아니라 환자에게 가해지는 위험과 고통을 최소화해야 한다는 의미로 해석해야 함. 디기탈리스(Digitalis) 독성으로부터 환자가 입을 수 있는 신체적 위해가 제거되기까지는 디곡신(Digoxin) 투여로 인해 발생할 수 있는 잠재적 효과를 피해야 함

3 선행의 원칙(The principle of beneficience)

(1) 선행의 개념

① 선행이란 일반적으로 인정, 자비, 친절 등을 의미
② 이타주의, 사랑, 인본주의 등을 포함하며 넓게는 타인에 이득을 주려는 의도의 모든 행동이 여기에 속함
③ 그 성향의 결과이든 아니든 간에 다른 사람을 돕는 행위 자체를 의미하는 것
④ 의료인은 보통의 도덕을 넘어서 타인을 적극적으로 도와야 할 의무가 있음

(2) 4가지 원리

① 해나 악을 가해서는 안 된다.
② 해나 악을 방지해야 한다.
③ 악을 제거해야 한다.
④ 선을 행하고 증진해야 한다.

(3) 선의의 간섭주의

① 환자의 자율성 존중의 원칙과 의료인의 선행의 원칙이 갈등을 일으킬 때 환자의 자율성이나 자유가 희생되는 것
② 개인에게 이득을 주기 위해 개인의 선택이나 의도된 행동을 무시하는 것
③ 응급환자 진료, 장기기증
④ 선의의 간섭주의 정당화 조건
㉠ 자율성이 지켜지지 않는 상황
㉡ 해의 원리 : 지금 즉시 행하지 않으면 대상자에게 해가 있을 것이다.
㉢ 승인의 원리 : 대상자에게 자율성이 확보되는 상황이라면 승낙할 것이다.

출제유형문제 최다빈출문제

3-1. '이타주의 원리에 입각하여 적극적으로 타인에게 선행을 베푸는 것으로 간호사는 이것을 바탕으로 적극적으로 대상자에게 선을 행해야 한다'는 윤리강령의 내용은 생명윤리 원칙 중 어디에 근거한 것인가?

① 자율성의 원칙
② 정의의 원칙
③ 악행금지의 원칙
④ 성실의 원칙
❺ 선행의 원칙

해설

선행의 원칙(The Principle of Beneficience)
의료인은 타인의 질병을 치료하고 건강을 증진하도록 노력해야 한다. 이를 생명윤리에서는 선행의 원칙이라고 하는데, 단순히 악행금지의 원칙처럼 타인에게 피해를 주지 않는다는 정도가 아니라 해악의 예방과 제거 및 적극적인 선의 실행을 요구한다. 즉, 타인에게 적극적으로 도와주는 행동을 요구하고 있다. 또한 의료인은 보통의 도덕을 넘어서 타인을 적극적으로 도와야 할 의무가 있다.

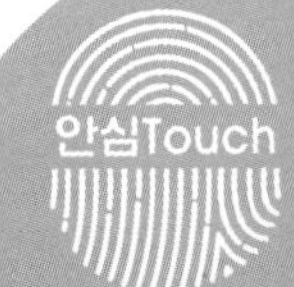

3-2. 환자에 대한 자율성 존중의 원칙과 의료전문인의 선행의 원칙이 갈등을 일으키는 경우 발생되는 생명윤리 원칙은?

① 사전동의의 원칙
② 이중효과의 원칙
❸ 선의의 간섭주의
④ 정직의 규칙
⑤ 신의의 규칙

해설
선의의 간섭주의(Paternalism)
선의의 간섭주의(온정적 간섭주의)란 당사자의 의사와 상관없이 타인의 선을 증진해야 한다는 것이다. 선의의 간섭주의는 환자에 대한 자율성 존중의 원칙과 의료전문인의 선행의 원칙이 갈등을 일으키는 경우 일어난다.

3-3. 교통사교로 과다 출혈이 의심되는 환자가 의식불명 상태로 보호자 없이 응급실로 이송되었고, 의료진은 환자를 살리기 위해 응급수술을 결정하였다. 이 경우 의료진이 실행한 윤리적 가치는?

① 신의의 규칙
② 정의의 원칙
❸ 선행의 원칙
④ 악행금지의 원칙
⑤ 자율성 존중의 원칙

해설
선행의 원칙으로 타인에게 피해를 주지 않음을 넘어서서 적극적으로 도와주는 행동을 통해 대상자에게 이득을 제공한다.

4 정의의 원칙(The principle of justice)

(1) 정의의 개념

① '분배의 원칙으로 누가 얼마만큼의 피해를 입고 누가 얼마만큼의 이득을 보아야 하며, 궁극적으로 이들 간의 분배가 얼마나 공정한가?'라고 하는 문제

② 정의란 공정함, 평등함, 적절함 등과 관련된 용어로 '각자에게 각자의 몫을 돌려주는 것'

③ 의료윤리의 가장 중요한 기본적 원리 중의 하나로 윤리 이론으로 접근될 수 있음

(2) 정의의 분류

① 처벌적 정의 : 형법을 통해 구체화

② 시정적 정의 : 민법을 통해 구체화되는 보상과 관련

③ 분배적 정의 : 생명 윤리에서 다루는 정의

출제유형문제 최다빈출문제

4-1. 다음의 내용과 관련된 생명윤리 원칙은?

> 어느 대학병원에서 인공심장에 대한 연구가 성공적으로 진행되어 인공심장이 개발되었다고 한다면 이 인공심장을 어떤 환자에게 이식할 것인가?

① 자율성의 원칙
❷ 정의의 원칙
③ 악행금지의 원칙
④ 성실의 원칙
⑤ 선행의 원칙

해설
정의의 원칙
정의의 원칙이란 분배적 원칙으로 공평한 간호제공과 의료자원의 분배와 관련이 있음

4-2. 현재 우리나라가 시행하고 있는 건강보험제도는 생명윤리의 어느 원칙과 관련이 있는가?

① 자율성의 원칙
❷ 정의의 원칙
③ 악행금지의 원칙
④ 성실의 원칙
⑤ 선행의 원칙

해설
정의의 원칙
분배적 원칙으로 인간의 권리가 신분이나 경제적 정도에 따라 각기 달리 분배될 수 없다는 것으로, 자신이 행해야 할 의무와 해야 할 상황이 주어지면 즉시 실천하는 행위를 말한다. 이때 분배의 유형은 균등한 분배, 필요에 따른 분배, 노력과 성과에 따른 분배, 공적에 따른 분배가 있음

4-3. 간호실무에서 정의의 원칙을 적용한 사례는?

① 사전 동의받기
② 억제대 사용 금지
③ 환자의 개인정보 보호하기
④ 진단결과에 대해 진실 말하기
❺ 응급환자 분류체계 적용하기

해설
응급환자 분류체계를 적용하는 것은 분배적 정의의 기준 중 필요에 따른 분배에 따라(즉, 위급한 정도에 따라) 환자를 치료하는 것이므로 정의의 원칙을 적용했다고 볼 수 있음

5 이중효과의 원칙(The principle of double effect)

(1) 이중효과의 원칙

'우리가 추구하는 선을 얻기 위해서 해를 용납하여야 하는가?'라는 문제가 제기된다. 이러한 문제를 해결하기 위해 필요한 것이 바로 이중효과의 원칙이다.

(2) 이중효과의 원칙이 충족되는 조건

① 행위 자체가 선해야 하고 적어도 도덕적으로 문제가 없어야 한다.
② 예측되는 유익한 영향은 예측되는 해로운 영향보다 크거나 혹은 같아야 한다.
③ 행위자의 의도가 유익한 효과를 거두는 것이고, 같이 나타나는 손상의 효과는 가능한 한 피하려는 것이다. 이것은 단지 허용되거나 용납되는 것이지 의도되는 것은 아니다.
④ 손상의 효과와 유익한 효과 간에는 균형이 있어야 하며, 선과 악을 계산할 경우 선이 악을 능가해야 한다.

출제유형문제 최다빈출문제

5-1. 백혈병 환자가 항암치료를 위해 태아를 유산시켜 죽게 되는 것이라든지, 통증이 심한 환자에게 많은 양의 진통제를 투여함으로써 호흡기능을 저하시키는 결과를 낳을 때의 문제를 해결하는 데 적용되는 생명윤리 원칙은?

① 자율성의 원칙
② 악행금지의 원칙
③ 선행의 원칙
④ 정의의 원칙
❺ 이중효과의 원칙

해설
이중 효과의 원칙(The principle of double effect)
의료행위 중에는 신체 일부의 절단 혹은 절제와 같이 긍정적인 결과와 부정적인 결과를 동시에 야기하는 시술이 있다. 전자는 의도된 결과이지만 후자는 의도되지 않은 결과이다. 이때 그 시술은 환자를 치료한다는 점에서는 선행이지만, 환자의 신체를 침해한다는 점에서는 악행이라고 할 수 있다. 이런 경우 '우리가 추구하는 선을 얻기 위해서 해를 용납하여야 하는가'라는 문제가 제기된다. 이러한 문제를 해결하기 위해 필요한 것이 바로 '이중효과의 원칙'이다.

5-2. 이중효과의 원칙이 충족되는 조건으로 옳지 않은 것은?

① 행위 자체가 선해야 하고 적어도 도덕적으로 문제가 없어야 한다.
② 예측되는 유익한 영향은 예측되는 해로운 영향보다 크거나 혹은 같아야 한다.
③ 행위자의 의도가 유익한 효과를 거두는 것이다.
④ 같이 나타나는 손상의 효과는 가능한 한 피하려는 것이다.
❺ 단지 의도되거나 용납되는 것이지 허용되는 것은 아니다.

해설
이것은 단지 허용되거나 용납되는 것이지 의도되는 것은 아니다.

6 생명윤리의 규칙

(1) 정직의 규칙(Veracity rule)

① 약속을 지키는 것
② 선한 것, 무해한 것, 정의와 같은 독립적인 원리가 함께 행해져야 함
③ 진실을 말해야 하는 의무
④ 다른 사람을 존중하고 선을 위해서 진실을 말해야 하는 것

(2) 신의의 규칙(Confidentiality rule, 비밀유지의 의무)

① 개 념
㉠ '신의'는 보건의료 분야에서 '비밀보장'이라는 의미로 많이 사용
㉡ 사생활 유지와 환자의 비밀을 지킬 의무
㉢ 비밀보장 : 대상자의 정보에 대해 신의를 지키고, 정보를 공유하거나 대상자의 비밀을 다른 사람에게 알려야 할 때는 전문적인 판단이 요구됨
㉣ 환자의 개인차와 독자적인 인격을 존중하며 성실히 돌보는 것
㉤ 정보누설 금지(의료법 제19조)

② 나이팅게일 서약문
㉠ 나이팅게일 서약문에도 "간호하면서 알게 된 개인이나 가족의 사정은 비밀로 한다."는 내용이 있음
㉡ 환자의 개인차와 독자적인 인격을 존중해야 한다는 뜻
㉢ 간호하면서 알게 된 그들의 사생활이나 비밀을 보장해야 할 의무

(3) 성실의 규칙(Fidelity rule)

① 약속은 지켜야 한다는 의무
② 규칙 중에 가장 강한 특성을 지닌 것으로 인간 사회와 인격이 존재하는 한 가지 방법으로 표현됨
③ 계약적 관계에서는 더욱 기본적인 윤리 규칙이며 이것을 약속 이행과 동일하게 사용
④ 현대사회에서 보건의료인과 대상자와의 관계가 계약관계로 설명되는 점을 고려할 때 보건 의료인의 성실의 규칙은 특히 중요함
⑤ 자율성의 원리와 독자성의 개념에서 나온 것

출제유형문제 최다빈출문제

6-1. 보건의료인에게 있어서 거짓말이나 속임수를 쓰지 말아야 하는 것은 매우 중요한 일이다. 이와 관련된 생명윤리의 규칙은?
① 사전동의의 원칙
② 이중효과의 원칙
③ 선의의 간섭주의
❹ 정직의 규칙
⑤ 신의의 규칙

해설
정직의 규칙(Veracity rule)
정직의 규칙은 진실을 말해야 하는 의무로 특히 보건의료인에게 있어서 거짓말이나 속임수를 쓰지 말아야 하는 것은 매우 중요한 일이다.

6-2. 나이팅게일 서약문에 "간호하면서 알게 된 개인이나 가족의 사정은 비밀로 한다."는 내용이 있다. 이와 관련된 생명윤리의 규칙은?
① 사전동의의 원칙
② 이중효과의 원칙
③ 성실의 규칙
④ 정직의 규칙
❺ 신의의 규칙

해설
신의의 규칙(Confidentiality rule, 비밀유지의 의무)
'신의'는 보건의료 분야에서 '비밀보장'이라는 의미로 많이 사용되는 말로 간호사는 간호하면서 알게 된 그들의 사생활이나 비밀을 보장해야 할 의무가 있다.

6-3. 보건의료인과 대상자와의 관계가 계약관계로 설명되는 점을 고려할 때 강조되는 생명윤리의 규칙은?
① 사전동의의 원칙
② 이중효과의 원칙
❸ 성실의 규칙
④ 정직의 규칙
⑤ 신의의 규칙

해설
성실의 규칙(Fidelity rule)
성실의 규칙이란 약속은 지켜야 한다는 의무로 특히 계약적 관계에서는 더욱 기본적인 윤리 규칙이며 이것은 약속 이행과 동일하게 사용된다. 보건의료인과 대상자와의 관계가 계약관계로 설명되는 점을 고려할 때 보건 의료인의 성실의 규칙은 특히 중요하다.

7 생명 – 의료 윤리학이 대두된 배경

① 의료기술의 발전으로 인한 생명유지, 인간유전자 변화 등의 새로운 문제 대두
② 노인문제로 인한 자살과 안락사에 대한 태도변화
③ 여성의 적극적인 사회참여로 인한 임신중절에 대한 관념의 변화
④ 도덕적 가치관의 변화
⑤ 최근 생명윤리 연구 주제 : 인공임신중절, 안락사, 장기이식, 복제 등

출제유형문제 최다빈출문제

생명–의료 윤리학이 대두된 배경과 가장 거리가 먼 것은?
① 도덕적 가치관의 변화
② 여성의 적극적 사회참여로 인한 임신중절에 대한 관념의 변화
❸ 노인 문제로 인한 공경심의 각성과 제고
④ 의료기술의 발전으로 인한 생명유지, 인간 유전과 변화 등의 새로운 문제의 대두
⑤ 안락사 등에 대한 태도변화

해설
노인 문제로 인한 공경심의 각성과 제고의 차원이 아니라, 노인빈곤, 노인자살 등의 사회적 문제의 증가이다.

제 3 장

전문직 윤리강령

1 전문직 윤리강령

(1) 간호윤리

① 법률과 도덕에 앞서 간호사가 마땅히 하여야 할 도리를 실천하는 것

② 자발적으로 봉사하는 마음에서 우러나오는 직업윤리

(2) 전문직 윤리강령

① 전문직 윤리강령은 사회가 전문직에 부여한 책임과 신뢰를 받아들인다는 것을 명백히 해야 하며 전문직에 속한 개인은 이러한 책임과 신뢰를 받아들여 이에 따른 의무를 다할 것을 사회적으로 천명하는 의미를 지님

② 전문직 단체가 중심으로 하는 가치관을 명문화한 것으로 스스로 나아가야 할 자아상이자 자기 책무, 최소한의 행동준칙을 뜻함

③ 전문직 윤리강령은 전문 직업적 자율(Professional Self-Regulation)을 행사하기 위한 하나의 수단이지 법은 아님

④ 의료인에게는 업무의 공공성으로 인해 전문직으로서의 권한, 책임감 등 일반 타 직업 종사자들과 달리 고도의 높은 직업윤리가 강조됨

⑤ 전문직 윤리강령은 단순성, 모호성, 보편성, 불완전성으로 전문가가 직면하는 윤리적 문제에 대한 최소한의 지침을 제공

⑥ 어떤 행위가 도덕적으로 정당한가의 기준을 제시하고 행위를 촉구함

⑦ 윤리강령은 전문가나 다른 집단의 구성원들이 따라야 하는 계획적이고 행동적인 요구사항을 일괄적으로 규정한 것으로, 문서 자체로서의 의미보다 더 큰 의미를 가지고 있으며 규율의 기능과 행위변화까지 포함

(3) 현대 사회에서 간호윤리가 강조되는 이유

① **간호사의 역할과 위치의 변화** : '마땅히 해야 할 것이 무엇인가?'에 대한 해답이 불분명하고 의료기관과 의사의 견해와 환자의 견해가 충돌할 때 간호사는 전문적인 지식과 합리적인 판단으로 환자에게 이익이 되는 방향으로 결정함

② 새로운 의료 지식과 기술의 발달로 새로운 가치관이 출현하고 윤리적 갈등을 초래한다. 시험관 아기 유전자 조작, 장기 이식 등

③ 현대 사회가 간호사에게 전문적이고 책임 있는 행동을 요구함

④ 환자와 가족의 권리 주장에 대한 의료인들의 책임 확대

⑤ 간호사에게 환자의 옹호자 역할이 요구됨

출제유형문제 최다빈출문제

최근 간호윤리가 강조되는 이유로 옳은 것은?

① 환자와 가족에 관한 권리 주장에 대한 의료인들의 책임이 축소되고 있다.

② 새로운 의료 지식과 기술의 발달로 예전의 가치관이 중요시되고 있다.

❸ 현대 사회가 간호사에게 전문적이고 책임 있는 행동을 요구하기 때문이다.

④ 간호사의 옹호자 및 교육자의 역할이 축소되고 있다.

⑤ 환자와 가족들의 권리 및 권위가 축소되고 있다.

해설

최근 간호윤리가 강조되는 이유

- 간호사의 역할과 위치가 변화되고 있다.
- 전문적인 지식과 합리적인 판단으로 환자에게 이익이 되는 결정을 하도록 요구되고 있다.
- 새로운 의료 지식과 기술의 발달로 새로운 가치관이 나타나고 윤리적 갈등이 초래되고 있다.
- 간호사에게 환자의 옹호자 역할이 요구되고 있다.
- 현대 사회가 간호사에게 전문적이고 책임 있는 행동을 요구하고 있다.

2 한국간호사 윤리강령

(1) 한국간호사 윤리강령의 제정 배경 및 시기

① 1972년 대한간호협회 제39회 총회에서 제정
② 급격한 의료환경 변화에 대처하기 위함
③ 간호사의 의사결정 판단의 근거가 되게 하기 위함(법적 근거가 아님)
④ 간호사의 자율적인 통제의 표준을 사회에 알리고 구성원들에게 지키도록 권유하기 위함

(2) 목 적

① 간호사업의 발전 도모
② 인류건강과 사회복지 지향
③ 간호사의 권익과 전문인으로서의 도덕적 의무 실현

(3) 1983년 1차 개정 이유

① 간호사의 역할 확대에 따른 새로운 역할과 책임을 수용하고, 변화하는 사회에 부응하는 내용 포함
② 이전의 윤리강령은 보편성은 크나, 한국문화와 전통을 반영하는 특수성이 부족함
③ 한국의 정치적, 사회적 변화로 인한 적합하지 않은 부분 삭제와 추가해야 할 필요성 증가
④ 대상자들의 주체적인 참여와 자율성이 점차 중요해져서 이를 반영해야 할 필요성 증가
⑤ 의료지식과 기술의 급진적인 변화로, 예전에는 생각하지 못하던 것이 가능해져서 인간의 존엄성을 해치는 일이 증가함

(4) 1995년 2차 개정 이유

① 현대의 변화하는 의료현실을 예전의 윤리지침으로 해결하기 어려움
② 대상자의 권리보호를 위한 간호사의 책임을 구체화할 필요성이 증가함
③ 대상자의 자율성 증가
④ 한국의 문화적 특성에 따른 배려
⑤ 환경에 대한 문제의식과 책임의식의 증가
⑥ **추가내용** : 생명의 존엄성에 대한 강조, 간호사의 역할, 자율성, 가족의 참여, 연구 활동 및 환경 문제 등

(5) 2006년 3차 개정 이유

① 변화하는 의료환경에 간호사의 능동적 대처와 윤리적 책무를 규명함
② 간호 영역의 확장
③ 취약계층 확대, 인구 특성의 변화, 환경오염, 생명 윤리의 중요성 등 사회변화에 따른 간호사의 대처
④ 전문가로서의 간호사의 의무 강화

⑤ **추가 내용** : 취약계층 보호, 건강한 환경 구현, 자신의 건강과 품위 유지, 도덕적 간호 제공, 생명과학 기술과 존엄성 보호

(6) 2013년 4차 개정

① **개정 내용** : 사생활 보호 및 비밀유지, 알 권리 및 자기결정권 존중, 취약한 대상자 보호, 도덕적 간호제공, 생명과학 기술과 존엄성 보호

② **추가 내용** : 정의와 신뢰의 증진

(7) 4차 간호사 윤리강령

① 간호사의 윤리강령

㉠ 간호사의 근본이념은 인간 생명의 존엄성과 기본권을 존중하고 옹호하는 것이다.

㉡ 간호사의 책무는 인간 생명의 시작으로부터 끝에 이르기까지 건강을 증진하고, 질병을 예방하며, 건강을 회복하고, 고통을 경감하도록 돕는 것이다.

㉢ 간호사는 간호대상자의 자기결정권을 존중하고, 간호대상자 스스로 건강을 증진하는데 필요한 지식과 정보를 획득하여 최선의 선택을 할 수 있도록 돕는다.

㉣ 이에 대한간호협회는 국민의 건강과 안녕에 이바지하는 전문인으로서 간호사의 위상과 긍지를 높이고 윤리의식의 제고와 사회적 책무를 다하기 위하여 이 윤리강령을 제정한다.

② 간호사와 대상자

㉠ 평등한 간호제공 : 간호사는 대상자의 국적, 인종, 종교, 사상, 연령, 성별, 사회적 질병과 장애의 종류를 불문하고 차별 없는 간호를 제공한다.

㉡ 개별적 요구 존중 : 간호사는 대상자 개개인의 요구를 존중하며, 각 상황에 맞는 간호를 제공한다.

㉢ 사생활 보호 및 비밀유지 : 간호사는 대상자의 사생활을 존중하고, 간호에 필요한 정보 공유만을 원칙으로 하며, 대상자 개인의 비밀을 공개하지 않는다.

㉣ 알 권리 및 자기결정권 존중 : 간호사는 대상자가 정확한 정보 제공과 설명에 의해 의사결정을 하도록 돕고 대상자가 간호행위를 선택하거나 거부할 권리가 있음을 존중한다.

㉤ 취약한 대상자 보호 : 간호사는 취약한 환경에 처해 있는 간호대상자를 보호하고 돌본다.

㉥ 건강환경 구현 : 간호사는 건강을 위협하는 사회적 유해환경, 재해, 생태계의 오염으로부터 간호대상자를 보호하고 건강한 환경을 보전·유지하는 데에 참여한다.

③ 전문가로서의 간호사 의무

㉠ 간호표준 준수 : 간호사는 모든 업무를 대한간호협회 업무 표준에 따라 수행하고 간호에 대한 판단과 행위에 책임을 진다.

㉡ 교육과 연구 : 간호사는 간호수준의 향상과 근거 기반 실무를 위한 교육과 훈련에 참여하고, 간호표준 개발 및 연구에 기여한다.

㉢ 전문적 활동 : 간호사는 전문가로서의 활동을 통해 간호정책 및 관련제도의 개선과 발전에 참여한다.

㉣ 정의와 신뢰의 증진 : 간호사는 의료자원의 분배와 간호활동에 형평성과 공정성을 유지하여 사회의 공동선과 신뢰를 증진하는 데 참여한다.

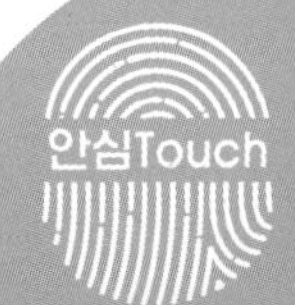

ⓜ 안전한 간호제공 : 간호사는 간호의 전 과정에서 인간의 존엄과 가치, 개인의 안전을 우선하여야 하며, 위협을 최소화하기 위한 조치를 취한다.

ⓗ 건강 및 품위 유지 : 간호사는 자신의 건강을 보호하고 전문가로서의 긍지와 품위를 유지한다.

④ 간호사와 협력자

ⓐ 관계윤리 준수 : 간호사는 의료와 관련된 전문직・산업체 종사자와 협력할 때, 간호대상자 및 사회에 대한 윤리적 의무를 준수한다.

ⓑ 대상자 보호 : 간호사는 간호대상자의 건강과 안전이 위협받는 상황에서 적절한 조치를 취한다.

ⓒ 생명과학 기술과 존엄성 보호 : 간호사는 인간생명의 존엄성과 안전에 위배되는 생명과학기술을 이용한 시술로부터 간호대상자를 보호한다.

출제유형문제 최다빈출문제

2-1. 한국간호사 윤리강령의 제정 시기는?

❶ 1972년 제39회 대의원 총회
② 1973년 제39회 대의원 총회
③ 1974년 제40회 대의원 총회
④ 1974년 제41회 대의원 총회
⑤ 1975년 제42회 대의원 총회

해설

대한간호협회는 1966년에 윤리위원회를 발족시켰고, 1972년 제39차 대의원 총회에서 한국간호사 윤리강령을 제정, 공표하였다.

2-2. 한국간호사 윤리강령 제정 목적과 거리가 먼 것은?

① 인류의 건강
② 사회복지 지향
③ 간호사의 권익
❹ 대상자의 법적 권리
⑤ 전문인으로서의 도덕적 의무 실현

해설

한국간호사 윤리강령의 제정 목적
- 간호사업의 발전 도모
- 인류의 건강과 사회복지 지향
- 간호사의 권익과 전문인으로서의 도덕적 의무 실현

2-3. 1995년 2차 개정된 한국간호사 윤리강령에 첨가된 내용으로 옳지 않은 것은?

① 가족참여 존중
② 연구활동 참여 의무
③ 대상자의 자율성 존중
❹ 대상자의 안전 강화
⑤ 건강증진을 위한 환경관리

해설
한국간호사 윤리강령 2차 개정(추가 내용)
- 생명의 존엄성에 대한 강조
- 간호사의 역할
- 자율성
- 가족의 참여
- 연구 활동 및 환경문제

2-4. 2006년 3차 개정된 간호사 윤리강령의 내용 중 추가된 사항은?

① 생명의 존엄성에 대한 강조
❷ 취약 계층 보호
③ 간호사의 역할
④ 가족의 참여
⑤ 연구활동 및 환경문제

해설
2006년 간호사 윤리강령 3차 개정 중 추가 내용
- 취약계층 보호
- 건강한 환경구현
- 자신의 건강과 품위 유지
- 도덕적 간호 제공
- 생명과학 기술과 존엄성 보호

2-5. 2013년 4차 개정된 간호사 윤리강령 내용 중 관련없는 것은?

① 사생활 보호 및 비밀유지
② 알 권리 및 자기결정권 존중
③ 취약한 대상자 보호
❹ 간호사의 역할 및 자율성
⑤ 안전한 간호 제공

해설
2013년 4차 개정
- 개정 내용 : 사생활 보호 및 비밀유지, 알 권리 및 자기결정권 존중, 취약한 대상자 보호, 도덕적 간호제공, 생명과학 기술과 존엄성 보호
- 추가 내용 : 정의와 신뢰의 증진

2-6. 한국간호사 윤리강령 서문에 표시된 간호사의 임무로 옳지 않은 것은?

① 건강증진
② 질병예방
③ 건강회복
④ 고통경감
❺ 재활간호

해설
간호사 윤리강령 서문 중 간호사의 임무
간호의 근본이념은 인간의 존엄과 생명의 기본권을 존중하는 것이다. 출생으로부터 죽음에 이르는 인간의 삶에서 건강을 증진하고 질병을 예방하며, 건강을 회복하고 고통을 경감하는데 간호사의 기본적인 임무가 있다.

2-7. '간호사는 모든 업무를 대한간호협회 업무표준에 따라 수행하고, 간호에 대한 전반적인 판단과 행위에 책임을 진다'는 2013년 개정된 간호사 윤리강령의 일부이다. 이 내용과 관련있는 것은?

❶ 간호표준 준수
② 전문적 활동
③ 관계윤리 준수
④ 안전한 간호제공
⑤ 윤리선언

해설
간호사가 표준에 따라 간호를 수행하고 판단과 행위에 책임을 진다는 것은 간호표준 준수와 관련된 내용이다.

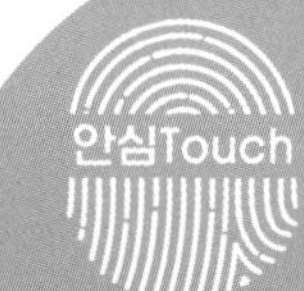

2-8. 2013년 4차 개정한 한국간호사 윤리강령 중 '간호사와 대상자' 영역에 해당하는 것은?

① 교육과 연구
② 간호표준 준수
③ 관계윤리 준수
❹ 평등한 간호제공
⑤ 생명과학기술과 존엄성 보호

해설
평등한 간호제공이 간호사와 대상자 영역에 해당한다.

2-9. 간호 윤리강령이 필요한 궁극적인 이유로 가장 옳은 것은?

① 간호사에게 법적인 책임을 묻기 위하여
② 윤리적 딜레마를 해결하기 위하여
③ 명확한 해결책을 제시하기 위하여
❹ 간호사가 업무를 하는 데 있어서 최소한의 윤리적 지침을 제공하기 위하여
⑤ 간호사에게 필요한 모든 윤리적인 지침을 제공하기 위하여

해설
간호사 윤리강령은 간호사가 직면하는 윤리적 문제에 대한 명쾌한 해결책을 제시해 줄 수는 없으나 최소한의 윤리적 지침을 제공해 준다.

3 간호사 윤리강령의 기능 및 한계점

(1) 간호사 윤리강령의 기능

① 간호사 윤리강령은 법이 아니라 간호실무를 통제하기 위한 윤리적 측면을 다루려는 것으로 법률적인 측면과도 무관하지 않으며 간호사가 법에 대한 인식을 하게 됨으로써 윤리적 책임을 다하게 하려는 것이다.

② 전문직 윤리강령은 신조와 계율의 혼합으로 구성된다. 신조로서의 강령은 전문직 업무의 서약과 같은 것으로 전문직 종사자들에게 대상자들에 대한 특별한 책임을 상기시킨다.

③ 간호전문직은 간호사가 그들의 유리한 지위를 기만하지 않고 대중을 책임지기 위한 행동의 높은 이상을 차지하고 공식화할 필요가 있다.

④ 계율로서의 강령은 보다 구체적인 상황에서 행위를 조정하기 위한 것으로 2가지 중요한 기능을 가진다.

⑤ 표준 이하에 속하는 자를 분명히 훈시하기 위해 전문직이 허용하는 최소한의 품위 있는 행동을 수행할 수 있는 표준을 제공한다.

⑥ 행동결정에 있어서 전문직이 참고해야 하는 윤리적 고려사항의 일반적 조건을 암시한다.

⑦ 간호사 윤리강령은 간호사에게 있어 어떤 행위가 도덕적으로 정당한가의 기준을 제시하고 이런 정당한 행위를 촉구하는 역할도 할 수 있다.

⑧ 간호사 윤리강령은 전문직업적 자율을 행사하기 위한 한 수단이면서 동시에 사회와 전문직이 부여한 책임과 신뢰를 받아들이고 이에 따른 의무를 다할 것을 대사회적으로 천명하는 것이다.

⑨ 또한 윤리강령은 간호사 개인에게 강요된 외적인 규율이라기보다 간호양심과 철학의 집단적 표현으로 간호행위를 안내하고 평가하기 위한 일반적인 원칙을 제공한다.

⑩ 대상자와 다른 건강요원들과 전문직을 위해 책임을 수행할 수 있도록 기본적인 틀을 제공한다.

⑪ 간호사 윤리강령은 간호행위를 안내하고 평가하기 위한 일반적인 원칙을 제공하고 간호사들이 윤리적 의사결정을 할 때 기본 지침을 제공한다. 그러나 간호업무 수행 중 일어나는 도덕적 딜레마를 해결하는 것은 아니다. 전문직 윤리강령은 간호의 도덕 문제의 체계적인 탐구를 시작하기 좋은 출발점을 제공한다.

(2) 간호사 윤리강령의 한계점

① 윤리강령은 도덕 문제를 해결하기 위한 답을 제공하는 것이 아니며 최소한의 지침을 주는 것이다.

② 규약은 상반되는 지침을 피할 수 없으며 그에 따라 광범위한 수용을 하게 된다.

③ 규약이 간결성과 단순성의 유용성을 잃으면 매우 많은 양의 부피를 가지는 단점이 있다.

④ 모든 가능한 상황에 분명한 지침을 주는 목표를 가진다면 아무리 구체적이라 할지라도 그러한 규약은 항상 불완전한 것이다.

⑤ 국제간호사 윤리강령에서 제시한 간호사의 네 가지 기본 책임을 볼 때, 고통을 경감시키기 위해서는 건강증진을 위한 노력을 포기하는 것이 되거나 생명을 유지하기 위해서는 고단위 마취제 사용으로 겪는 고통을 완화시킬 수 없는 모순에 빠지기도 한다.

⑥ 간호사가 임상에서 겪는 윤리적 딜레마에 대한 명쾌한 극복방안을 제시해 줄 수 없다.
⑦ 간호사가 간호현장에서 따라야 할 윤리규칙이나 함양해야 할 품성이 시대와 환경에 따라 달라질 수밖에 없으므로 윤리강령은 절대적인 지침이 될 수 없다.

출제유형문제 최다빈출문제

3-1. 간호사 윤리강령의 기능을 설명한 것이다. 옳은 것은?

① 간호사 윤리강령은 법적인 책임을 다하게 하려는 것이다.
② 간호사 윤리강령은 전문직 종사자들에게 대상자들에 대한 일반적 책임을 상기시킨다.
③ 간호사가 그들의 유리한 지위를 기만하지 않고 대중을 책임지기 위한 행동을 공식화할 필요가 없다.
❹ 전문직이 허용하는 최소한의 품위있는 행동을 수행할 수 있는 표준을 제공한다.
⑤ 행동결정에 있어서 전문직이 참고해야 하는 윤리적 고려사항의 특별한 조건을 암시한다.

해설

간호사 윤리강령의 기능

- 간호사 윤리강령은 법이 아니라 간호실무를 통제하기 위한 윤리적 측면을 다루려는 것으로, 법률적인 측면과도 무관하지 않으나 간호사가 법에 대한 인식을 하게 됨으로써 윤리적 책임을 다하게 하려는 것이다.
- 신조로서의 강령은 전문직 업무의 서약과 같은 것으로 전문직 종사자들에게 대상자들에 대한 특별한 책임을 상기시킨다.
- 간호전문직은 간호사가 그들의 유리한 지위를 기만하지 않고 대중을 책임지기 위한 행동의 높은 이상을 차지하고 공식화할 필요가 있다.
- 표준 이하에 속하는 자를 분명히 훈시하기 위해 전문직이 허용하는 최소한의 품위있는 행동을 수행할 수 있는 표준을 제공한다.
- 윤리강령은 간호사 개인에게 강요된 외적인 규율이라기보다 간호양심과 철학의 집단적 표현으로 간호행위를 안내하고 평가하기 위한 일반적인 원칙을 제공한다.

3-2. 간호사 윤리강령의 한계를 설명한 것이다. 옳지 않은 것은?

① 윤리강령은 도덕 문제를 해결하기 위한 답을 제공하는 것이 아니다.
② 최소한의 지침을 주는 것이다.
③ 규약은 상반되는 지침을 피할 수 없으며 그에 따라 광범위한 수용을 하게 된다.
④ 규약이 간결성과 단순성의 유용성을 잃으면 매우 많은 양의 부피를 갖는다.
❺ 간호사가 임상에서 겪는 윤리적 딜레마에 대한 명쾌한 극복방안을 제시해 줄 수 있다.

해설

간호사 윤리강령은 간호사가 임상에서 겪는 윤리적 딜레마에 대한 명쾌한 극복 방안을 제시해 줄 수 없다.

4 병원 윤리위원회

(1) 배 경

① 임상에서의 다양한 윤리문제 발생에 따른 해결방법의 하나로 시도됨
② 처음에는 의사, 병원직원, 지역사회, 일반인 등으로 구성
③ 현재에는 의사, 간호사를 비롯한 윤리학자, 성직자, 변호사, 사회사업가와 가족, 관심있는 지역사회 주민 참여

(2) 역 할

① 치료의 내용을 결정해 주는 것이 아니라 다양한 관점과 정보의 논의를 통해 문제해결을 모색함
② 의뢰된 사례 분석과 해결
③ 병원 직원과 학생의 교육
④ 가족이나 다른 보건의료인이 충고를 구하고 지지받을 수 있는 자원이나 교육의 장을 제공함
⑤ 윤리적 사례집담회
⑥ 체계적인 의사결정 절차를 확보하는 기전 제공

출제유형문제 최다빈출문제

병원 윤리위원회의 역할로 옳지 않은 것은?
① 병원정책의 윤리적 측면 검토
② 의뢰된 사례 분석과 해결
③ 병원 직원과 학생의 교육
❹ 윤리적 문제와 관련된 치료 내용의 결정
⑤ 의료인, 병원 직원, 환자 가족들이 지지를 받을 수 있는 자원 제공

해설
치료의 내용을 결정해 주는 것이 아니라 다양한 관점과 정보의 논의를 통해 문제해결을 모색한다.

MEMO

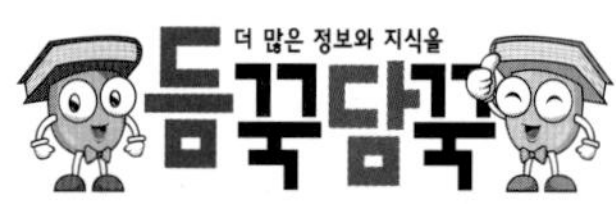

PART

3

간호사의 법적 의무와 책임

간호사 국가고시

간호관리학

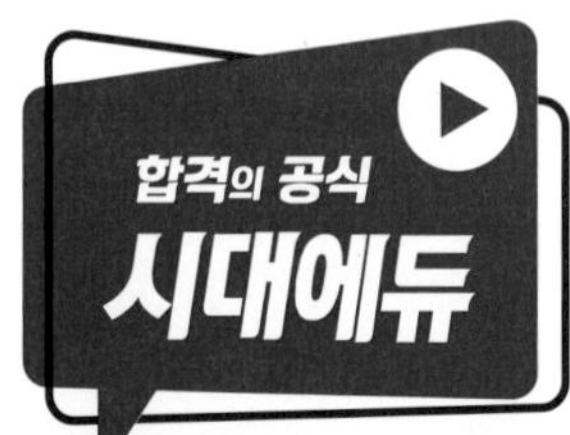

제 1 장

간호사의 법적 의무

1 면허와 자격

(1) 면허와 자격

① **면허** : 일반적 금지를 특정인에게 해제하여 적법하게 일정한 행위를 할 수 있도록 하는 학문상의 허가(간호사 면허)

② **자격** : 특정 사실을 공적으로 증명하여 공적 증거력을 부여하는 학문상 공증(전문간호사 자격증)

(2) 간호사 면허 및 자격 제도의 목적

① 무자격자의 불법적인 간호행위로부터 국민을 보호

② 면허자격요건 규정에 의한 간호사의 질 향상 도모

③ 면허제도를 통해 간호사가 정당한 권리를 행사할 수 있게 함

④ 권리를 잘못 사용한 정당치 못한 간호행위의 방지

⑤ 법적으로 면허간호사를 보호하기 위함

⑥ 국가 비상 시 활용할 수 있는 요원의 수와 소재 파악

⑦ 정확한 통계 수립

출제유형문제 최다빈출문제

간호사 면허제도의 목적으로 옳지 않은 것은?

① 의료인으로서 전문적인 능력을 국가가 합법적으로 인정한다.

② 전문적인 실무능력을 사정하고 측정할 수 있는 근거가 된다.

❸ 무능력한 대중으로부터 간호사들을 보호하기 위함이다.

④ 전문인력 파악을 위한 통계적인 정보를 제공한다.

⑤ 비상시에 국가 요원으로 대비하기 위함이다.

해설

간호사 면허 및 자격 제도의 목적

- 의료인으로서 전문적인 능력을 합법적으로 인정
- 전문적인 실무능력을 사정하고 측정할 수 있는 근거
- 대중을 무능력한 간호사들로부터 보호
- 전문인력 파악을 위한 통계적인 정보 제공
- 전쟁 등 비상시에 국가 요원으로 대비하기 위함

2 간호사의 법적 의무

(1) 주의의무

① 정 의

간호사의 주의의무는 의료행위 당시 일반 간호학적 지식 정도의 능력을 갖춘 간호사가 통상 베풀어야 할 주의의무를 가리키는 것이며, 통상인의 주의의무가 아니라 간호전문가로서의 주의의무를 의미함

② 기본개념

㉠ 유해한 결과가 발생하지 않도록 정신을 집중할 의무

㉡ 업무 능력이 있는 사람이 이를 태만히 하여 타인의 생명 또는 건강에 위해를 초래할 경우에는 민・형사상 책임 추궁의 핵심이 됨(주의의무 태만)

㉢ 간호사는 특정 행위를 함에 있어서 해당 시점의 지식과 기술에 도달해야 할 의무가 있음

㉣ 의료인의 주의의무 위반 시 의료 과실이 발생할 수 있음

③ 내 용

㉠ 결과 예견의무

- 예견 가능성이 있는 범위 내에서만 추궁이 되며, 예견 가능성이란 일반인(특정된 영역의 통상인)이라면 행위 시 결과 발생을 예견할 수 있는 것을 말함
- 간호에 있어서의 주의의무의 기준은 통상적인 일반의 간호사를 의미하는 것이며, 그 능력의 정도는 해당 시대의 간호사로서 요구받는 일반적인 지식임
- 간호사의 예견의무가 인정될 때
  - 발생 가능성이 매우 낮은 경우라 할지라도 객관적으로 보아 일반간호사에게 알려진 상태의 것
  - 일반간호사에게는 알려지지 않은 단계라고 할지라도 해당 간호사가 이를 알 수 있는 위치에 있는 경우
  - 해야 할 행위를 하지 않는 것

㉡ 결과 회피의무

- 예견 가능한 위험이 발생하는 경우에는 이를 회피할 수 있는 수단을 강구해야 할 의무
- 결과 회피의무의 위반 여부를 판단함에 있어서 종종 문제가 되는 것은 임상상의 관례와 이 의무가 경합하는 경우

(2) 설명 및 동의의무

① 정 의

설명 및 동의의무는 의료행위에 대한 환자의 자기 결정권을 보호하고자 하는 취지로써 환자에게 위험이 수반되는 의료행위를 시행할 때 대상자에게 의료행위의 목적과 방법, 기대되는 결과와 이에 수반되는 위험성, 다른 치료방법 등을 사전에 알려야 함

② 설명의 내용

㉠ 고지로서의 설명

- 설명의 상대방은 알 권리자
- 알 권리자는 지각능력이 있는 환자 본인이 원칙이고 환자에 대한 친권자 또는 후견인, 그리고 기타 의료계약의 환자 측 당사자도 포함
- 설명의 범위는 의사의 경우 진단과 치료에 대한 것
- 진단에 관한 고지내용에는 진단방법, 그 방법의 위험 또는 부작용, 기타 후유증 그리고 진단 결과 등이 포함
- 치료에 대한 고지 내용에는 불치료 시의 경과 및 위험, 치료의 방법, 그 방법의 위험 또는 부작용, 기타 후유증 등이 있음
- 이들 내용을 의사는 환자가 이해할 수 있는 언어로 그 알 권리의 충족에 필요한 한도에서 고지할 것

㉡ 조언으로서의 설명

- 설명 대상자는 자기결정권자인 동의능력(의사의 설명 내용과 동의 또는 거부의 의미를 이해할 수 있는 능력)이 있는 환자 본인에게 해야 함이 원칙
- 다만, 환자의 친권자 또는 후견인의 고유권한으로서 동의권이 있어 동의권을 수여받은 제3자도 조언으로서의 설명의 상대방에 포함
- 설명의 범위는 의사의 경우 환자의 질병 유무와 그 종류에 대한 진단 결과, 질병의 예후 및 방치할 경우의 상태, 치료방법 및 치료수단 등 질병의 예후와 경과, 치료경과 중 부수적으로 나타날 수 있는 위험에 대한 설명이 포함

㉢ 요양방법 지도 의무로서의 지도 설명 : 지도 설명은 간호업무의 종속적 부수의무로 인식되며, 위의 두 가지 설명과는 달리 불이행 시 치료과실로 인정됨

③ 설명의무의 면제(전단적 의료가 가능한 경우)

㉠ 위험이 중대하거나 시간적으로 급한 경우

㉡ 환자가 설명 청취를 포기한 경우

㉢ 환자에게 악영향을 미칠 가능성이 있는 경우

㉣ 설명을 하였다 하더라도 환자가 승낙할 것임을 입증할 경우

㉤ 환자에게 발생할 위험이 매우 비전형적이고 발생 개연성이 적을 경우

㉥ 환자가 이미 위험을 알고 있었을 경우

※ 전단적 의료

- 전단적 의료란 어떤 위험성이 있는 의료행위를 수행하기 전에 환자로부터 동의를 얻지 않고 의료행위를 하는 것
- 불법행위이며, 민・형사상 책임을 짐

(3) 확인의무

① 정 의

간호의 내용 및 행위가 정확하게 이루어지는가를 확인해야 하는 의무

② 확인의무 내용

㉠ 동료 의료인과 간호보조인력 그리고 의료장비 및 의료용 재료·의약품의 사용과정

㉡ 간호사와 간호조무사 업무관계에서도 과실이 간호조무사의 행위에 기인하고 간호사에게는 구체적 과실이 없었다 할지라도, 간호사는 이들을 지도·감독하고 그 행위를 확인하여야 할 의무를 지기 때문에, 그 과실에 대하여 확인을 태만히 한 책임을 추궁받음

㉢ 의약품 및 재료의 변질 여부, 수혈용 보존혈의 오염 여부, 의료기구와 장비의 사용 전 확인의무 등이 있음

(4) 비밀누설 금지의무

① 정 의

의료인은 직무상 알게 된 환자에 관한 정보를 공개하지 않을 비밀유지의 의무를 져야 함

② 비밀유지의 예외

㉠ 본인의 동의가 있는 경우

㉡ 법령에 의해 요구되는 경우(감염병)

㉢ 정당한 업무행위 : 직장의 건강검진 결과의 보고

출제유형문제 최다빈출문제

2-1. 간호사의 법적 의무 중 주의의무는?

❶ 결과 예견의무
② 확인의무
③ 설명 및 동의의무
④ 비밀유지의 의무
⑤ 사생활 보호의무

해설

주의의무에는 결과 예견의무와 결과 회피의무가 있음

2-2. 간호사의 법적 의무 중 주의의무를 설명한 것이다. 옳지 않은 것은?

❶ 간호사의 의료 행위 당시 통상인의 주의의무를 말한다.
② 유해한 결과가 발생하지 않도록 정신을 집중할 의무이다.
③ 태만한 업무능력으로 타인의 생명 또는 건강에 위해를 초래하는 행위이다.
④ 간호사가 일반인보다 예견 가능성이 크기 때문에 주의력을 집중하여야 한다.
⑤ 간호사는 특정 행위를 함에 있어서 해당 시점의 지식과 기술에 도달해야 할 의무가 있다.

해설

주의의무

간호사의 주의의무는 의료행위 당시, 일반 간호학적 지식 정도의 능력을 갖춘 간호사가 통상 베풀어야 할 주의의무를 가리키는 것으로서, 통상인의 주의의무가 아니라 간호전문가로서의 주의의무를 의미함

- 유해한 결과가 발생하지 않도록 정신을 집중할 의무
- 업무 능력이 있는 사람이 이를 태만히 하여 타인의 생명 또는 건강에 위해를 초래할 경우에는 민·형사상 책임 추궁의 핵심이 됨(주의의무 태만)
- 간호사는 특정 행위를 함에 있어서 해당 시점의 지식과 기술에 도달해야 할 의무가 있음

2-3. 다음 내용은 간호사의 주의의무 중 어디에 포함되는가?

> 환자에게 페니실린을 주사하는 경우 과민성 여부를 알기 위하여 예비검사를 실시하게 되는데, 실제로는 예비검사에서 음성반응을 보인 환자 중에서도 과민성 쇼크로 사망하는 경우가 빈번하기 때문에 그 내용을 잘 아는 의료인들은 이를 무시하는 것이 임상적인 관례이다. 하지만 법의 태도는 결코 임상적 관례라는 이유로 의료인의 주의의무를 경감하지는 않는다.

① 결과 예견의무
② 확인의무
❸ 결과 회피의무
④ 비밀유지의 의무
⑤ 사생활 보호의무

해설
결과 회피의무란 예견 가능한 위험이 발생하는 경우에는 이를 회피할 수 있는 수단을 강구하여야 할 의무임

2-4. 의료행위에 대한 환자의 자기 결정권을 보호하는 취지와 관련된 간호사의 법적 의무는?

① 결과 예견의무
② 확인의무
③ 결과 회피의무
④ 비밀유지의 의무
❺ 설명 및 동의의무

해설
설명 및 동의의무는 의료행위에 대한 환자의 자기 결정권을 보호하는 취지로 우리나라에서는 인간의 존엄성과 행복추구권에 근거를 두고 있음

2-5. 간호사가 간호수행을 하기 전에 환자 또는 보호자에게 설명 및 동의를 구해야 하는 상황은?

❶ 치료되지 않은 약품을 사용하게 될 경우
② 위험이 중대하거나 시간적으로 급한 경우
③ 환자에게 악영향을 미칠 가능성이 있는 경우
④ 설명을 하였다 하더라도 환자가 승낙할 것임을 입증할 경우
⑤ 환자에게 발생할 위험이 매우 비전형적이고 발생 개연성이 적을 경우

해설
설명의무의 면제(전단적 의료가 가능한 경우)
설명의무가 면제되는 상황을 제외하고 모두 설명해야 함
- 위험이 중대하거나 시간적으로 급한 경우
- 환자가 설명청취를 포기한 경우
- 환자에게 악영향을 미칠 가능성이 있는 경우
- 설명을 하였다 하더라도 환자가 승낙할 것임을 입증할 경우
- 환자에게 발생할 위험이 매우 비전형적이고 발생 개연성이 적을 경우
- 환자가 이미 위험을 알고 있었을 경우

2-6. 수혈 주입 전 보존혈의 오염 여부를 살펴 보아야 하는 간호사의 의무는?

① 결과 예견의무
❷ 확인의무
③ 결과 회피의무
④ 비밀누설 금지의무
⑤ 설명 및 동의의무

해설
확인의무
- 동료 의료인과 간호보조인력
- 의료장비 및 의료용 재료 · 의약품의 사용 과정
- 의약품 및 재료의 변질 여부
- 수혈용 보존혈의 오염 여부
- 의료기구와 장비의 사용 전 확인의무

제 2 장

간호사의 법적 책임

1 간호사고와 법적 책임

(1) 간호사고와 간호 과실

① 간호사고(Nursing accident)

㉠ 환자가 간호사로부터 간호서비스를 제공받음에 있어서 간호행위가 개시되어 종료되기까지의 과정이나 그 종료 후 해당 간호행위로 인하여 발생한 예상하지 못하고 원하지 않았던 인신상의 불상사

㉡ 가치 중립적인 개념

② 간호과오(Nursing malpractice)

㉠ 간호사가 간호행위를 행함에 있어 평균수준의 간호사에게 요구되는 업무상의 주의의무를 게을리 하여 환자에게 인신상의 손해를 발생하게 한 것

㉡ 법률적인 개념

③ 간호과실(Nursing negligence)

㉠ 간호사고 중에서 과오가 있다는 것이 객관적으로 입증되었거나 인정된 것으로 과실이 손해와 인과관계가 성립될 때

㉡ 민사 및 형사, 행정적인 책임이 부과될 수 있음

㉢ 과실의 판정에 중심이 되는 요소는 행위 당시 간호사에게 요구되는 주의의무

(2) 간호사고에 대한 법적 책임

① 형사책임

㉠ 형벌이라는 법률효과를 가할 수 있는 책임

㉡ 간호과실로 인하여 환자에게 생명, 신체 또는 재산에 대한 법익을 침해한 경우
→ 형법에 의해 업무상 과실상해 또는 업무상 과실치사죄 적용

㉢ 위법 행위자에 대한 사회적인 책임을 추궁하는 것

㉣ 재산형(벌금)과 자유형(징역, 금고)으로 나눔

㉤ 업무상 과실치사상죄 : 의료인이 업무상 과실로 환자를 사망에 이르게 하거나 환자의 신체를 상해하는 범죄를 저질렀을 때 형법상에 해당

㉥ 업무상 과실치사상죄의 구성요건

- 정상의 주의의무 위반을 한 과실이 있어야 함

- 업무자라는 신분관계에 의해 형이 가중됨
- 행위와 결과 사이에 인과관계가 있어야 함

② 민사책임

㉠ 목적 : 위법한 행위로 인해 발생한 손해를 가해자가 배상하게 함으로써 피해자를 구제

㉡ 가해자에 대한 사적인 책임을 추궁하는 것으로 금전적 보상을 원칙으로 함

㉢ 계약책임 : 계약책임과 관련된 의무를 다하지 않은 경우 의료인은 채무불이행의 책임을 지게 됨

㉣ 불법행위의 책임 : 의료인이 고의 또는 과실로 인해 환자에게 손해를 가하게 되면 불법행위의 책임을 지게 됨

㉤ 채무불이행의 책임 : 계약을 근거로 발생하는 당사자 관계에서 채무자(간호사)에게 책임 있는 사유로 말미암아 채무의 내용에 따른 급부를 실현하지 않은 것으로, 간호는 주로 불완전한 이행과 관련됨

㉥ 사용자 배상책임 : 이행보조자의 고의나 과실은 계약관계인 채무자의 고의나 과실로 보아 사용자인 의료기관의 개설자가 지게 됨

㉦ 민사책임의 성립요건

- 가해자의 고의 또는 과실 및 책임능력이 있어야 함
- 위법행위로 인하여(불법행위), 불완전한 이행으로 인하여(채무불이행) 발생
- 구체적인 손해가 발생해야 함
- 가해행위와 손해발생 간의 인과관계가 성립해야 함

출제유형문제 최다빈출문제

1-1. 간호사는 근무 중 동료간호사가 투약사고를 보고하지 않은 것을 발견하였다. 김 간호사의 대처 중 적절한 것은?

① 상황을 모른 척한다.
② 담당의사에게 알린다.
③ 다른 병동의 상황을 파악한다.
④ 투약사고 현황을 파악하여 직속상관에게 직접 보고한다.
❺ 동료간호사에게 투약사고를 스스로 보고할 것을 권하고 도와준다.

해설
비윤리적 행위에 대한 보고와 관련되어 윤리적 딜레마가 있을 수 있다. 악행금지의 원칙과 동료에 대한 인격존중의 원칙을 모두 고려하여야 한다.

1-2. 간호행위가 개시되어 종료되기까지의 과정이나 그 종료 후 해당 간호행위로 인하여 발생한 예상하지 못하고 원하지 않았던 인신상의 불상사를 무엇이라고 하는가?

❶ 간호사고 ② 간호과실
③ 간호과오 ④ 불법행위
⑤ 채무불이행

해설
간호사고(Nursing accident)
환자가 간호사로부터 간호서비스를 제공받음에 있어서 간호행위가 개시되어 종료되기까지의 과정이나 그 종료 후 해당 간호행위로 인하여 발생한 예상하지 못하고 원하지 않았던 인신상의 불상사

1-3. 타인에게 유해한 결과가 발생되지 않도록 정신을 집중할 의무를 태만히 함으로써 타인에게 손해를 입게 한 것을 총칭하여 무엇이라고 하는가?

① 간호사고 ② 간호과실
❸ 간호과오 ④ 불법행위
⑤ 채무불이행

해설
간호과오(Nursing malpractice)
- 간호사가 간호행위를 행함에 있어 평균수준의 간호사에게 요구되는 업무상의 주의의무를 게을리하여 환자에게 인신상의 손해를 발생하게 한 것
- 타인에게 유해한 결과가 발생되지 않도록 정신을 집중할 의무를 태만히 함으로써 타인에게 손해를 입게 한 것을 총칭함

1-4. 간호사가 주의의무를 게을리하여 문제가 발생하였고 그로 인해 환자가 상해를 입게 되었다. 이때 그 인과관계가 인정되었다면?

① 간호사고 ❷ 간호과실
③ 간호과오 ④ 불법행위
⑤ 채무불이행

해설
간호과오가 있었다는 것이 객관적으로 입증되거나 인정되었을 때, 즉 법적 판단을 받으면 간호과실(Nursing negligence)이 됨

1-5. 의료인의 형사책임에 관한 내용은?

❶ 업무상 과실치사상 책임에 해당한다.
② 가해자에 대한 사적인 책임을 추궁하는 것이다.
③ 위법한 행위로 인해 발생한 손해의 전보가 목적이다.
④ 계약책임과 관련된 의무를 다하지 않은 경우 의료인은 채무불이행의 책임을 지게 된다.
⑤ 업무상 주의의무를 다하지 않아 환자에게 손해를 가하게 된 불법행위의 책임을 지게 된다.

해설
업무상 과실치사상 책임은 형사책임이다. 나머지 보기는 모두 민사책임에 관한 내용이다.

1-6. 간호사가 업무상의 주의의무를 다하지 않아 환자에게 손해를 가하게 되면 지게 되는 책임은?

① 계약책임
❷ 불법행위 책임
③ 전단적 의료책임
④ 사용자 배상책임
⑤ 이행보조자 과실책임

해설
고의 또는 과실로 인한 위법한 행위로 남에게 손해를 끼치는 행위를 하게 되면 민사책임인 불법행위 책임을 지게 된다.

1-7. 채무불이행의 책임과 불법행위의 책임을 비교한 것 중 옳은 것은?

① 간호과오를 불법행위로 구성하려면 간호행위가 불완전한 것이 전제가 되어야 한다.
② 간호계약에 의한 채무불이행 책임을 지게 하려면 간호상 과오가 있음이 전제가 되어야 한다.
③ 전문간호사와 환자 사이의 계약관계가 이행되지 못한 경우 불법행위가 된다.
④ 평균적 간호지식이 있는 간호사가 과오가 있을 경우 채무불이행이 된다.
❺ 간호과오를 불법행위로 구성하려면 간호사에게 간호상 과오가 있었음이 전제가 되어야 한다.

해설
채무불이행 책임과 불법행위 책임의 비교
- 간호과오를 불법행위로 구성하려면 간호사에게 간호상 과오가 있었음을 전제로 함
- 간호계약에 의한 채무불이행 책임을 지게 하려면 간호사의 간호행위가 불완전한 것이 었음을 전제로 함
- 평균적 간호지식과 기술이 있는 간호사로서 하여야 할 간호를 다하지 못한 것은 과실이 인정되어 불법행위를 구성하게 됨
- 전문 간호사와 환자 사이의 계약관계를 기초로 할 때에는 채무불이행의 하나인 불완전이행의 책임을 지게 됨

1-8. 간호사의 주의의무 위반으로 의료소송이 발생되었을 때 병원에서 지는 법적 책임은?

① 과실상계
② 민사책임
③ 형사책임
❹ 사용자 배상책임
⑤ 채무불이행

해설
사용자 배상책임
타인을 사용하여 사무에 종사하게 하는 고용자는 피고용자의 가해행위로 인하여 제3자가 입은 손해에 대하여 직접 배상할 책임이 있음

1-9. 간호사의 과오로 인해 환자에게 피해를 입히게 될 경우 불법행위에 대한 책임을 지게 된다. 이때 필요한 조건은?

① 간호사의 입증
❷ 간호행위와 환자 피해의 인과관계
③ 신체적 피해만 있다는 것
④ 간호 이외의 다른 시술과의 인과관계
⑤ 정신적 피해만 있다는 것

해설
민사책임이 발생하는 조건(불법행위)
- 고의 또는 과실
- 불완전한 이행, 위법행위
- 구체적인 손상 또는 상해 및 손해 발생
- 불완전 이행 또는 위법행위 발생과의 인과관계의 증명
- 환자의 입증 책임

1-10. 간호사의 과실로 환자에게 손실이 발생하여 병원장이 환자에게 금전적으로 그 손실을 배상하였다. 병원장의 이러한 행위에 대한 법적 책임의 근거는?

① 형사 책임
❷ 사용자 책임
③ 피용자 책임
④ 의료법 위반 책임
⑤ 업무상 과실치사상 책임

해설
사용자 책임이란 타인을 사용하여 사무에 종사하게 한 자는 피용자가 그 사무집행에 관하여 제3자에게 가한 손해를 배상할 책임을 지는 것을 의미한다.

2 간호사고의 예방과 대책

(1) 교육 및 실무 지침 개발

① 교육 : 간호실무에서 요구되는 법적 책임에 대한 체계적인 교육 필요

② 실무 지침 개발

㉠ 실무 현장 각 영역별 윤리적, 법적 문제에 대한 사례 연구

㉡ 간호업무의 기준과 지침 개발

㉢ 환자 간호수행 시 직면하는 법적 책임의 범위와 한계에 대한 지표 개발

(2) 간호사고 발생 위험 관리

① 간호사고 예방을 위한 정기적 직원 교육

② 사고 발생 시 올바른 대처를 위한 보고 체계 확립

③ 사고 발생 요인 해결을 위한 대책 마련

(3) 근무환경 개선

① 효율적 업무과정 개선

② 근로조건 개선

출제유형문제 최다빈출문제

간호사고를 예방하기 위한 조직적 방법은?

❶ 간호실무표준과 지침 마련

② 대상자에게 충분한 설명 제공

③ 대상자와 좋은 인간관계 형성

④ 환자의 사소한 호소도 가볍게 넘기지 않음

⑤ 간호실무표준을 기초로 한 최선의 간호수행

해설

간호사고를 예방하기 위한 조직적 방법

- 간호실무표준과 지침 마련
- 교육강화
- 사건보고 및 의사소통 체계 마련
- 조직적 위험관리 제도화

PART

4

간호 전문직관

간호사 국가고시

간호관리학

제 1 장

전문직관

1 학자별 전문직 정의

(1) 플렉스너(A. Flexner)

① 이론적이면서도 실용적이다.
② 전문직은 지식체를 끊임없이 확장
③ 전문직은 더 높은 수준의 교육기관에 자체의 실무교육을 위탁
④ 연구를 통해 정련되고 발굴되는 지식을 바탕으로 업무를 수행
⑤ 신체적인 업무보다는 정신적인 업무를 수행하며 고도의 책임감을 수반
⑥ 이타주의에 의해 동기가 부여되고 대중의 기대를 충족시키기 위해 노력
⑦ 전문직은 전문가와 대상자 간의 관계를 규정짓는 윤리강령에 의해 지도
⑧ 전문직은 그 구성원 사이의 일반적인 독특한 문화와 규범, 가치의 존재에 의해 구별
⑨ 전문직 기능은 전문가적 정책 형성면에서 자율적이며 권위를 포함하며 실무와 실무자를 모니터링
⑩ 전문직은 실무에서 잘 정의되고 본질적으로 지적이며 그것의 관련 현상에 대해 기술하는 잘 조직화된 지식체를 이용
⑪ 전문직은 실무자의 활동의 자유, 계속적인 전문직 성장을 위한 기회와 경제적 보장을 제공함으로써 실무자들에게 보상하기 위해 노력
⑫ 전문직은 개인적인 이익 이상으로 서비스를 향상시키고 평생 직업으로써 선택된 직장으로 인식하는 지적이고 인간적 자질이 있는 사람들을 끌어 모음
⑬ 전문직은 인간의 복지에 필수적인 실무서비스에 관련 지식체를 적용하는 것이 인간복지의 기본이고, 특히 신규들의 기술을 경험 있는 실무자의 경향에 맞추어 감

(2) 파발코(P. M. Pavalko)

① 이론이나 지적 기술이 있음
② 기본적으로 사회가치와 관련성이 있음
③ 훈련 또는 교육기간이 장기적
④ 선택동기가 이타적임
⑤ 전문적인 활동을 스스로 통제할 수 있는 자율성이 있음
⑥ 공동체 의식을 가짐
⑦ 윤리강령의 존재
⑧ 구성원은 직업에 대한 헌신이 강하여 평생 또는 장기간 종사

(3) 빅슬러(G. K. Bixlers)

① 대학에서 교육이 이루어짐
② 고도의 학습을 통해 습득될 수 있는 잘 정의되고 조직화된 전문지식을 실무에 활용
③ 과학적인 방법을 통해 지속적으로 지식체를 확대하고 교육과 서비스의 기술을 향상
④ 전문직에 대한 정책을 자율적으로 수립하고 활동을 통제
⑤ 행위의 자유, 지속적인 성장기회, 경제적 안정을 통해서 보상
⑥ 봉사를 개인적 이득보다 고귀하게 여기며, 지적 성향을 가진 사람들이 평생직으로 선택
⑦ 인간과 사회복지에 필수적인 서비스를 수행하기 위해 전문지식을 활용

(4) 켈리(L. Kelly)

① 연구를 통하여 지속적으로 확장되는 전문 지식체가 존재함
② 실무자를 위한 교육은 고등교육기관인 대학에서 이루어짐
③ 인류와 사회복지를 위해 필수적인 서비스를 제공
④ 실무자들은 이타적 봉사에 의해 동기가 부여되고 자신의 업무를 생의 중요한 요소로 인식
⑤ 개인적 책임을 수반하는 지적인 활동을 수행
⑥ 실무자들은 비교적 독립적으로 업무를 수행하며, 자신들의 정책과 활동을 스스로 통제

(5) 베너(P. Benner)

전문직의 재사회화과정 모델 : 전문기술이 부족한 신규간호사가 고도의 전문기술을 가지는 전문가로 발전하는 사회화의 과정을 기술함

① **1단계** : 초심자(Novice) – 제한적 업무, 융통성 없음(간호학생)
② **2단계** : 신참자(Advanced Beginner) – 좁은 범위의 업무 수행(신규 간호사)
③ **3단계** : 적임자(Competent) – 조직, 기획 능력(2~3년차 간호사)
④ **4단계** : 숙련가(Proficient) – 전체적 상황 이해 및 장기목표에 집중(3~5년차 간호사)
⑤ **5단계** : 전문가(Expert) – 능숙・직관적 상황 파악과 업무수행

출제유형문제 최다빈출문제

1-1. 플렉스너(A. Flexner)의 전문직의 특성으로 옳은 것은?

① 이론적이나 지적 기술이 있어야 한다.
❷ 강한 윤리적 요소가 있어야 한다.
③ 기본적 사회가치와 관련성이 있어야 한다.
④ 장기간의 교육기간이 필요하다.
⑤ 자율성이 존재한다.

해설
플렉스너(A. Flexner)의 전문직 특성
- 이타적이며 사회 봉사적
- 강한 윤리적 요소
- 정당한 보수
- 건전한 직업의식
- 안정성 있는 직업으로 자타가 인정

1-2. 파발코가 제시한 전문직의 특징은?

❶ 이론이나 지적 기술이 있어야 한다.
② 이타적이며 사회 봉사적이어야 한다.
③ 강한 윤리적 요소가 있어야 한다.
④ 건전한 직업의식이 있어야 한다.
⑤ 정당한 보수가 있어야 한다.

해설
파발코(P. M. Pavalko)의 전문직 특징
- 이론이나 지적 기술이 있음
- 기본적으로 사회가치와 관련성이 있음
- 훈련 또는 교육기간이 장기적임
- 선택동기가 이타적임
- 전문적 활동을 스스로 통제할 수 있는 자율성
- 공동체 의식
- 윤리강령의 존재
- 구성원은 직업에 대한 헌신이 강하여 평생 또는 장기간 종사

1-3. 전문직의 일반적 특성으로 옳은 것은?

① 다양한 훈련기간
② 사회적 가치 부재
❸ 고도의 직업윤리 요구
④ 업무수행에 대한 외부통제 강화
⑤ 개인적 경험에 근거한 의사결정

해설
파발코(P. M. Pavalko)의 전문직 기준
- 장기간에 걸친 교육 훈련기간
- 스스로 통제할 수 있는 자율성
- 직업에 대한 헌신이 강하여 평생 또는 장기간 종사
- 자체적으로 개발한 윤리강령이 있음

1-4. 베너의 이론 중 능숙하고 융통성 있게 업무를 수행하며 업무수행 지침이 더 이상 필요하지 않은 단계로 옳은 것은?

❶ 전문가
② 초심자
③ 신참자
④ 적임자
⑤ 숙련가

해설
베너의 이론 중에서 전문가 단계는 원리 및 지침이 더 이상 필요하지 않고 능숙하고 융통성 있게 업무를 수행하는 단계이다.

2 전문직의 기준

(1) 지 식

① 전문직은 수준이 높고 정교하게 체계화된 이론에 근거하여 업무활동을 함
② 그 지식은 이론적 지식이면서도 고객에게 서비스의 형태로 제공되는 응용지식
③ 이러한 지식은 장기간에 걸친 교육훈련의 결과로 습득되고 문외한인 일반인의 문제해결에 필요한 것

(2) 전문적 권위

① 고객은 전문가에 대한 신념을 가지고 전문가에게 의존하게 되고 이 과정에서 전문직은 고객으로부터 전문가로서의 권위를 인정받음
② 전문가는 고객이 제공한 자신의 비밀스러운 생활영역에 대한 정보를 보호해야 할 책임을 지고, 이는 전문가의 권위를 재확인

(3) 비표준화된 업무

① 전문직의 개입이 요구되는 문제가 발생되면 전문가는 상황에 따라 전문가적 지식과 경험에 근거한 개별적이고, 사례적으로 접근함
② 비표준화된 업무는 전문가에게 고유의 자율성을 부여하는 근거

(4) 윤리규범

① 전문직의 업무활동은 사회의 공익을 위하여 사용되도록 전문직의 행동기준을 결정
② 전문직 성원들이 이를 준수하도록 전문직 스스로 자율적으로 규제
③ 전문가의 고객 또는 동료에 대한 적절한 행위를 성문화하여 윤리헌장을 규정
④ 윤리헌장은 공식적으로나 비공식적으로 강제적인 성격

(5) 전문직 문화

① 전문직 문화에는 전문직만이 갖는 언어와 상징들이 포함
② 전문직 문화는 전문직에 속한 내부인들만이 그들의 언어와 상징의 의미를 알기 때문에 전문가와 일반인을 구별해 주는 수단

출제유형문제 최다빈출문제

2-1. 다음 중 전문직의 기준 중 전문가에게 고유의 자율성을 부여하는 근거가 되는 것은?

① 지 식
② 전문적 권위
❸ 비표준화된 업무
④ 윤리규범
⑤ 전문직 문화

해설
비표준화된 업무
• 전문직의 개입이 요구되는 문제가 발생하면 전문가는 상황에 따라 전문가적 지식과 경험에 근거한 개별적이고 사례적으로 접근함
• 비표준화된 업무는 전문가에게 고유의 자율성을 부여하는 근거가 됨

2-2. 윤리규범의 성격과 거리가 먼 것은?

① 전문직의 업무활동은 사회의 공익을 위해 사용되도록 전문직의 행동기준을 결정한다.
② 전문직 구성원들이 이를 준수하도록 스스로 자율적으로 규제한다.
③ 전문가의 고객 또는 동료에 대한 적절한 행위를 성문화하여 윤리헌장을 규정한다.
④ 윤리헌장은 공식적으로 강제적인 성격을 띤다.
❺ 윤리헌장은 비공식적으로는 자율적이다.

해설
윤리규범에서 윤리헌장은 공식적으로나 비공식적으로 강제적인 성격을 띤다.

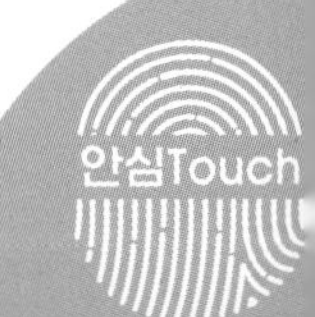

제 2 장

전문직으로서의 간호

1 간호의 전문직으로서 갖추어야 할 조건

(1) 자격의 규제

① 전문직은 자격을 엄격하게 규제하는 면허제도가 있어야 함

② 간호사 국가시험은 간호사로서 업무수행에 필요한 간호지식과 능력을 갖추었는지를 평가하며, 국가시험에 합격한 자에게만 간호사 면허를 부여함

③ 면허제도를 통해 간호사의 자격을 엄격하게 규제해야 한다는 기준을 잘 충족시킴

(2) 자율성

① 자율성이란 업무수행에서 의사결정과 판단에 대한 자유재량을 의미하며 스스로 업무를 통제하는 것을 뜻함

② 전문직은 비교적 독립적으로 실무를 수행하며, 정책과 활동을 자율적으로 통제해야 함

(3) 종사기간

① 전문직은 직업에 대해 헌신하며 평생 동안 종사해야 함

② 다른 전문직에 비해 간호사들의 종사기간은 짧은 편

(4) 사회봉사

① 전문직은 인류와 사회복지에 필수적인 서비스를 제공해야 함

② 간호는 개인, 집단 그리고 지역사회의 건강유지와 회복을 증진하는 데 그 목적을 두고 있으므로 전문직의 조건을 충족시키고 있음

(5) 전문지식과 기술

① 전문직은 실무수행의 기초가 되는 전문지식이 있어야 함

② 전문지식은 연구를 통해 지속적으로 확장되어야 함

(6) 교육기간

① 전문직은 학문적이면서 실제적이어야 함
② 새로운 사실을 위해 계속적으로 연구하고 배워야 함

(7) 전문단체

① 전문직은 높은 수준의 실무표준을 유지하고 발전시키는 전문단체가 있어야 함
② 우리나라의 대표적인 간호전문단체에는 대한간호협회가 대표적임

(8) 윤리강령

① 전문직은 실무자들의 결정과 행위의 지침이 되는 윤리강령이 있어야 함
② 윤리강령은 특정 상황에서 개인이 어떻게 행동해야 하는지를 규정하지는 않으나, 전문직 표준과 의사결정을 위한 기본 틀을 제공

출제유형문제 최다빈출문제

1-1. 간호가 전문직으로서 갖추어야 할 조건으로 옳지 않은 것은?

① 자격을 엄격하게 규제하는 면허제도가 있어야 한다.
② 업무수행에서 의사결정과 판단에 대한 자유재량인 자율성이 있어야 한다.
③ 인류와 사회복지에 필수적인 서비스를 제공해야 한다.
❹ 국가에서 제정해 주는 윤리강령이 있어야 한다.
⑤ 높은 수준의 실무표준을 유지하고 발전시키는 전문단체가 있어야 한다.

해설
간호의 전문직으로서 갖추어야 할 조건
자격의 규제, 자율성, 종사기간, 사회봉사, 전문지식과 기술, 교육기간, 전문단체, 윤리강령

1-2. 다음에서 설명하는 간호전문직의 특성으로 옳은 것은?

> 간호전문지식과 기술을 독점하기 위해 면허 및 위임제도를 확립한 것으로 영국의 펜위크 여사에 의해 확립되었으며 한국은 일제강점기 간호부 규칙, 산파규칙에 의하여 이루어졌다.

① 자율성
② 전문지식과 규칙
❸ 자격제한
④ 교육과 훈련
⑤ 전문인 단체 형성

해설
면허 제도를 통해 자격을 규제하여 무능력한 자로부터 대중을 보호하고, 전문적 능력을 국가 및 사회가 합법적으로 인정한다.

2 전문직으로서의 간호

(1) 전문직 간호실무의 특성

① 과학인 동시에 예술임
② 능숙성을 보이고 직업에 헌신함
③ 법적 도덕적 책임 이행
④ 업무결과에 책임을 짐
⑤ 독립적으로 행동하는 권한과 자율성을 지님
⑥ 타 건강전문인과의 협동

(2) 전문간호사의 역할

① **임상전문가** : 자신의 전문 분야에서 간호와 간호관련 학문에 대한 폭넓은 지식과 기술을 기초로 대상자에게 상급의 간호실무를 제공
㉠ 환자와 가족의 건강문제를 사정, 진단, 계획, 수행, 평가하고 그 결과를 기록
㉡ 일반 간호사의 간호과정 적용을 도움
㉢ 환자의 건강과 관련된 의사결정에 참여
㉣ 퇴원 계획을 세우고 지속적인 추후관리
㉤ 환자와 가족 또는 일반 간호사들이 당면한 윤리적, 법적 문제에 대한 해결방안을 제시

② **교육자** : 환자, 가족, 일반 간호사, 간호학생, 타 보건의료 인력을 대상으로 교육하고 보수교육 또는 실무교육 프로그램 개발에 참여
㉠ 해당 분야의 간호에 대한 새로운 지식과 기술을 교육
㉡ 간호실무 발전을 위한 출판물을 게재
㉢ 간호대학 및 대학원의 실습 교육안의 개발에 참여하여 실습 강사로서 활동
㉣ 교육자료를 개발하며 수행 후 평가

③ **지도자** : 대상자에게 제공하는 간호의 질 및 상급 간호실무의 수준을 향상시키기 위해 변화 촉진자, 역할모델 및 옹호자로서 활동하는 임상적 지도를 발휘

④ **연구자** : 기존의 연구결과를 현상에 적용하고 실무 중에서 간호문제를 발견하여 연구 문제로 제시하며, 연구를 시도하거나 연구에 참여

⑤ **협동자** : 대상자를 위해 간호의 효과를 최대화하기 위해 일반 간호사 및 관련 보건의료 인력과 협동적 관계 형성 및 조장

⑥ **옹호자** : 대상자의 요구 등을 대변하고 보호해 주는 역할로 인간의 존엄성을 보장

⑦ **자문가** : 간호사가 개인이나 단체에 조언하는 역할

(3) 간호전문직 발전의 장애요인

① 대중의 간호사에 대한 부정적인 이미지
② 간호단독법의 부재
③ 자율성과 파워의 부재
④ 임금차별 및 높은 이직률
⑤ 기존 간호사의 재취업제도의 부재
⑥ 표준화된 교육체계의 결핍
⑦ 올바른 직업관의 부재

출제유형문제 최다빈출문제

2-1. 전문직 간호실무의 특성 중 가장 옳은 것은?

① 간호단체를 통한 자율적 통제보다 국가에 의한 통제가 우선이다.
② 업무결과에 대한 책임은 대한간호협회에 있다.
③ 직업을 위해 간호사 자신을 희생해야 한다.
④ 타 건강전문인과의 협동보다 간호직 자체만으로 모든 간호를 수행해야 한다.
❺ 인간의 존엄성에 높은 가치를 두고 돕는 행위이다.

해설

전문직 간호실무의 특성
- 과학인 동시에 예술이다.
- 법적 및 도덕적인 책임을 수행한다.
- 능숙성을 보이고 직업에 헌신한다.
- 업무 결과에 대해 책임을 진다.
- 독립적으로 행동하는 권한과 자율성을 갖는다.
- 타 건강전문인과 협동한다.

2-2. 대상자의 요구 등을 대변하고 보호해 주며 인간의 존엄성을 보장하기 위한 간호사의 역할은?

❶ 옹호자
② 교육자
③ 자문가
④ 간호제공자
⑤ 변화촉진자

해설

옹호자
옹호자란 대상자의 요구 등을 대변하고 보호해 주며 인간의 존엄성을 보장하기 위한 간호사의 역할을 말한다.

2-3. 간호전문직 발전의 장애요인 중 옳지 않은 것은?

① 자율성과 파워의 부족
❷ 간호단독법의 존재
③ 표준화된 교육체계의 결핍
④ 올바른 직업관의 부재
⑤ 대중의 간호사에 대한 부정적 이미지

해설

간호전문직 발전의 장애요인
- 대중의 간호사에 대한 부정적인 이미지
- 간호단독법의 부재
- 자율성과 파워의 부재
- 임금차별 및 높은 이직률
- 기존 간호사의 재취업제도의 부재
- 표준화된 교육체계의 결핍
- 올바른 직업관의 부재

3 간호전문직의 발전을 위한 전략

(1) 내적 요인

① 긍정적인 자아상을 확립

자아개념을 긍정적으로 변화시켜 생산적이며 전문적인 자아개념을 확립

② 건강한 삶의 유지

간호사가 건강하지 못하면 업무성과에도 영향을 줄 뿐만 아니라 질병에 걸릴 위험이 높아 다른 사람들을 위험하게 함

③ 전문적 능력의 향상

지속적인 교육으로 간호를 수행하는 데 필요한 전문적인 지식, 기술 및 태도를 습득

④ 환자, 가족 및 타 보건의료인과의 관계 개선

전문 직업인으로서 의사소통 능력을 개발하여 관계 개선에 노력해야 함

⑤ 전문직 단체 활동에 적극적인 참여

정책과 정치에 대한 지식을 갖추고 적극적으로 활동

⑥ 스트레스 관리

간호사들은 다른 사람을 효과적으로 간호하기 전에 먼저 자신을 돌보아야 함

(2) 외적 요인

① 고유한 지식과 기술의 개발

간호사들은 끊임없이 지식을 습득하고 간호적 측면에서 인간을 이해하는 고유한 지식체를 개발하고 독점해야 함

② 간호교육의 변화

사회적 요구에 맞게 간호교육을 재디자인하고 지속적인 교육을 제공해야 함

③ 근무하는 환경을 개선

열악한 근무환경은 간호사를 소진하게 만들며, 특히 환자 및 대상자의 안전을 위협함

④ 간호가 이룩한 성과의 가시화

간호의 경제적 가치를 제공하기 위해 대상자 만족, 질 평가, 비용 효과성 등을 가시화

※ 간호의 이미지 개선을 위한 방안

- 간호사 스스로 독자적 이미지 창출
- 병원 내에서의 이미지 개선을 노력
- 정치적인 기능의 전문화와 국제적 연대를 통한 간호사들의 지위를 향상
- 전문직의 당당함, 사랑과 봉사의 모습을 더욱 확대
- 간호사 이미지 재창출
- 홍보의 활성화 및 체계적 관리

(3) 근거중심 간호(EBP, Evidence-based practice, EBN)

① 정 의

근거중심 간호란 환자의 간호를 수행하기 위한 임상적 결정을 내릴 때 현존하는 최상의 과학적 근거를 가지고 결정을 내려 간호수행을 하는 것

② 근거중심 간호의 4가지 요소

㉠ 최상의 근거 : 연구, 근거중심이론, 가장 타당성 있고 신뢰성 있는 결과

㉡ 환자의 선호도와 가치 : 환자가 갖고 있는 가치관이나 관심, 만족도, 기대치, 삶의 질, 환자의 병력, 신체검진 결과와 관련된 정보

㉢ 활용 가능한 정보 : 현재의 임상환경에서 간호사가 환자 간호를 수행하기 위해 활용할 수 있는 인력이나 시설, 시간, 재정, 기구 등의 자원

㉣ 간호사의 임상전문성 : 간호사 자신이 지니고 있는 임상경험과 기술을 적절하게 조화시킬 수 있는 능력

출제유형문제 최다빈출문제

3-1. 간호사 개인의 간호관에 많은 영향을 끼치는 요인은?

① 간호지도자와 직무환경
❷ 간호사 자신의 존재철학과 간호교육과정
③ 간호지도자와 대중의 가치관
④ 간호행정제도와 사회적 가치관
⑤ 간호교육과정과 대중의 존재철학

해설

간호사 개인의 간호관에 가장 많은 영향을 끼치는 요인은 자신의 존재 철학과 간호교육과정이다.

3-2. 간호 전문직의 발전을 위한 전략 중 외적 요인에 속하는 것은?

① 건강한 삶의 유지
② 긍정적인 자아상 확립
③ 전문적 능력의 향상
❹ 고유한 지식과 기술의 개발
⑤ 전문직 단체 활동에 적극적인 참여

해설

간호 전문직의 발전을 위한 전략

• 내적 요인
  - 긍정적인 자아상을 확립
  - 건강한 삶의 유지
  - 전문적 능력의 향상
  - 환자, 가족 및 타 보건의료인과의 관계 개선
  - 전문직 단체 활동에 적극적인 참여
  - 스트레스 관리
• 외적 요인
  - 고유한 지식과 기술의 개발
  - 간호교육의 변화
  - 근무하는 환경을 개선
  - 간호가 이룩한 성과의 가시화

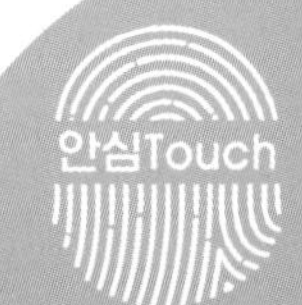

3-3. 간호의 전문성을 신장시키기 위한 전략으로 적절하지 않은 것은?

① 임상연구 활동의 촉진
② 간호리더십과 관리 기술의 향상
③ 새로운 간호이미지의 창출
④ 직업개발과 출판활동 참여
❺ 간호의 주관화와 국제화

해설
간호 전문성 신장을 위한 전략
- 임상연구 활동 촉진
- 직업개발
- 출판활동
- 자기표현에 대한 기술 훈련
- 새로운 간호이미지 창출
- 간호리더십과 관리기술의 향상
- 간호와 관련된 정책형성 및 의사결정의 참여
- 고유한 지식과 기술의 개발
- 간호의 표준화와 국제화

3-4. 활용 가능한 자원, 최상의 근거, 환자의 선호도와 가치, 간호사의 임상전문성을 통해 통합적으로 간호를 수행하는 것은?

① 비판적 사고능력
② 창의적 사고능력
❸ 근거중심 간호
④ 간호과정 개발
⑤ 전문적 사고능력

해설
근거중심 간호(EBP, Evidence-based practice)
- 정 의
  근거중심 간호란 환자의 간호를 수행하기 위한 임상적 결정을 내릴 때 현존하는 최상의 과학적 근거를 가지고 결정을 내려 간호수행을 하는 것
- 근거중심 간호의 4가지 요소
  - 최상의 근거 : 연구, 근거중심이론, 가장 타당성 있고 신뢰성 있는 결과
  - 환자의 선호도와 가치 : 환자가 갖고 있는 가치관이나 관심, 만족도, 기대치, 삶의 질, 환자의 병력, 신체검진 결과와 관련된 정보
  - 활용 가능한 정보 : 현재의 임상환경에서 간호사가 환자 간호를 수행하기 위해 활용할 수 있는 인력이나 시설, 시간, 재정, 기구 등의 자원
  - 간호사의 임상전문성 : 간호사 자신이 지니고 있는 임상경험과 기술을 적절하게 조화시킬 수 있는 능력

PART

5

간호관리학의 이해

간호사 국가고시

간호관리학

제 1 장

관리의 이해

1 관리의 개념

(1) 관리의 정의

① 드러커(Druker, 1974) : 관리란 조직의 목표를 효과적으로 수행하고 달성하기 위하여 조직원들에게 특별한 관심을 가지고 영향을 주는 과정

② 허시와 블랜차드(Hersey & Blanchard, 1993) : 관리는 조직의 목적을 달성하기 위해 개인, 그룹이 자원을 활용하여 함께 일하는 과정

③ 일반적 정의 : 조직의 목표를 달성하기 위한 지식과 기법 또는 목표를 설정하여 이를 성취하기 위한 과정 또는 행위

(2) 관리의 특성

① 조직 내에서 이루어진다.

② 인적 요소가 중요하다.

③ 목표를 추구한다.

④ 목표달성을 위한 자원의 기술적 활용을 요구한다.

⑤ 간호 목표를 위한 수단성이 있다.

⑥ 관료제적 성격을 갖고 있다.

(3) 관리의 목표

관리는 목표를 설정하고 이를 달성하기 위해 자원을 기획, 조직, 인사, 지휘, 통제하는 과정이다.

① 생산성 : 개인이나 조직이 수행한 업무의 양과 질을 자원 활용의 정도를 고려하여 측정한 것

② 효과성

㉠ 의미 : 조직의 목적이 적합한지, 조직의 목적을 어느 정도 달성하였는지를 측정하는 가치추구의 개념

㉡ 특 징

- 목적과 관련된 개념
- 결과를 의미하는 개념
- 대상을 의미하는 개념
- 대외 지향적, 장기적인 측정치

③ 효율성

㉠ 의미 : 조직의 목적달성을 위해 자원을 잘 사용했는지에 대한 투입과 산출에 대한 관계를 의미하는 경제성의 개념

㉡ 특 징

- 수단과 관련된 개념
- 과정을 의미하는 개념
- 방법을 의미하는 개념
- 대내 지향적
- 단기적인 측정치

출제유형문제 최다빈출문제

1-1. 조직의 목표를 효과적으로 수행하고 달성하기 위해 조직원들에게 관심을 가지고 영향을 주는 과정은?

❶ 관 리
② 결 과
③ 정 보
④ 과 정
⑤ 기 획

해설
관 리
조직의 목표를 효과적으로 수행하고 달성하기 위해 조직원들에게 특별한 관심을 가지고 영향을 주는 과정으로 기획, 조직, 인사, 지휘, 통제의 과정이 있음

1-2. 생산성을 설명한 것 중 옳은 것은?

❶ 투입된 생산 요소의 양에 대한 산출물의 산출량 비율이다.
② 효과성만을 내포한다.
③ 효율성만을 내포한다.
④ 인력, 자재, 시설을 최대로 활용해야 한다.
⑤ 동일한 투입량으로 최소의 성과를 올려야 한다.

해설
생산성
- 관리의 목표는 조직이 가용한 자원 중에서 최소의 투입으로 최대의 목표를 달성할 수 있도록 하는 것, 생산성 = 산출/투입
- 투입된 여러 생산 요소의 양에 대한 산출물의 산출량 비율
- 인력, 자재, 시설, 경영자원의 합리적인 이용
- 동일한 투입량으로 최대 성과를 올려 생산비용의 절감과 생산수준의 향상을 꾀하는 것
- 업무 성과측정에 있어 효과성(Effectiveness)과 효율성(Efficiency)을 내포하고 있음

1-3. 관리의 목표 중 효과성과 관련된 설명은?

❶ 조직의 목적달성 정도를 말한다.
② 자원을 최소로 활용하는 것이다.
③ 능률성을 나타내는 것이다.
④ 투입과 산출의 개념이다.
⑤ 올바른 수단을 사용하는 것이다.

해설
효과성
목적이 적합했는지 조직의 목적을 어느 정도 달성했는지를 의미하며 주요 결과영역에서의 목표달성의 정도를 나타냄

1-4. 목적을 달성하기 위해 자원을 생산적으로 잘 사용했는가를 측정하는 것으로 투입과 산출에 대한 관계를 나타내는 것은?

① 효과성
❷ 효율성
③ 생산성
④ 결과성
⑤ 목적성

해설
효율성
조직의 목적달성을 위해 자원을 잘 사용했는지에 대한 투입과 산출에 대한 관계를 의미하는 경제성의 개념

2 관리와 행정의 비교 및 관리과정

(1) 관리와 행정의 차이점

		관 리	행 정
유사점		과정상 관료적인 성격 보임, 목표 추구	
차이점	권력성	정치권력과 무관	정치권력 포함, 강제성
	능률성	경쟁성 높음, 능률성 추구	독점성 높음, 경제성 제한
	법적 제약	적게 받음	엄격히 받음
	목 표	분명하고 단일 목표	불분명, 복잡 목표, 공익 추구
	평등성	강조되지 않음	고도의 합법성 요구, 법 앞에 평등 개념

(2) 관리과정

① 페이욜(Fayol)의 관리 과정(5단계) : 계획 → 조직 → 지휘 → 조정 → 통제

② 길리스(Gillies)의 관리 과정(6단계) : 자료수집과 계획 → 조직 → 인사 → 지휘 → 조정 → 통제

③ 일반적인 관리 과정 : 기획 → 조직 → 인사 → 지휘 → 통제

㉠ 기획(Planning) : 조직이 달성해야 할 목표를 설정하고, 이를 효율적으로 달성하기 위한 구체적인 행동 방안 선택

㉡ 조직(Organizing) : 기획이 수립되면 직원들이 계획을 효율적, 효과적으로 수행할 수 있도록 직무내용을 편성하고 직무에 관한 책임과 권한의 범위 등을 정함

㉢ 인사(Staffing) : 조직목표를 효율적으로 달성하기 위해 인적 자원을 이용한 성과 달성과 동시에 직원들에게 최대 만족을 줄 수 있는 방법에 대한 체계

㉣ 지휘(Directing) : 조직 구성원들이 개개인에게 부여된 직무를 열심히 수행하도록 지도하고 격려하는 것

㉤ 통제(Controlling) : 수행된 업무 성과를 계획된 목표와 비교, 측정하여 목표에 미달된 것은 수정, 조치하는 것

출제유형문제 최다빈출문제

관리와 행정을 비교한 것이다. 옳은 것은?

① 관리는 정치권력을 포함한다.
② 행정은 경쟁성이 높으며 능률성을 추구한다.
❸ 관리는 법적인 제약을 적게 받는다.
④ 행정의 목표는 분명하고 단일 목표이다.
⑤ 관리는 법 앞에 평등하다.

해설
행정은 정치권력을 포함하며 관리는 경쟁성이 높으며 능률성을 추구하며 법적인 제약을 적게 받는다.

3 간호관리의 정의 및 체계 모형

(1) 간호관리의 정의

간호관리는 환자에게 양질의 서비스를 제공하기 위해 간호직원들의 노력과 필요한 모든 자원의 활용을 기획, 조직, 인사, 지휘, 통제하는 과정과 기능이다.

(2) 간호관리체계 모형(길리스)

① 투 입

㉠ 인적 자원, 물자, 자금, 건물설계, 정보, 공급품, 시간 등의 자원

㉡ 간호인력의 기술, 경험, 태도, 교육 및 훈련, 환자의 간호강도지표, 환자중증도가 포함됨

② 과 정

㉠ 관리과정 : 기획, 조직, 인사, 지휘, 통제

㉡ 관리지원기능 : 시간관리, 조직문화, 리더십, 의사결정, 의사소통, 동기부여 및 갈등관리 관리과정(기획, 조직, 인사, 지휘, 통제) 등

③ 산출물

과정에 의해 투입이 변형된 것, 간호의 질 평가, 간호시간, 이직률, 결근율, 재원일수, 환자만족 및 간호직원의 만족도, 간호연구 등

④ 피드백

재정보고서, 인준보고서, 산출이 투입으로 가는 과정

출제유형문제 최다빈출문제

3-1. 길리스의 간호관리체계 모형을 설명한 것 중 옳은 것은?

❶ 투입에는 자료, 인력, 공급품 등이 속한다.
② 과정에는 생산결과, 간호직원의 만족도 등이 속한다.
③ 산출에는 의사결정, 의사소통이 속한다.
④ 환류는 투입이 과정으로 가는 것이다.
⑤ 투입은 과정에 의해 변경된 것이다.

해설

간호관리체계 모형(길리스)

- 투 입
  - 인적 자원, 물자, 자금, 건물설계, 정보, 공급품, 시간 등의 자원
  - 간호인력의 기술, 경험, 태도, 교육 및 훈련, 환자의 간호강도지표, 환자중증도가 포함됨
- 전환과정
  - 관리과정 : 기획, 조직, 인사, 지휘 및 통제
  - 관리지원기능 : 시간관리, 조직문화, 리더십, 의사결정, 의사소통, 동기부여 및 갈등관리 관리과정(기획, 조직, 인사, 지휘, 통제) 등
- 산출물 : 과정에 의해 투입이 변형된 것, 간호의 질 평가, 간호시간, 이직률, 결근률, 재원일수, 환자만족 및 간호직원의 만족도, 간호연구 등
- 피드백 : 재정보고서, 인준보고서, 산출이 투입으로 가는 과정

3-2. 간호관리체계 모형에서 과정에 포함되는 것은?

① 인적 자원, 물자, 자금, 건물설계
② 간호인력의 기술, 경험, 태도
③ 간호의 질 평가, 간호시간
④ 재원일수, 결근율, 환자만족도
❺ 기획, 조직, 인사, 지휘, 통제

해설

간호관리체계 모형에서 과정에 포함되는 것은 기획, 조직, 인사, 지휘, 통제이다.

4 간호관리의 중요성 및 필요성

① 의료 수요의 증가
② 국민의 양질의 의료에 대한 요구 증가
③ 의료비 상승 → 소비자 부담이 증가
④ 건강관리 조직의 효율적 관리 기대 증가
⑤ 평균 수명 연장 → 치료보다 건강관리 강조 → 수간호사의 역할이 강조됨
⑥ 병원에서 간호관리의 비중 증가

제 2 장

간호이론

1 고전기

(1) 과학적 관리론

① 특 징

㉠ 분업 및 전문화의 원리에 입각한 직무 설계

㉡ 시간, 동작 연구를 통한 직무의 표준화

㉢ 직무에 적합한 적정인의 선발과 훈련

㉣ 성과에 따른 차별 성과급제

㉤ 간호에의 적용 : 간호업무표준, 간호시간 측정, 활동 분석

② 장 점

㉠ 오늘날 관리학의 기초가 됨

㉡ 관습, 감정, 직관을 배제한 과학적 원칙 적용

㉢ 생산성 향상을 위한 효율적 관리방법 모색

㉣ 실무 및 연구 분야에 있어 과학적이고 체계적인 관리의 기틀 마련

③ 단 점

㉠ 인간의 기계화(인간을 돈으로 봄)

㉡ 근로자의 인간성과 복지에는 관심을 두지 않음

㉢ 관리자의 명령과 통제에 의한 경영

(2) 관리과정론

① 특 징

㉠ 페이욜(Fayol), 무니(Mooney), 길리스(Gillies)

㉡ 조직의 관리 기능 중시함, 관리자가 맡아야 할 조직 및 관리 활동의 원리 발전

㉢ 조직의 상위층을 중심으로 하향적 방식에 의한 조직의 합리화 추구

㉣ 페이욜의 관리 기본 요소 : 기획, 조직, 지휘조정, 통제

② 장 점

㉠ 효율적인 행정원리 발견

㉡ 행정의 3요소(작업, 사람, 장소) 간의 체계적인 관계설정에 대한 이해도 증가

㉢ 권한과 책임을 합리적으로 배열하고 이행하도록 통제장치 마련

㉣ 조직 관리 전략에 관한 연구에 영향

③ 단 점

㉠ 관리를 정태적이고 비인간적 과정으로 파악

㉡ 의미가 애매하여 실제적으로 효과를 기대하기 어려움

㉢ 조직을 환경과 무관한 폐쇄체계로 간주

(3) 관료제의 특징

① 특 징

㉠ 능력과 규칙을 중요시함

㉡ 합법적 권한에 기초를 둠

㉢ 업무수행 규칙 공식화

㉣ 계층에 따른 분업화

㉤ 계층에 따른 책임과 권한의 규정

㉥ 의사결정의 공식화, 문서화, 권위의 구조 강조

② 장 점

㉠ 자원의 효율적 배분

㉡ 공정한 대우로 관리의 객관성 확보

㉢ 조직에 수행되는 모든 과업을 분업화하고 전문화하여 업무의 능률을 극대화시킴

③ 단 점

㉠ 관료적 원리와 전문적 원리를 구분하지 못함

㉡ 인간적인 요인과 비공식적 요인의 중요성을 간과함

출제유형문제 최다빈출문제

1-1. 과학적 관리론을 설명한 것 중 옳은 것은?

❶ 성과에 따른 차별 성과급제
② 근로자의 인간성 중시
③ 경영과학
④ 호손연구
⑤ 메이요의 실험

해설

과학적 관리론의 특징
- 분업 및 전문화의 원리에 입각한 직무 설계
- 시간, 동작 연구를 통한 직무의 표준화
- 직무에 적합한 적정인의 선발과 훈련
- 성과에 따른 차별 성과급제
- 간호에의 적용 : 간호업무표준, 간호시간 측정, 활동 분석

1-2. 시간연구, 동작연구를 통해 직무를 표준화하고 성과에 따른 차등지급을 하는 관리 이론은?

① 인간관계론
② 체계이론
❸ 과학적 관리론
④ 행정관리론
⑤ 카오스 이론

해설
과학적 관리론
- 테일러에 의해 발전됨
- 시간연구와 동작연구로 직무의 효율성과 생산성을 향상시킴

1-3. 간호조직을 관료제적 성격으로 볼 경우 옳은 설명은?

❶ 합법적 법적 권한에 기초를 두고 있다.
② 비공식 조직을 활성화한다.
③ 수평적 조직이다.
④ 공식조직과는 거리가 멀다.
⑤ 분업화되어 있지 않다.

해설
관료제의 특징
- 능력과 규칙을 중요시함
- 합법적 권한에 기초를 둠
- 업무수행 규칙 공식화
- 계층에 따른 분업화
- 계층에 따른 책임과 권한의 규정
- 의사결정의 공식화, 문서화, 권위의 구조 강조

1-4. 관료제의 장점은?

❶ 자원의 효율적 배분
② 관리의 주관성 확보
③ 과업의 비공식화
④ 인간적인 요인 초점
⑤ 행정의 신축성

해설
관료제 이론의 장단점
- 장 점
  - 자원의 효율적 배분
  - 공정한 대우로 관리의 객관성 확보
  - 조직에 수행되는 모든 과업을 분업화하고 전문화하여 업무의 능률을 극대화시킴
- 단 점
  - 관료적 원리와 전문적 원리를 구분하지 못함
  - 인간적인 요인과 비공식적 요인의 중요성 간과함

1-5. 신규간호사의 비율이 높아짐에 따라 환자 안전과 간호생산성이 저하되고 있다. 이를 과학적 관리론에 근거하여 해결하고자 할 때 간호관리자가 선택할 수 있는 전략은?

❶ 업무 표준화
② 고충처리제 도입
③ 동아리 활동 지원
④ 복리후생 제도 강화
⑤ 사기진작 프로그램 개발

해설
업무의 표준화는 과학적 관리론에 근거한 제도이다. 즉, 과업을 수행하는 새로운 방법을 문서화된 규칙과 절차에 따라 과업을 수행하도록 한다.

1-6. 간호사들이 수행하는 간호업무를 표준화하기 위해 각 간호 행위별로 시간–동작 분석을 한 후 핵심간호술기 가이드라인을 개발하였다. 이때 적용된 관리이론은?

① 상황이론
② 체계이론
③ 관료제 이론
④ 행정관리론
❺ 과학적 관리론

해설
업무의 표준화와 시간–동작 분석은 과학적 관리론이다. 근로자가 업무를 수행하는 데 걸리는 시간, 적절한 기구와 장비를 사용하여 업무를 더 쉽게 수행할 수 있는 방법 및 가장 적은 시간으로 가장 많은 일을 수행할 수 있는 방법에 관심을 가졌다.

1-7. 다음의 특징에 해당되는 이론으로 옳은 것은?

- 문서화된 규칙에 따른 업무가 이루어진다.
- 업무의 분업화와 전문화가 이루어진다.
- 공식적인 규칙의 제정과 준수가 이루어진다.
- 지위와 권한에 근거를 둔다.
- 지위가 계층화되어 있다.

① 행정관리론　② 체계이론
③ 인간관계론　❹ 관료제이론
⑤ 행동과학론

해설
관료제 이론은 막스 베버에 의해 제시된 이론으로 주장된 권한체계에 기초를 두고 있으며, 지위와 권한, 공식적인 규칙과 제정 준수, 업무의 분업화 및 전문화, 계층화된 지위가 특징이다.

2 신고전기

(1) 인간관계론

① 특 징

㉠ 메이요의 호손 공장 실험

㉡ 조명실험, 릴레이 조립실험, 배선작업 관찰

㉢ 인간은 조건뿐만 아니라 심리적, 사회적 조건에 의해서도 영향을 받는 다차원적 존재

② 장 점

㉠ 인간의 정신적, 심리적 요인의 중요성 발견

㉡ 민주적 리더십의 필요함을 인식시킴

㉢ 비공식 조직의 존재와 기능 중시

③ 단 점

㉠ 조직의 외부 환경영향을 고려하지 못함

㉡ 상대적으로 조직의 논리가 무시됨

④ 인간관계론이 간호관리에 미친 영향

㉠ 동기부여와 비공식조직의 중요성을 강조

㉡ 조직 관리의 민주화와 인간화에 많은 공헌

㉢ 인사상담제도, 고충처리제도 및 제안제도 등의 도입에 크게 기여

(2) 행동과학론

① 행동과학론의 개념

㉠ 인간관계의 심리학적, 인류학적 측면을 연구하기 위해서 과학적인 방법을 사용할 것을 강조한 신고전적 이론이다.

㉡ 업무자체의 속성과 인간의 욕구를 충족시키기 위해 기술과 능력을 사용하는 정도와 범위에 중점을 두었고, 인간의 욕구를 세분화, 단계화하였다.

② 지도성 이론, 동기이론을 중심으로 발전함

㉠ 버나드(Barnard) : 공식 조직 내 비공식 조직의 중요성에 대해 설명

㉡ 시몬(Simon) : 조직 내에서 개인과 조직 간의 평형상태를 유지하는 것이 중요하다.

③ 영향 : 조직과 인간의 화합을 꾀하고자 함(과학적 관리론 + 인간관계론)

출제유형문제 최다빈출문제

2-1. 호손 효과에 관한 설명 중 옳은 것은?

① 생산 능률은 조직 구성원의 태도나 감정에 의존하지 않는다.
② 근로자의 태도 또는 감정은 그들이 소속되어 있는 직장 내 분위기와 관련이 없다.
❸ 비공식적인 조직이 조직의 성과에 영향을 미친다.
④ 합리적인 경제 인간관을 심어주었다.
⑤ 공식적인 집단의 중요성을 인식시켜 주었다.

해설
호손 효과(인간관계론)
- 메이요 교수가 호손 공장에서 실시한 실험연구
- 근로자들에게 휴식, 짧은 작업시간, 감독 등의 물리적이고 금전적 요인보다는 배려나 관심 등의 사회적 요소가 충족되었을 경우 공장의 생산성이 향상됨
- 인간을 합리적, 경제적인 존재보다는 사회심리적 존재로 보게 됨
- 비공식적인 조직이 조직의 성과에 영향을 미침
- 자생 집단의 중요성을 인식시킴
- 민주적 리더십이 중요함을 부각시킴
- 조직 없는 인간이라는 비판을 받음

2-2. 조직의 생산성을 높이기 위해 인간의 정서적인 요인과 감정적인 요인도 능률을 향상시키는 데 큰 영향을 미친다는 구성원 중심의 관리이론은?

① 체계이론
② 과학적 관리이론
③ 행정관리론
❹ 인간관계론
⑤ 카오스 이론

해설
인간관계론은 1940년대와 1950년대 초에 유행하였으며 작업과 관련된 사회적 환경에 중점을 두고 조직의 생산성을 높이기 위해 인간의 정서적인 요인과 감정적인 요인도 능률을 향상시키는데 큰 영향을 미친다는 이론이다.

2-3. 인간관계론을 간호관리에 도입할 경우 적용할 수 있는 방법은?

① 간호표준업무
② 간호시간분석
③ 활동 분석
❹ 인사상담제도
⑤ 효율적인 행정원리

해설
인간관계론을 간호관리에 적용할 수 있는 예
- 인사상담제도
- 고충처리제도
- 제안제도

2-4. 메이요(Mayo) 등에 의한 호손 연구는 조명 밝기와 생산량의 관계를 알아보기 위해 시행되었다. 그러나 조명밝기와 관계없이 생산량은 증가하였고 이는 근로자들이 자신들이 관찰되고 있음을 의식하기 때문이라는 것이 밝혀졌다. 이처럼 작업 능률 향상에 있어 사회 심리학적 효과에 주목한 이론에 관한 설명으로 옳은 것은?

① 생산 능률은 조직 구성원의 태도나 감정에 크게 의존하지 않는다.
❷ 비공식적 조직은 성과에 영향을 미친다.
③ 직장 내 분위기와 관련이 없다.
④ XY이론에 입각한 인간관을 이해하는 계기가 되었다.
⑤ 근로자는 물리적, 금전적 보상에 가장 반응한다.

해설
인간관계론은 메이요(Mayo) 등에 의한 호손 연구에 의해 발전되었으며 인간을 중시하고 직업과 관련된 사회적 환경에 중점을 두었다. 또한 비공식적 조직이 성과에 영향을 미친다고 제시하였다.

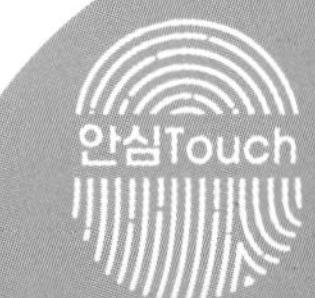

3 현대기

(1) 관리과학론(계량적 관리론)

의사결정의 질적 향상을 도모하는 합리적인 과학적 접근방법

(2) 체계이론

① 정의 : 인간행동의 영향요소들 간의 복잡한 상호작용의 중요성 강조

② 기본 요소

㉠ 투입 : 체계를 시작하게 하는 자원(사람, 재료, 비용, 시설, 정보)

㉡ 과정 : 투입을 산출로 변환시키는 기전

㉢ 산출 : 투입이 과정에 의해 변형된 것(생산품, 서비스)

㉣ 환류 : 산출이 투입으로 다시 돌아가는 과정(주위 환경에 대한 조직의 위상과 업적에 관한 정보)

(3) 상황이론

조직 외부의 환경이 조직과 그 하위 시스템에 미치는 영향과 조직의 유효성이 높아지는 시스템 간의 관계를 설명하려는 이론

[이론 정리]

특 징	고전기	신고전기	현대기
장 점	• 조직의 효율성 강조 • 정확성, 책임성, 안정성 요구	• 인간의 사회적 욕구 강조 • 비공식적 조직 고려	조직과 환경과의 상호작용 반영
단 점	• 인간의 특성 무시 • 환경과의 상호작용 무시 • 비공식적 조직 무시	• 조직의 환경적 요소 무시 • 인간의 통합적 고찰 부족	• 조직의 전략적 선택의 중요성 무시 • 조직과 환경을 지나치게 실물적으로 봄
적용 분야	• 경영과학 • 공식조직 • 외적 보상에 의한 동기부여	• 행동과학, 인력관리 분야 • 갈등해소, 의사소통, 참여적 의사결정 • 내적 보상에 의한 동기부여	• 조직설계 • 조직개발
대표 학자	• 테일러 • 페이욜 • 베 버	• 메이요 • 버나드 • 맥그리거	• 버틀란피 • 번스와 스토커

출제유형문제 최다빈출문제

3-1. 조직의 외부 환경이 조직과 하위 시스템에 미치는 영향을 연구한 관리이론은?

① 체계이론
② 과학적 관리이론
③ 행정관리론
④ 인간관계론
❺ 상황이론

해설

상황이론의 특성
- 조직 : 하위체계들로 구성된 하나의 개방체계
- 조직의 외부 환경이 조직과 하위 시스템에 미치는 영향을 연구한 이론(조직의 환경과 특성이 업무에 영향을 미친다는 이론)
- 조직을 관리하는데 가장 이상적이고 유일한 방법이 없다는 이론(전제 : 모든 상황에서 모든 조직에 유효성을 낳게 하는 유일한 조직이론은 없음)
- 상황에 따라 관리 기법이 변해야 함
- 상황에 따라 적절한 일을, 적절한 시간에, 적절한 방법으로 수행하기 위한 틀을 제공
- 상황이론의 고유변수에는 상황변수(환경, 규모, 기술), 조직특성 변수(조직구조, 관리체계, 관리과정), 조직성과 변수(효율성, 능률성) 등이 있음

3-2. 현대기에 등장한 상황이론의 단점은?

❶ 조직의 전략적 선택의 중요성 무시
② 인간의 특성 무시
③ 인간의 통합적 고찰 부족
④ 비공식적 조직 무시
⑤ 환경과의 상호작용 무시

해설

현대기 상황이론의 단점
- 조직의 전략적 선택의 중요성 무시
- 조직과 환경을 지나치게 실물적으로 봄

제 3 장

간호관리자의 역할

1 관리자의 계층 및 관리기술

(1) 관리자의 계층

① 최고 관리자 : 환경과 관련하여 조직의 장기적 목표, 전략 등을 결정, 조직의 사회적 책임

② 중간 관리자 : 상급자와 하급자의 중간에서 상호 간의 관계를 조정하는 역할

③ 일선 간호관리자 : 조직 구성원들을 직접 지휘 감독하는 관리층

(2) 관리기술(Katz, 1974)

① 전문적 기술

㉠ 전문화된 분야에 고유한 도구, 절차, 기법을 사용할 수 있는 능력

㉡ 자신이 책임진 업무의 메커니즘을 정확히 파악할 수 있는 기술

② 인간관계 기술

㉠ 개인으로서든 집단으로서든 다른 사람들과 같이 일하고, 이해하며 동기를 부여할 수 있는 능력

㉡ 관리자가 책임지고 있는 부서의 부하직원을 통솔하기 위해

③ 개념적 기술

㉠ 전체적으로 조직의 복합성을 이해하는 능력

㉡ 조직 전체를 이해하고 조직 내에서 구성원들의 활동을 조직

㉢ 전체 상황에 맞도록 진행해 나가는 분석적 사고 능력

㉣ 비정형적 의사결정이 중심적 역할인 최고 관리자에게 가장 필요한 부분

㉤ 개념적 기술은 높은 계층으로 갈수록 더 요구되고, 낮은 계층으로 갈수록 덜 요구됨

출제유형문제 최다빈출문제

1-1. 환경의 복잡성을 이해하고 대처하는 능력으로 조직을 전체로 보고 부서가 서로 어떻게 의존하는지를 이해하는 관리기술은?

❶ 개념적 기술
② 인간적 기술
③ 전문적 기술
④ 운명적 기술
⑤ 역량적 기술

해설
개념적 기술
• 환경과 조직의 복잡성을 이해하고 대처하는 능력
• 부서 간의 연관성을 이해하는 능력이다.
• 조직을 전체로 보고 부서가 서로 어떻게 의존하는지를 이해하는 능력
• 조직의 목적과 간호단위 내의 목표를 연결시키는 능력
• 최고 관리층에게 가장 많이 필요한 기술이고 높은 관리 계층에게 갈수록 더 많이 요구한다.

1-2. 관리자가 책임지고 있는 부서의 부하직원을 통솔하기 위해 모든 관리계층에서 요구되는 관리 기술은?

① 개념적 기술
❷ 인간적 기술
③ 전문적 기술
④ 운명적 기술
⑤ 역량적 기술

해설
인간적 기술(인간관계 기술)
개인으로서든 집단으로서든 다른 사람들과 같이 일하고 이해하며 동기를 부여할 수 있는 능력으로, 관리자가 책임지고 있는 부서의 부하 직원을 통솔하기 위해 모든 관리 계층에서 요구되는 관리기술이다.

2 관리자의 역할(Mintzberg, 1975)

(1) 대인관계 역할(Interpersonal role)

① 사람들 사이의 관계와 관련된 역할, 관리자의 직무특성에 영향을 끼침

② 대표자 역할, 지도자 역할, 연결자(섭외자) 역할

(2) 정보관리 역할(Informational role)

① 조직의 활동은 정보의 수집과 분석에서 시작, 소비자의 욕구와 시장 환경이 급속히 변할 때는 정보관리의 역할이 중요함

② 모니터(감독자) 역할, 정보보급자(전달자) 역할, 대변자 역할

(3) 의사결정 역할(Decisional role)

① 조직의 새로운 목표와 활동을 전개할 시기와 방법을 결정하기 위해 정보를 사용하는 역할

② 기업가의 역할, 문제해결자(고충처리자) 역할, 자원배분자 역할, 협상자

출제유형문제 최다빈출문제

다음에서 설명하는 간호관리자 역할(민츠버그가 제시)은?

- 병동 내에서 일어나는 크고 작은 간호사고에 대해 조사하고 확인함
- 그 문제에 대해 새로운 해결방안을 마련하고 시행함
- 이후 수간호사 미팅에서 보고하고 발표함

① 대인관계 역할

② 대표자 역할

③ 지도자 역할

❹ 정보적 역할

⑤ 의사결정 역할

해설

정보적 역할(Informational Role) : 소비자의 욕구와 시장 환경이 급속히 변하는 시기에는 정보적 역할이 중요함

- 모니터(감독자) 역할 : 정보의 탐지, 수집 및 선별, 조직에 영향을 미치는 환경 탐지
- 전달자 역할 : 조직의 통합성 유지, 하급자의 의견을 수렴하여 상부에 보고, 상부의 지시를 하급자에게 전달하는 매개자 역할
- 대변자 역할 : 외부 사람들에게 조직의 입장을 전달

3 간호계층별 간호관리자의 역할

(1) 최고 관리자(간호이사, 간호본부장, 간호부장)

① 조직의 성공과 실패를 좌우하는 전략적이며 비구조적인 역할을 하는 자
② 조직의 목적을 정하고 중간 관리자의 업무 성과를 모니터함
③ 대내·외적으로 간호부서를 대표
④ 간호부서의 최종적인 행정적 권한과 책임을 가짐
⑤ 간호부서 전 직원을 통솔
⑥ 간호부서의 중요한 회의를 주재
⑦ 병원의 중요한 의사결정에 참여
⑧ 간호부서의 연간계획과 예산을 수립하여 수행하고 평가
⑨ 비상시 환자와 간호직원의 안전대책을 지휘
⑩ 간호부서의 인사관리(모집, 선발, 배치, 업무, 평가, 인사이동, 승진, 상벌)를 지휘

(2) 중간 관리자(간호과장, 간호감독)

① 간호부서의 정책수립과 업무 집행에 참여
② 간호부 운영에 관련된 해당 위원회의 업무를 계획하고 참여
③ 간호부의 기본 방침에 따라 환자간호 및 간호부 운영에 관련된 규정과 표준 설정에 참여
④ 간호의 질과 업무의 효과성을 평가
⑤ 임상간호의 발전을 위한 연구를 지휘하거나 참여
⑥ 간호순회 시 면담과 관찰을 통해서 환자의 상태와 요구를 파악
⑦ 적정간호가 제공되도록 현장을 지도
⑧ 간호부서의 전반적인 사항을 간호부서장에게 보고
⑨ 간호부서장을 도와 간호부서의 예산 수립과 집행, 평가에 참여
⑩ 수간호사 및 일반간호사의 자질과 역할 수행을 향상시키기 위해 교육의 기회를 주선하거나 교육을 제공
⑪ 수간호사와 간호사의 면담을 통해서 사적인 문제를 파악하여 해결을 위해 도움을 주고 격려

(3) 일선 관리자(수간호사)

① 간호단위를 대표하여 간호부서의 회의에 참여
② 간호단위의 중요한 사항을 간호부서장이나 감독 간호사에게 보고, 간호부서의 지시사항을 간호단위 구성원에게 전달
③ 간호순회 시 면담과 관찰을 통해서 환자의 상태와 요구를 파악하고, 적정간호가 제공되도록 현장을 지도
④ 의료진과 협조하여 양질의 의료가 제공되도록 배려

⑤ 간호단위의 재정관리, 물품관리, 의약품관리, 의료장비관리, 환경관리, 안전관리에 대한 책임
⑥ 환자의 간호요구를 파악하여 업무를 적절히 배당
⑦ 간호단위의 정기회의와 학술 집담회를 지휘하고, 필요한 교육을 제공

출제유형문제 최다빈출문제

3-1. 최고 관리자에게 가장 많이 요구되는 간호 기술은?

① 실무적 기술
❷ 개념적 기술
③ 인간적 기술
④ 기술적 기술
⑤ 의사소통 기술

해설
개념적 기술
- 전체적으로 조직의 복합성을 이해하는 능력
- 조직 전체를 이해하고 조직 내에서 구성원들의 활동을 조직
- 전체 상황에 맞도록 진행해 나가는 분석적 사고 능력
- 비정형적 의사결정이 중심적 역할인 최고 관리자에게 가장 필요한 부분
- 개념적 기술은 높은 계층으로 갈수록 더 요구되고, 낮은 계층으로 갈수록 덜 요구됨

3-2. 중간 간호관리자의 역할로 옳은 것은?

① 조직의 목적을 정하고 대내외적으로 간호부서를 대표한다.
❷ 적정간호가 제공되도록 현장을 지도한다.
③ 간호부서의 전 직원을 통솔한다.
④ 의료진과 협조하여 양질의 의료가 제공되도록 배려한다.
⑤ 간호단위를 대표하여 간호부서의 회의에 참여한다.

해설
중간 간호관리자의 역할
- 간호부서의 정책수립과 업무 집행에 참여
- 간호부 운영에 관련된 해당 위원회의 업무를 계획하고 참여
- 간호부의 기본 방침에 따라 환자간호 및 간호부 운영에 관련된 규정과 표준 설정에 참여
- 간호순회 시 면담과 관찰을 통해서 환자의 상태와 요구를 파악
- 적정간호가 제공되도록 현장을 지도

3-3. 일선 간호단위 관리자의 역할 중 옳은 것은?

① 간호부서의 정책 수립과 업무 집행에 참여한다.
② 간호부 운영에 관련된 해당 위원회의 업무를 계획하고 참여한다.
❸ 환자의 간호요구를 파악하여 업무를 적절히 배당한다.
④ 간호부서의 중요한 회의를 주재한다.
⑤ 병원의 중요한 의사결정에 참여한다.

해설
일선 관리자의 역할
- 간호단위를 대표하여 간호부서의 회의에 참여
- 간호순회 시 면담과 관찰을 통해서 환자의 상태와 요구를 파악하고, 적정간호가 제공되도록 현장을 지도
- 의료진과 협조하여 양질의 의료가 제공되도록 배려
- 간호단위의 재정관리, 물품관리, 의약품관리, 의료장비관리, 환경관리, 안전관리에 대한 책임
- 환자의 간호요구를 파악하여 업무를 적절히 배당

PART

6

간호관리의 과정

간호사 국가고시

간호관리학

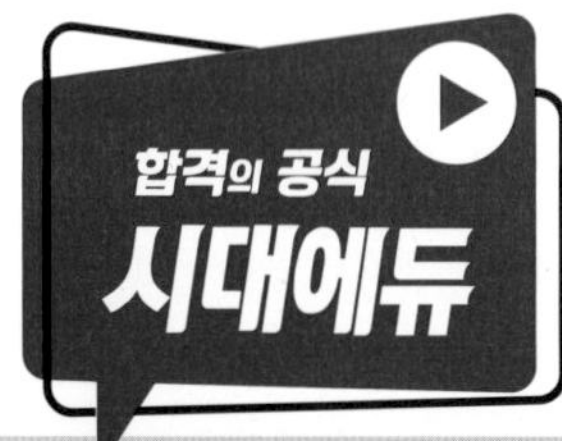

제 1 장

기획(Planning)

1-1 기획과 의사결정

1 기획과 의사결정

(1) 기획의 정의

조직의 목적이나 목표를 사정, 수립하고 시행하여 평가하고 조정하는 과정

(2) 기획의 특성

① **기획의 우선성** : 기획은 다른 모든 관리활동, 즉 조직, 지휘, 통제 등에 앞서서 선행하는 활동

② **기획의 효율성** : 한정된 자원과 비용으로 최대의 생산성을 내야 하는 것이 기획의 효율성

③ **목적과 목표에의 공헌성** : 기획수립에 있어 목적이나 목표달성을 지향하는 통합된 활동을 유도하도록 해야 함

④ **기획의 보편성** : 기획은 최고 관리자로부터 하급 관리자에 이르기까지 모든 관리자는 기획을 수행하게 됨

(3) 기획의 필요성

① 성공 가능성 증가

② 의사결정의 질 향상

③ 미래 상황에 효과적 대처

④ 비용 효율적

⑤ 의사소통의 향상 등

※ 간호에서 기획이 필요한 이유(더글러스, 1996)

- 기획은 조직의 인적, 물적 자원을 예측 통제함으로써 미래상황에 효과적으로 대처하게 함
- 기획은 개인과 조직의 성과측정의 기초를 제공해 줌
- 기획은 활동이 아닌 결과에 초점을 두므로 성공 가능성을 높여 줌
- 기획은 분석적 사고와 여러 대안에 대한 평가력을 강화함으로써 의사결정의 틀을 지니게 함
- 기획은 제한된 자원을 효율적으로 활용케 함으로써 낭비를 최소화하여 비용을 효과적으로 사용함
- 기획은 위기발생을 감소시키고 의사결정의 신축성을 지니게 함

(4) 기획의 원칙

① 목적 부합의 원칙(목적성, 합목적성의 원칙)
기획은 목표를 성취하기 위한 과정이므로 반드시 목적의식이 있어야 함

② 탄력성의 원칙
기획은 외부의 변화하는 상황에 대처할 수 있고, 또한 하부 집행기관이 창의력을 충분히 발휘할 수 있도록 탄력성을 지녀야 함

③ 포괄성의 원칙
인원, 물자, 설비, 예산 부족 등으로 차질이 생기지 않도록 충분한 사전 검사를 해야 함

④ 장래예측의 원칙
정확하게 예측할 수 있도록 정확한 정보를 통해 수립해야 함

⑤ 균형성의 원칙
다른 기획 및 업무 사이에 적절한 균형과 조화를 이루어야 함

⑥ 경제성의 원칙
현재의 사용 가능한 자원을 최대한 활용하고 새로운 자원은 최소화한다는 것

⑦ 필요성의 원칙
기획은 정당한 이유에 근거한 필요성이 있어야 함

⑧ 계층화의 원칙
기획은 가장 큰 것으로부터 시작하여 구체화 과정을 통해 순차적으로 기획을 파생시킴

⑨ 안정성의 원칙
기획이 효과를 거두기 위해서는 안정성을 갖는 것이 필요함

⑩ 단순성, 간결성의 원칙
기획은 간단 명확하여야 하며, 전문적이고 난해한 표현은 피하도록 함

출제유형문제 최다빈출문제

1-1. 간호관리 과정 중 기획의 특징은?

① 기획은 다른 모든 관리활동 중 나중에 활동한다.
② 최대의 비용으로 최대의 생산성을 내야 한다.
③ 최고 관리자만 기획을 수행한다.
❹ 목적이나 목표달성을 지향하는 통합된 활동을 유도한다.
⑤ 한 번 설정된 기획은 추후에 변경할 수 없다.

해설
기획은 다른 모든 관리활동 등에 앞서 선행한다. 한정된 자원과 비용으로 최대의 생산성을 내야 하며, 한 번 설정된 기획이라도 추후에 변경할 수 있어야 한다.

1-2. 기획의 목적 중 가장 옳은 것은?

① 기획은 결과보다는 활동에 초점을 둔다.
② 기획은 종합적 사고를 분석적 사고보다 더 강화시킨다.
③ 기획은 중간 관리자의 목표와 일치하는 의사결정을 할 수 있는 기틀을 제공한다.
❹ 기획은 조직 구성원이 수동적인 반응 대신 능동적으로 행동하도록 유도한다.
⑤ 기획은 현재 지향적인 관리를 내포하고 있다.

해설
기획의 목적(Douglass, 1996)

- 기획은 활동보다는 결과에 초점을 두므로 성공 가능성을 높인다.
- 기획은 분석적 사고와 여러 대안에 대한 평가력을 강화시킴으로써 의사결정의 질을 높여 준다.
- 기획은 최고 관리자의 목표와 일치하는 의사결정을 할 수 있는 기틀을 제공한다.
- 기획은 조직 구성원의 수동적인 반응 대신 능동적인 행동을 유도한다.

1-3. 기획 수립 시 사용할 수 있는 자원을 최대한 활용하여 새로운 자원의 투입을 최소화하고 최대의 생산성을 산출하도록 기획을 수립해야 한다. 이와 관련된 기획의 원칙은?

❶ 경제성
② 균형성
③ 탄력성
④ 포괄성
⑤ 장래예측성

해설
경제성 혹은 능률성, 효율성의 원칙이다.

안심Touch

2 기획의 과정

(1) 목표 설정

① 인력, 시설, 장비, 기술, 조직 등 능력의 범위 내에서 목표를 구체화하는 것
② 가용 예산과 시간적인 적합성을 확인
③ 윤리나 사회규범에 적합한지 검토
④ 측정 가능한 목표를 설정하는 것이 중요함

(2) 현황 분석 및 문제점 파악

① 현재의 상황과 목표로 하는 미래 상황 사이의 차이점으로 발생할 수 있는 장애요인을 규명
② 문제해결을 위한 한계점을 인지

(3) 대안의 탐색과 선택

① 각자의 대안에 대해 시행가능 여부를 파악
② 기대효과, 효율성, 합리성 등을 검토
③ 비용-편익 분석, 비용-효과 분석, 시뮬레이션, 델파이 기법 등을 이용

(4) 대안의 결정(우선순위)

① 한정된 자원 내에서 우선순위를 결정
② 우선순위의 설정 기준으로는 의사결정자의 활동에 대한 가치를 부여하는 정도, 활동의 목표 달성 기여 정도를 기준

(5) 수 행

① 목표에 적합한 최종안에 따라 간호활동을 수행
② 제안된 활동과 계획 추진을 위해 승인된 안을 시행

(6) 평가와 회환

① 현 업무가 효율적이었는지 객관적인 방법을 통해 분석
② 기준을 통해 간호업무를 평가

출제유형문제 최다빈출문제

2-1. 기획의 과정이 옳은 것은?

① 간호 목표 설정 - 우선순위 결정 - 현황분석 및 문제점 파악 - 대안의 제시와 선택 - 간호업무 수행 - 간호활동 평가
② 우선순위 결정 - 현황분석 및 문제점 파악 - 대안의 제시와 선택 - 간호업무 수행 - 간호활동 평가 - 간호 목표 설정
③ 현황분석 및 문제점 파악 - 대안의 제시와 선택 - 간호업무 수행 - 간호활동 평가 - 우선순위 결정 - 간호 목표 설정
④ 대안의 제시와 선택 - 간호업무 수행 - 간호활동 평가 - 우선순위 결정 - 간호 목표 설정 - 현황분석 및 문제점 파악
❺ 간호 목표 설정 - 현황 분석 및 문제점 파악 - 대안의 탐색과 선택 - 대안의 결정 - 수행 - 평가

해설
기획의 과정
간호목표설정 → 현황분석 및 문제점 파악 → 대안의 탐색과 선택 → 대안의 결정 → 수행 → 평가

2-2. 기획의 과정 중 기대효과, 효율성, 합리성 등을 검토하는 단계는?

① 목표설정
② 현황분석 및 문제점 파악
❸ 대안의 탐색과 선택
④ 대안의 결정
⑤ 수 행

해설
대안의 탐색과 선택
- 각자의 대안에 대해 시행 가능 여부를 파악함
- 기대효과, 효율성, 합리성 등을 검토함
- 비용-편익 분석, 비용-효과 분석, 시뮬레이션, 델파이 기법 등을 이용함

3 기획의 계층화

목적, 사명	간호조직에서의 목적은 간호조직이 존재하는 이유를 명시하고 있음
철 학	• 목적이나 사명의 진술로 조직의 목적 달성을 위한 가치 또는 신념 • 간호조직 철학 : 인간으로서 대상자, 간호업무, 조직구성원 가치 등을 진술
목 표	• 목적에 대한 기대효과를 구체적인 수치로 표현한 것 • 목표 설정 시 이점 : 조직업무 수행의 지침, 업무 의욕 고취, 조직 방향의 제시, 조직 성과를 판단하고 통제하는 기준이 됨
정책과 절차	• 정책, 절차, 규칙, 규정은 간호조직의 상용 계획 • 정책 : 목표 달성을 위한 지침과 수단, 목적 성취를 위해 직원들의 행동 범위와 경로를 파악하고 명시하는 지침 • 절차 : 업무수행 방법이나 간호활동의 지침 제공
규칙과 규정	특정 상황에서 행해야 하는 것과 금지해야 하는 것을 알려주는 지침
계획안	조직의 목표와 방침에 근거하여 업무의 과정과 수단을 구체화하는 것

출제유형문제 최다빈출문제

3-1. 간호조직이 존재하는 이유를 명시하고 있는 기획은?

❶ 목 적
② 철 학
③ 목 표
④ 정 책
⑤ 절 차

해설
간호조직이 존재하는 이유를 명시하고 있는 기획은 목적이다.

3-2. 목적 성취를 위해 직원들의 행동 범위와 경로를 파악하고 그에 따르는 행동방침을 정하도록 하는 것은?

① 철 학
② 사 명
❸ 정 책
④ 절 차
⑤ 규 칙

해설
정 책
목표 달성을 위한 지침과 수단, 목적 성취를 위해 직원들의 행동 범위와 경로를 파악하고 명시하는 지침

3-3. 신규 간호사의 업무수행을 위하여 표준화한 간호업무 방법과 기술에 대한 지침은 기획의 계층화 중 어디에 해당되는가?

① 목 적
② 철 학
③ 목 표
❹ 절 차
⑤ 규 칙

해설
절차는 업무 수행 방법이나 간호활동의 지침을 제공한다.

3-4. 간호관리자가 설정한 목표로 옳은 것은?

① 퇴원환자 간호기록의 미비율을 줄인다.
② 환자의 개별적 요구에 따라 양질의 간호를 제공한다.
③ 다양한 재직교육 프로그램을 마련하여 간호사의 자기관리능력을 높인다.
④ 조직의 활성화 활동을 격려하여 간호사의 직무만족도를 5% 증진시킨다.
❺ 손 씻기 모니터링을 연 4회 실시하여 작년 대비 평균수행률을 5% 향상시킨다.

해설
목표는 목적에 대한 기대효과를 구체적인 수치로 표시한 것이다.

3-5. 특정 상황에서 행해야 하는 것과 금지해야 하는 것을 알려주는 지침은?

① 목적과 사명
② 철 학
③ 목 표
④ 정책과 절차
❺ 규칙과 규정

해설
규칙과 규정은 특정 상황에서 행해야 하는 것과 금지해야 하는 것을 알려주는 지침이 된다. 예를 들면 간호 업무 시 간호사 복장 착용, 머리 단정하게 하기, 투약 시 5right 지키기 등이 있다.

4 3가지 유형의 기획과 주요 내용

(1) 전략적 기획

① 조직 전체의 활동계획을 포괄한다.
② 위험하고 불확실한 환경하에서의 기획이다.
③ 최고 관리층이 주관한다.
④ 장기계획적(5년 이상)
⑤ 장기기획과 관련
⑥ 조직이 지향하는 미래의 분명한 목표와 방향을 제시한다.

(2) 전술적 기획

① 전략적 기획에 준하여 하위 부서의 기획기준을 제공한다.
② 덜 위험하고 불확실성이 낮은 환경하에서의 기획이다.
③ 중간 관리층이 주관한다.
④ 보다 단기적인 계획(5년 이하)
⑤ 중기기획과 관련
⑥ 자원배정을 어떻게 할 것인지 수단과 방법에 관심
⑦ 사업수준이나 부서별 계획

(3) 운영적 기획

① 하위 조직단위의 활동을 기획
② 확실성이 높은 환경하의 기획
③ 일선 감독층 또는 일반 구성원이 주관(1년 이하)
④ 단기기획과 관련
⑤ 실제업무수행에 필요한 활동계획

출제유형문제 최다빈출문제

4-1. 전략적 기획의 특성으로 옳은 것은?

① 확실한 환경 아래서 기획한다.
❷ 최고 관리자가 주관한다.
③ 사업수준이나 부서별 계획을 수행한다.
④ 단기적인 목표를 수행한다.
⑤ 하위 조직단위의 활동을 기획한다.

해설

전략적 기획의 특성

- 조직이 지향하는 미래의 분명한 목표와 방향을 제시함
- 환경과 조건을 분석, 평가하여 이익을 증대시키고 이익 감소의 위험을 파악
- 조직의 최고 관리자에 의해 수행
- 대부분이 장기 계획이며 포괄적이고 일반적인 용어로 표현됨
- 모든 계획의 기본 틀을 제공하고 조직의 행동 및 의사결정에 일관성을 유지시켜 줌
- 미래에 이용 가능한 자원을 결정하여 이익의 가능성을 한정하여 예측할 수 있음
- 조직의 미래 사업 활동의 범위를 결정하여 조직의 사회, 경제적 사명을 명확히 규정지어 줌
- 전반적인 경영관리의 방향과 노선을 명확히 할 수 있음
- 조직이 지향하는 미래의 분명한 목표와 방향을 제시
- 급변하는 환경에 대해 미래의 문제와 기회를 예측하는 방법
- 조직의 내외적 환경에 대한 기회와 이익을 조직의 자원과 기능에 맞추는 데 초점을 둠

4-2. 전술적 기획의 주요 내용에 해당하는 것은?

① 장기기획과 관련되어 있다.
② 위험하고 불확실한 환경하에서의 기획이다.
❸ 자원배정을 어떻게 할 것인지 수단과 방법에 관심이 있다.
④ 실제업무 수행에 필요한 활동계획이다.
⑤ 단기기획과 관련이 있다.

해설

전술적 기획은 전략적 기획에 준하여 하위부서의 기획기준을 제공하며 덜 위험하고 불확실성이 낮은 환경하에서의 기획이며 중간 관리층이 주관한다.

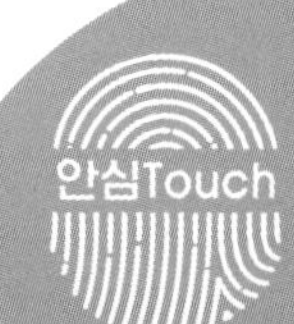

5 목표관리 이론(MBO)

(1) 정 의

① 목표관리는 조직의 상급자와 하급자가 공동목표를 함께 세우고 기대되는 결과의 측면에서 각각의 주요 책임 분야를 규정함

② 정해진 기준에 따라 조직 단위들의 활동과 각 구성원의 기여도를 측정, 평가하는 총체적인 과정

(2) 목표관리의 주요 활동

① 목표의 설정

㉠ 조직의 목표를 확인하고 정의

㉡ 전체 목표로부터 파생된 주요 부서목표를 확인하고 정의

㉢ 조직 구성원을 위한 운영 목표를 확인하고 정의

㉣ 특정한 일에 대한 목표를 세우고 제안함

㉤ 지속적으로 관리집담회 개최

㉥ 개인목표와 개인 수행에 관한 합동 조약

㉦ 수행 검토를 위한 주기적인 회의 일정표 작성

② 수행 및 경과 관리

㉠ 지속적인 관리집담회 참석

㉡ 부적절한 목표를 제거

㉢ 일정을 재조정

㉣ 관리감시도구를 이용, 제시된 일정표와 실제 수행을 지속적으로 비교

③ 결과 평가

㉠ 업적과 목표달성을 관리자와 조직 구성원이 함께 평가함

㉡ 새로운 계획을 위한 내년도 계획을 위해 조직과 부서의 전체적인 목표를 검토

(3) 목표관리의 장단점

① 장 점

㉠ 업무의 효율화 : 역할 갈등의 감소, 노동 생산성 증가

㉡ 자기개발 및 자아의 실현

㉢ 조직 구성원의 활성화

㉣ 근로의욕 상승, 신규 직원의 조직 내 동화

㉤ 업적 평가와 처우 개선 : 업적 평가가 쉬워 결과반영에 용이함

㉥ 통제의 수단이자 자기 통제의 도구가 됨

② 단 점

㉠ 목표의 명확한 제시가 어려움

㉡ 목표의 양적 성과 달성에만 관심을 가져 질적 성과가 어려움

㉢ 지나친 경쟁의식이 초래되어 조직의 분열 가능성이 있음

㉣ 환경변화에 대한 목표의 신축성이 결여되기 쉬움

출제유형문제 최다빈출문제

5-1. 목표관리에서 목표가 갖추어야 할 조건으로 옳은 것은?

① 목표는 함축적이어야 한다.
❷ 목표는 측정 가능하고 계량적이어야 한다.
③ 목표는 미래지향적이어야 한다.
④ 목표는 비공식화되어야 한다.
⑤ 목표는 시간의 제한을 두지 않는다.

해설

목표관리 이론에서 목표의 특성

- 목표는 구체적이어야 함
- 목표는 현실적이고 달성 가능하여야 함
- 목표관리는 측정 가능하고 계량적이어야 함
- 목표는 기대되는 결과를 확인할 수 있어야 함
- 목표는 목표 수행에 참여하는 자들에 의해 공식화되어야 함
- 목표는 각 관리자 혹은 조직단위의 능력 범위에 있어야 함
- 목표는 그 달성에 필요한 시간의 제한을 명확히 나타내야 함
- 목표는 정규적인 모임을 통해 관리자와 다른 참여자 간에 구두나 문서형식으로 검토되어야 함

5-2. 목표관리 이론에 근거하여 직원들이 목표에 잘 참여할 수 있도록 목표를 설정하는 방법은?

① 최고 관리자가 설정한다.
❷ 관리자가 직원들과 협의하여 함께 결정한다.
③ 외부 전문기관에 의뢰한다.
④ 보상내용은 관리자가 결정한다.
⑤ 질적 중심으로 목표를 설정한다.

해설

목표관리의 구성요소

- 목표설정 : 가장 중요한 것은 명확한 목표의 설정
- 구성원들의 참여 : 하부계층의 구성원들과 관리자들이 함께 참여하여 목표를 설정함
- 피드백 : 목표를 수행하는 과정에서 또 수행이 끝난 후에는 그 수행 결과에 대해 구성원들에게 반드시 적절한 피드백이 제공되어야 함

5-3. 목표관리 이론을 설명한 것이다. 옳은 것은?

① 상급자가 주도적으로 목표를 설정한다.
② 질적인 성과도 중요시된다.
③ 목표의 명확한 제시가 쉽다.
④ 경쟁의식보다 협동의식이 초래된다.
❺ 업적 평가와 처우개선 시 객관적인 평가자료가 된다.

해설

목표관리 이론

- 상급자와 하급자가 같이 목표를 설정한다.
- 질적인 성과가 무시되는 경향이 있다.
- 목표의 명확한 제시가 어렵다.
- 경쟁의식이 초래되어 조직의 분열 가능성이 있다.
- 업적 평가와 처우 개선 시 객관적인 평가자료가 된다.

5-4. 목표관리 이론에 의한 간호단위 목표설정으로 적절한 것은?

① 최고의 간호를 제공한다.
② 환자를 인격적으로 존중한다.
③ 휴가는 한 달 전에 신청한다.
④ 3회 지각은 1회 결근으로 한다.
❺ 전년대비 직접 간호시간이 30분 증가한다.

해설
목표관리 이론의 목표설정은 측정 가능하고 비교적 단기적이며 구체적인 목표로 설정해야 한다.

5-5. 목표관리 이론의 장점이 아닌 것은?

① 업무의 효율화
② 노동생산성 증가
③ 조직 구성원의 활성화
④ 근로의욕 상승
❺ 목표의 신축성이 활성화

해설
목표관리는 환경변화에 대해 신축성이 결여되어 있으며 한 번 설정한 목표는 바꾸지 않으려는 경향이 있다.

6 의사결정

(1) 정 의

의사결정(Decision making)이란 선택 가능한 두 개 이상의 대안(Alternatives) 중에서 최선의 대안을 선택하는 일련의 과정

(2) 의사결정의 관련 개념

개 념	정 의	중요 단어
의사결정	여러 대안 중 하나의 방향을 선택하는 과정이고 반드시 문제해결로 귀결되지는 않음	선 택
문제해결	문제의 실제적 원인이 된 상황분석에 초점을 두는 체계적인 과정이고 항상 의사결정 과정을 거침	분 석
비판적 사고	어떤 주제에 대하여 적극적으로 분석하고 종합하며 평가하는 능동적 사고과정	평 가
창조적 사고	창조적 사고는 대안의 독창성을 중시함	독창성

(3) 의사결정 과정과 문제해결 과정

① 의사결정 과정

문제의 정의 → 대안의 탐색 → 대안 평가와 선택 → 실행 및 평가

② 문제해결 과정

문제의 확인 → 문제의 원인과 결과 분석을 위한 자료 수집 → 대안의 제시 → 대안의 평가 → 최적안 선택 → 대안의 실행 → 결과의 평가

(4) 의사결정의 유형

① 문제의 적용 수준에 따른 유형

㉠ 전략적 의사결정

- 조직 내의 모든 결정이 선택을 전략적으로 한다는 뜻
- 조직의 운명을 결정하고 나아갈 방향을 설정해 주는 중요한 사안에 대한 결정
- 주로 최고 관리자가 수행하는 조직 전체에 영향을 미치는 장기적인 의사결정
- 목표달성을 위해 최대의 능력을 발휘할 수 있도록 자원을 배분하는 것
- 대부분 비정형적이고 비구조적인 의사결정

㉡ 관리적 의사결정

- 주로 조직의 중간 관리자가 수행하는 중·단기 기획과 관련되는 의사결정
- 최대의 과업능력을 산출하기 위해 자원을 조직화하는 과정에서 조직기구의 관리에 관한 결정과 자원의 조달, 개발에 관한 결정
- 조직을 새로 편성하거나 인력배치, 권한 및 책임관계 정립, 비용의 조달과 관련된 의사결정
- 주로 중간 관리자에 의해 이루어짐

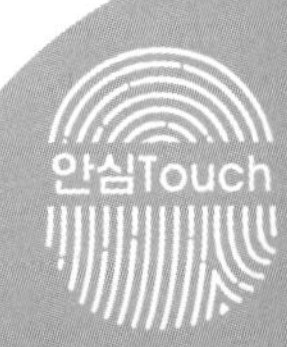

㉢ 운영적 의사결정
- 조직 내의 일선 관리층에서 단기적인 전략수행과 성과달성에 필요한 관리행동에 관하여 의사결정을 내리는 것
- 현행 업무의 수익성을 극대화하는 것을 그 목적으로 함
- 주로 정형적이고 구조적인 의사결정

② 의사결정 주체에 따라

㉠ 개인 의사결정(Individual decision making)
- 개인 의사결정은 개인이 혼자 판단, 선택하여 문제를 분석하고 대안을 선택하는 의사결정
- 신속성, 창의성, 비용성 면에서 유리함

㉡ 집단 의사결정(Group decision making)
- 집단 의사결정이란 집단 내의 구성원들 간의 의견, 아이디어 및 지식의 교환과 같은 집단적 상호작용을 거쳐 문제를 인식하고 이를 해결할 수 있는 대안을 선택하는 과정
- 병원조직에서도 위원회(委員會), 회의(會議), 태스크포스(Task force) 등의 다양한 집단 의사결정의 형태를 접할 수 있음
- 질, 수용성, 정확성 면에서 유리함

※ 집단 의사결정의 문제점
- 집단사고 : 응집력이 높은 집단에서 구성원들 간의 합의에 대한 요구가 지나치게 커서 현실적인 다른 대안의 모색을 저해하는 현상
- 애시효과(동조현상, Asch effect) : 사람들이 심리적으로 다른 사람의 의견을 따라가는 성향을 나타내는 말로 다수가 공유하는 틀린 생각 때문에 한 개인의 옳은 판단이 영향을 받게 되는 현상
- 로스구이 현상 : 로스구이 현상이란 조직에서 문제의 본질을 깨닫지 못하고 더 간단하고 효과적인 대안이 있는데도 불구하고 이를 모르고 값비싼 대안을 선택하여 어처구니없이 큰 대가를 치르는 경우를 말함

(5) 효과적인 집단 의사결정 기법

① 브레인스토밍(Brain storming)

㉠ 브레인스토밍은 여러 명이 한가지의 문제를 놓고 아이디어를 무작위로 제시하고 그 중에서 최선책을 찾아내는 방법

㉡ 자유롭고 융통성 있는 사고의 창의성을 증진시키는데 있음

② 명목집단 기법(Nominal group technique)

㉠ 명목집단 기법은 의사결정이 진행되는 동안에 구성원이 모이기는 하나 구두로 의사소통을 금지함

㉡ 의사결정에 참여한 모든 구성원들은 각자 독립적으로(타인의 영향을 받지 않고) 자신의 의사를 제시할 수 있기 때문에 의사결정을 방해하는 타인의 영향력을 줄일 수 있다는 장점이 있음

③ 델파이 기법(Delphi technique)

㉠ 델파이 기법은 전문가들의 의견을 모아서 결정안을 만드는 시스템적인 방법

㉡ 복잡하고 시간이 많이 소요되며, 집단 구성원들이 대면하여 만나지 않는다는 것을 제외하고는 명목집단 기법과 유사함

④ 전자회의(Electronic meetings)

㉠ 고도의 컴퓨터 기술과 명목집단 기법을 혼합시킨 것

㉡ 전자회의의 장점은 익명, 정직, 신속성

출제유형문제 최다빈출문제

6-1. 간호부 최고 경영자인 간호본부장의 의사결정 유형은?

❶ 전략적, 비구조적, 비정형적
② 전략적, 비구조적, 정형적
③ 관리적, 구조적, 정형적
④ 운영적, 구조적, 정형적
⑤ 운영적, 비구조적, 비정형적

해설
최고 경영자의 의사결정 유형은 전략적이며 비구조적이며 비정형적임

6-2. 간호 단위 관리자의 의사결정 유형은?

① 전략적, 업무적, 비정형적
❷ 업무적, 구조적, 정형적
③ 업무적, 전략적, 기술적
④ 업무적, 비구조적, 비정형적
⑤ 관리적, 구조적, 비정형적

해설
간호단위 관리자의 의사결정 유형은 업무적이며 구조적, 정형적임

6-3. 개인 의사결정을 선택할 경우 기준이 되는 것은?

① 질
② 수용성
③ 정확성
❹ 신속성
⑤ 전문성

해설
개인의사결정의 선택기준은 신속성, 창의성, 비용성이다.

6-4. 집단의사결정의 장점은?
① 최종결과에 대한 책임소재가 정확하다.
② 개인의 창의성이 제한받지 않는다.
❸ 결정에 대한 조직구성원의 만족과 지지를 쉽게 얻을 수 있다.
④ 구성원의 불일치가 없어 구성원 간의 갈등이 줄어든다.
⑤ 특정 구성원에 의해 지배받지 않는다.

해설
집단의사결정의 장단점
• 장 점
- 정확도가 높음
- 과업의 전문화가 가능
- 의사결정의 질 향상
- 의사소통의 기능을 수행
- 정당성과 합법성이 증가
- 일의 전문화, 분업 및 협업이 가능함
- 결정에 대한 조직구성원의 만족과 지지를 쉽게 얻음
- 어려운 문제해결 시 집단 내 구성원이 가지고 있는 모든 자원을 활용함
- 집단 의사결정은 구성원들의 창의성 증진에 영향을 미치며, 그 결과 창의적인 집단을 형성하는데 중요한 역할을 함
- 많은 지식, 사실, 관점 등을 이용하여 더 좋은 아이디어의 수집이 가능하며, 또한 조직구성원 상호 간의 지적인 자극을 통한 시너지 효과를 유도함
- 집단 구성원들 상호 간에 정보를 지원하는 등의 커뮤니케이션이 더욱 활성화됨
• 단 점
- 개인 의사결정에 비해 시간이 낭비되어 신속한 결정과 행동에 방해됨
- 집단 내에서 획일성에 대한 압력이 존재하게 되어 구성원에 대한 순응압력이 가해짐
- 특정 구성원에게 지배를 받을 가능성이 증가됨
- 최종 결과에 대한 책임소재가 모호해짐
- 개인의 창의성이 제한 받음
- 구성원의 불일치로 인해 구성원 간의 갈등이 야기됨

6-5. ‘낙상률 0% 달성하기’ 질 향상 주제로 선정하였다. 성공적인 전략 마련을 위해 병동 간호사들은 각자의 아이디어를 서면으로 작성하여 제출한 뒤 전체 아이디어를 모은 후 토의를 통해 아이디어를 재조정하고 투표로 실천 방안을 최종 결정하였다. 이때 활용한 의사결정기법은?
① 전자회의
② 델파이 기법
❸ 명목집단 기법
④ 브레인스토밍
⑤ 의사결정나무

해설
의사결정에 참여한 모든 구성원들은 각자 독립적으로 자신의 의사를 제시할 수 있기 때문에 의사결정을 방해하는 타인의 영향을 줄일 수 있다는 장점이 있다.

6-6. 일반간호사의 의사결정을 필요로 하는 상황으로 적절한 것은?

① 의료기구의 구입을 결정할 때
② 간호인력과 관련된 계획을 수립할 때
③ 조직 전체의 목표와 방향성을 결정할 때
④ 생산성 향상을 위해 전반적인 계획을 수립할 때
❺ 제시된 지침이나 업무절차에 따라 수행할 때

해설
일반 간호사는 정형적 의사결정을 하는 자로 제시된 지침이나 업무절차에 따라 수행하는 것이 하나의 예이다.

6-7. 병원의 최고 관리자 계층이 지역사회 연구 결과에 따라 병원에 암 센터를 새로 개설하고자 한다. 이때 이루어져야 하는 기획의 종류는?

① 운영 기획
② 전술적 기획
❸ 전략적 기획
④ 단기적 기획
⑤ 주관적 기획

해설
전략적 기획이란 미래의 초점을 둔 장기기획으로 조직의 내외적 환경에 대한 기회와 위기를 조직의 자원과 기능에 맞추는 데 초점을 두는 것으로 최고 관리자가 수행한다.

1-2 예산과 의료비 지불제도

1 재무관리

(1) 정 의

재무관리란 기업이 필요로 하는 자금을 합리적으로 조달하고 이 자금을 효율적으로 운용하는 관리 기능으로서 그 궁극적인 목표는 기업의 가치를 극대화하는 것

(2) 재무관리의 목표

이윤의 극대화, 기업가치의 극대화, 사회적 책임

(3) 재무관리의 기능

① **투자결정 기능** : 기업이 필요로 하는 자산을 어떻게 구성할 것인가를 결정하며, 조달된 자본을 효율적으로 배분하는 자본 운용을 의미함

② **자본조달결정 기능** : 자본조달결정 기능은 투자에 소요되는 자본을 어떻게 효율적으로 조달할 것인가를 결정하는 기능

(4) 재무제표

기업의 재무 상태와 경영상태를 파악하는 기본적인 회계자료

① **대차대조표** : 대차대조표는 일정시점에서 그 기업의 재무상태를 표시하는 표(자산=부채+자본)

② **손익계산서** : 손익계산서는 일정 기간에 기업의 경영성과를 나타내는 보고서(수입−지출=이익)

③ **현금흐름표** : 현금흐름표는 일정 기간에 현금이 어떻게 조달되고 사용되었는가를 보여 주는 기본적 재무재표

출제유형문제 최다빈출문제

일정시점에서 그 기업의 재무상태를 표시하는 표는?

❶ 대차대조표
② 손익계산서
③ 현금흐름표
④ 예산기능표
⑤ 경영상태표

해설

대차대조표 : 대차대조표는 일정시점에서 그 기업의 재무상태를 표시하는 표
(자산 = 부채 + 자본)

2 예산관리

(1) 예산의 정의

일정기간 동안 조직이 성취하고자 하는 활동의 수행을 위한 상세한 재무계획

(2) 예산의 기능

① 예산은 계획과 통제 역할을 하며 관리회계시스템의 설계와 운영에 있어서 중추적인 역할
② 예산안이 확정되면 실제 지출과 예산안을 비교하여 쉽게 통제할 수 있기 때문에 효율적인 관리가 가능함
③ 예산은 조직의 목표, 가치, 상황, 우선순위에 따라 한정된 조직의 자원을 사전에 분배
④ 무슨 목적으로, 얼마를, 누가 언제 사용할 수 있는가를 알려 줌
⑤ 자원 분배상의 문제를 극소화하고 목표를 효율적, 효과적으로 달성되도록 해 줌
⑥ 사업계획을 할 때마다 필요한 승인, 교섭 등 절차상의 번거로움을 피할 수 있음

(3) 예산의 접근방법

① **고정 예산(Fixed Budget)** : 고정 예산은 예산기간 동안 수입과 지출상의 차이에도 불구하고 전체적으로는 평균을 이룰 것이라고 추정하는 것
② **유동 예산(Flexible Budget)** : 유동 예산이란 제공되는 서비스 양의 변화에 맞게 조정된 것
③ **품목별 예산** : 통제지향 예산으로 지출의 대상 및 성질을 기준으로 금액을 표시하여 지출을 통제한 것
④ **점진적 예산** : 전년도 경비에 근거하여 차기 연도의 물가 상승률이나 소비자 물자지수 등을 추가 혹은 곱하는 방법으로 차기 연도의 예산을 세우는 방법
⑤ **영기준 예산법** : ZBB의 특징으로는 Zero기준에서 새로 출발하며 계속된 사업일지라도 무(0)의 수준으로 돌아가 신규사업과 같이 새로 분석하고 재평가하여 우선순위를 정하는 것
⑥ **기획예산제도(PPBS)** : 장기적인 계획수립(Planning)과 단기적인 예산편성(Budgeting)에 프로그램 작성을 통하여 유기적으로 연결시킨 것

(4) 예산의 과정

① **예산편성**
부서에서 예상되는 차기 연도의 장비구입 계획 및 그 예상 가격, 예상 시설투자비 등에 관한 것을 체계적으로 기획하는 일종의 화폐가치로 표현되는 계획서

② **예산심의**
예산심의위원회는 모든 부서의 예산 계획서를 통합하여 그 기관의 목적과 운영 방향을 고려한 심의를 하게 됨

③ **예산확정**
예산심의위원회의 다각적인 심의 절차 후 확정된 예산안을 각 부서에 통보하게 되는 과정

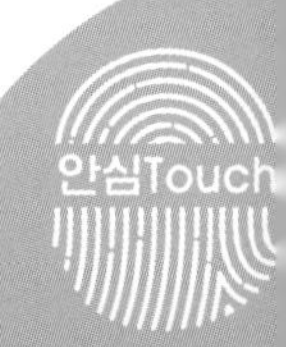

④ 예산집행

절차에 따라 확정된 예산을 계획한 기간에 집행하게 됨

⑤ 예산과 예산안 집행의 차이분석 및 피드백

차이를 과학적으로 분석 검토하고 그 차이가 어떤 원인에 의하여 발생하였는지, 누구에게 그 책임이 있는지 분명히 밝혀져야 하고 그 차이분석 결과는 가급적 신속히 관계자와 최고 경영자에게 보고되어야 함

(5) 예산의 유형

① 운영 예산

㉠ 회계연도 동안 그 조직의 일상적인 운영을 유지하는데 필요한 비용

㉡ 일반 · 의료 소모품 및 사무용품, 소규모 장비, 도서비(책과 잡지), 교육 훈련비(신규교육, 실무, 보수교육비, 훈련, 출장비 등), 유니폼비, 부담금, 직원의 증진비 및 후생복지비, 일상 병동활동에서 사용되는 다양한 항목(환자 피복비, 세탁비, 수선 보수 유지비, 감가상각비)들을 포함

② 자본 예산

㉠ 토지, 건물 또는 시설투자 등이 포함

㉡ 신제품 개발 및 사업확장은 물론 투자의 영향이 일년 이상에 걸쳐 나타나는 광고비, 시장조사비 및 연구개발 등에 대한 투자도 포함

㉢ 의료기관의 경우는 병원확장, 고가의 의료장비 구입, 의료연구소 설립 및 유지 등이 이에 해당됨

③ 현금 예산

㉠ 현금수령과 지출을 위한 관리 운영 계획

㉡ 수행업무에 대한 급여지급, 예상치 않았던 요구사항, 봉급, 공급품과 서비스에 대한 지불

④ 인력 예산

㉠ 조직의 운영에 필요한 구성원이 제공하는 노동력에 대한 비용

㉡ 의료기관은 노동집약적인 특성 때문에 여러 예산 중에서 인력예산이 가장 큼

㉢ 신규 오리엔테이션 비용, 이직, 병가 및 휴가, 공휴일 등에 관한 여분의 인력

※ 예산의 선행조건

- 권한과 책임의 한계가 명확한 조직 구조
- 모든 관리자들의 예산에 대한 충분한 지식이 갖춰져야 함
- 예산이 부서수준에서 이루어질 수 있는 자율권이 부여되어야 함
- 예산 개발에 참여할 직원들이 병원의 재정목표와 집행에 대한 이해가 있어야 함

출제유형문제 최다빈출문제

2-1. 간호부 예산의 기능으로 옳은 것은?

① 사업계획마다 승인이나 교섭 등의 절차가 필요하다.
② 현재를 예측할 수 있으며 중추적인 역할을 한다.
❸ 한정된 조직의 자원을 사전에 분배할 수 있다.
④ 무슨 목적으로 얼마를, 누가 언제 사용할 수 있는가를 모르게 한다.
⑤ 인적 자원관리 역할을 할 수 있도록 효율적인 관리를 제공한다.

해설
예산은 계획과 통제역할을 하여 한정된 조직의 자원을 사전에 분배할 수 있다.

2-2. 예산의 과정으로 옳은 것은?

❶ 예산편성 - 예산심의 - 예산집행 - 예산결산
② 예산심의 - 예산집행 - 예산결산 - 예산편성
③ 예산집행 - 예산결산 - 예산편성 - 예산심의
④ 예산편성 - 예산집행 - 예산결산 - 예산심의
⑤ 예산결산 - 예산집행 - 예산편성 - 예산심의

해설
예산의 과정
예산편성 - 예산심의 - 예산집행 - 예산결산

2-3. 간호조직과 직접 연관된 운영예산은?

① 병원부지 신축 비용
② 연구소 설립 비용
③ 고가의 의료장비 구입
④ 신제품 개발 비용
❺ 신규간호사 교육 훈련비용

해설
간호조직과 직접 연관된 운영예산에는 보수교육비, 신규 교육, 실무, 훈련, 출장비, 유니폼비, 직원의 증진비 등이 포함된다.

2-4. 간호부는 운영예산에 대해 밀접한 관련이 있다. 중요한 이유는?

① 간호부서가 고가의 물품을 결정하므로
② 간호부서가 병원예산 심의에 결정권이 없으므로
③ 간호사가 모든 물품을 통제하기 때문에
❹ 간호인력이 병원 직원 중 많은 수를 차지하고 간호사는 물품의 최초 사용자이기 때문에
⑤ 간호부서가 병원예산 심의에는 참석하지 못하고 예산 집행에만 참석하므로

해설
간호부서는 병원 인력 중 가장 많은 수를 차지하고 또한 물품의 최초 사용자인 동시에 많은 물품을 이용하기 때문에 운영예산과 밀접한 관련이 있음

2-5. 간호부에서 예산편성 및 집행을 위한 선행조건으로 옳은 것은?

① 병원 총무부 및 원무과에서 먼저 편성을 한다.
② 권한과 책임의 한계가 함축적인 구조이어야 한다.
❸ 간호부서의 수준에서 이루어질 수 있는 자율권이 부여되어야 한다.
④ 병원 최고 관리팀에서 먼저 집행해야 한다.
⑤ 인력예산이 먼저 집행되어야 한다.

해설

예산편성 및 집행을 위한 선행조건
- 예산이 간호부서의 수준에서 이루어질 수 있는 자율권 부여
- 예산 개발에 참여할 직원들은 병원의 재정목표와 집행에 대한 이해 필요
- 권한과 책임의 제약이 존재하는 조직구조 요구
- 모든 관리자들은 예산과정 참여, 예산개발을 위한 노력, 예산에 대한 충분한 지식을 보유해야 함
- 신빙성 있고 객관적인 통계자료를 제공하는 체계가 마련

2-6. 다음 내용이 설명하는 예산의 종류는?

- 예산 편성 준비에 많은 시간과 노력이 필요하다.
- 의사결정과 검토과정에 구성원들을 참여시켜 혁신적인 분위기를 촉진한다.
- 이전 회계연도의 예산을 반영하지 않고 모든 사업을 새롭게 분석·재평가하여 처음 수준에서 시작한다.

① 고정 예산 ② 단기 예산
③ 기획 예산 ❹ 영기준 예산
⑤ 점진적 예산

해설

영기준 예산법(Zero-based budgeting)
ZBB의 특징으로는 Zero 기준에서 새로 출발하며 계속된 사업일지라도 무(0)의 수준으로 돌아가 신규 사업과 같이 새로 분석하고 재평가하여 우선순위를 정하는 예산법

3 의료비 지불제도

(1) 우리나라의 의료수가 제도

① 행위별 수가(Fee For Service) : 간호 개별행위 각각에 수가를 산정하여 환자가 간호서비스를 많이 이용할수록 간호수가가 많이 부가되게 하는 방법

② 상대가치수가제도(RBRVS) : 의료행위 간 가치를 상대적으로 비교하여 화폐단위가 아닌 '점수'로 표현한 것으로, 상대가치 점수는 의사업무량, 상대가치 점수, 진료비용 상대가치 점수, 위험도 상대가치 점수로 구성

③ 포괄수가제(DRG) : 환자에게 제공되는 의료 서비스의 양과 질에 상관없이 미리 정해진 진료비를 의료기관에 지급하는 제도로 국민의 의료비 절감과 함께 재정적 혜택을 누릴 수 있도록 전체적인 의료비용의 감소를 유도하게 되는 제도

[DRG제도의 장단점]

장 점	단 점
• 불필요한 진료서비스 수량의 절대적인 감소 • 진료비의 청구심사와 지불절차가 간단해짐 • 심사업무량이 지금보다 대폭 감소되어 관련행정 업무량이 줄게 됨 • 의료인과 보험자 간의 마찰이 줄어 듬 • 의료기관의 자발적인 경영 효율화 • 과잉진료와 의료의 오남용 등의 왜곡된 진료형태의 교정이 가능함 • 적정진료가 정착될 수 있어 총체적인 의료비용의 절감이 가능함	• 의료서비스의 제공량이 최소화될 수 있음 • 의료의 질이 저하될 수 있음 • 새로운 기술의 개발이나 임상분야의 발전에 장애가 예상됨 • 환자와의 마찰이 예상됨

④ 일당수가제(Per Diem)

일당수가는 가장 전통적인 방법으로서, 환자간호에 들어간 총비용을 환자의 총재원일수로 나누어 환자 1인당 1일 평균비용을 산출하는 방법이며, 현재 우리나라의 병원 입원환자에게 적용되는 '간호관리료'가 일당수가제의 예이다.

⑤ 방문당 수가제(Per Visit)

방문당 수가는 가정간호와 같은 지역사회 간호 분야에서 자주 쓰이는 방법으로, 총비용을 총방문수로 나누어 환자 1인당 방문당 수가를 산출

※ 환자분류체계에 의한 간호수가 산정

환자중증도에 따른 간호요구량에 따라 몇 개의 그룹으로 분류한 후 수가를 산정하는 방법으로 환자분류별 환자수, 간호행위를 하는 데 드는 시간, 병동의 환자수, 일일 간호사의 노동시간이 필요함

[환자분류체계에 의한 간호수가 산정의 장단점]

장 점	단 점
• 차등화된 간호 제공 • 간호자원의 효율적 관리 유도 • 간호기술이나 전문수준 향상 • 간호수가 지불에 대한 투명성 확보 • 과잉 간호 서비스의 가능성 배제	환자분류 사정 업무에 대한 투명성 확보해야 함

(2) 간호수가

① 개 념

간호수가란 간호사가 제공한 간호행위의 대가로 지불을 청구할 수 있는 금액

② 간호수가 산정의 필요성

㉠ 간호가 비용보다는 수익을 낳는 중심임을 깨닫게 함
㉡ 간호수가 책정은 간호업무의 전문의식을 고취시킴
㉢ 간호인력의 사용을 증가
㉣ 생산성을 자극하여 병원경영에 있어서 이익의 극대화를 꾀할 수 있음
㉤ 현대의 질병 양상과 보건의료 소비 형태 변화가 기존의 병원 서비스가 아닌 다양한 형태의 간호서비스를 요구
㉥ 간호 행위가 병원 의료의 대체 서비스로 총진료 절감의 조절인자로 작용하고 있음

③ 간호수가의 문제점

㉠ 실제의 간호원가를 반영하지 못함
㉡ 현행 간호관리료는 공급자 중심으로 의료비 지불의 공정성이 결여되어 있음
㉢ 간호부서가 병원 및 의료서비스 원가를 산정하는데 원가중심 부서에서 제외되어 있음
㉣ 간호수가화된 항목수가 적음

출제유형문제 최다빈출문제

3-1. 포괄수가제도의 장점으로 옳은 것은?

① 의료서비스의 제공량이 최대화된다.
② 의료의 질이 높아진다.
❸ 불필요한 진료서비스 수량이 절대적으로 감소된다.
④ 새로운 기술의 개발이 향상된다.
⑤ 의료인과 환자 간의 마찰이 줄어든다.

해설
①, ②, ④, ⑤은 행위별 수가제의 장점이다.

3-2. 환자중증도에 따른 간호요구량에 따라 몇 개의 그룹으로 분류한 후 수가를 산정하는 방법은?

① 행위별 간호수가
② 상대가치체계
③ 방문당 간호수가
❹ 환자분류별 간호수가
⑤ 포괄수가제

해설
예산의 과정
예산편성 - 예산심의 - 예산집행 - 예산결산

3-3. 간호수가의 필요성을 설명한 것 중 옳은 것은?

① 간호사의 임금을 상승시키기 위해
② 의료보조형태의 간호를 제공하기 위해
③ 의사보다 많은 일을 한다는 것을 알려주기 위해
④ 수익보다는 비용 중심임을 알리기 위해
❺ 간호업무의 전문의식을 고취시키기 위해

해설
간호수가의 필요성
- 간호가 비용보다는 수익을 낳는 중심임을 깨닫게 함
- 간호수가 책정으로 간호업무의 전문의식을 고취시킴
- 간호 인력의 사용증가
- 생산성을 자극하여 병원 경영에 있어서 이익의 극대화를 꾀할 수 있음

3-4. 종합병원에서 정상분만한 산모에게 좌욕간호를 제공하였을 때 간호수가는?

환산지수	
의료기관의 유형	환산지수(원)
의 원	76.6
병 원	71.0
종합병원	71.0
상급종합병원	71.0

상대가치점수	
간호행위	점 수
장루처치(1일당)	93.47
좌욕(1일당)	20.78
회음부 간호(1일당)	60.50
산소흡입(1일당)	84.37

❶ 71.0원 × 20.78점
② 76.6원 × 20.78점
③ 71.0원 × 60.50점
④ 76.6원 × 60.50점
⑤ 71.0원 × 84.37점

해설
간호수가는 환산지수 × 상대가치점수이므로 종합병원에서 산모에게 제공된 좌욕간호에 대한 간호수가 = 71.0원 × 20.78점이다.

제 2 장

조 직

1 조직의 이해

(1) 조직의 정의

조직은 공동의 목표를 가지고 있으며, 이를 달성하기 위하여 의도적으로 정립한 체계화된 구조에 따라 구성원들이 상호작용을 하며, 경계를 가지고 외부환경에 적응하는 인간들의 집단

(2) 조직의 구조적 변수

① **공식화** : 조직 내의 직무가 표준화되어 있는 정도
② **집권화와 분권화** : 조직 내 자원배분, 직무수행과 관련된 의사결정의 집중도에 의한 분류
③ **복잡성** : 조직의 분화 정도로 조직이 하위 단위로 세분화되는 과정이나 상태

출제유형문제 최다빈출문제

1-1. 조직의 분화 정도로 조직이 하위 단위로 세분화되는 과정이나 상태는?

① 집권화
② 분권화
③ 공식화
❹ 복잡성
⑤ 전문화

해설

복잡성
조직의 분화 정도로 조직이 하위 단위로 세분화되는 과정이나 상태

1-2. 조직의 집권화와 분권화에 대한 설명으로 옳은 것은?

① 집권화란 의사결정이 주로 하층부에 집중되어 있는 것을 말한다.
② 분권화란 의사결정이 주로 상층부에 집중되어 있는 것을 말한다.
③ 조직이 클수록 집권화가 잘 일어난다.
❹ 조직환경이 급변하고 동태적일수록 분권화가 요구된다.
⑤ 조직의 상층부로 위임되는 권한의 양이 많을수록 분권화의 정도는 커진다.

해설

집권화와 분권화

- 집권화(Centralization)
  집권화란 권력이나 권한의 중심화로 조직의 중요한 의사결정이 조직의 한 부분인 주로 상층에 집중되어 있는 것을 의미함
- 분권화(Decentralization)
  분권화는 권력이나 권한이 조직의 좀 더 많은 장소로 분산되어 있는 것을 의미하는 것
- 집권화와 분권화에 영향을 미치는 요인
  - 조직규모 : 조직이 클수록 분권화가 잘 일어남
  - 조직환경 : 조직환경이 급변하고 동태적일수록 분권화가 요구됨
  - 조직구조 : 조직이 기능별로 구성되었을 때 기능별 통합이 필요하므로 집권화가 요구됨
  - 비용 : 비용이 많이 들수록 통제를 위해 집권화하려는 경향이 있음
  - 관리자의 능력 : 조직 분권화를 주도해 나갈 관리자가 조직에 얼마나 있느냐에 따라 분권화의 정도가 달라짐

1-3. 다음 중 조직의 구조적 변수와 관련이 없는 것은?

① 공식화
② 집권화
③ 분권화
④ 복잡성
❺ 비공식화

해설

조직의 구조적 변수에는 공식화, 집권화와 분권화, 복잡성 등이 해당된다.

2 조직의 기본 원리

(1) 계층제의 원리

역할의 체계, 권한과 책임의 정도에 따른 직무등급의 체계

① 계층제의 기능
- ㉠ 권한과 책임의 위임 통로
- ㉡ 조직 내 명령을 통일시킴
- ㉢ 조직 내 의사소통의 통로
- ㉣ 조직의 내부 통제의 경로
- ㉤ 지휘 감독을 통한 조직의 질서유지 통로
- ㉥ 조직 내부의 분쟁 조정과 해결의 수단

② 계층제의 단점
- ㉠ 변화하는 조직 환경에 탄력적으로 대응하는 것이 어려움
- ㉡ 의사소통의 왜곡과 자유롭고 융통성 있는 인간관계 형성의 저해로 인해 조직의 경직성이 초래됨
- ㉢ 하위 계층의 창의력을 저해하며 인간의 개성을 상실하게 함
- ㉣ 동태적인 인간관계의 형성을 방해함
- ㉤ 조직구성원이 비합리적인 관계로 변질되기 쉬움
- ㉥ 조직에 대한 소속감 저하와 이직 등이 유발되기 쉬움
- ㉦ 의사소통 시 직원에게 과중한 부담을 주어 의사소통의 왜곡이나 누락, 편중 등의 현상이 나타남

(2) 통솔범위의 원리

① 통솔범위 : 한 사람의 통솔자가 직접 감독할 수 있는 부하직원이나 조직단위의 수

② 적정 통솔범위의 영향 요인
- ㉠ 통솔자의 능력(통솔자가 유능할수록 통솔범위가 높아짐)
- ㉡ 피통솔자의 자질 및 의식구조(부하직원이 유능할수록 통솔범위가 높아짐)
- ㉢ 감독할 업무의 성질(전문직일수록 통솔범위가 높아짐)
- ㉣ 객관적 표준의 이용 가능성(평가기준이 명확할수록 통솔범위가 높아짐)
- ㉤ 막료의 지원 능력(막료조직이 있는 경우 통솔범위가 높아짐)
- ㉥ 행정조직의 제도화 정도 및 규모(행정조직의 제도화 정도가 클수록 통솔범위가 높아짐)
- ㉦ 작업장소의 지리적 분산 정도(지역적으로 분산되어 있을수록 통솔범위가 낮아짐)

(3) 명령통일의 원리

각 조직구성원은 한 사람의 상사로부터 직접 지시를 받고 보고할 책임이 있음

① 장 점

㉠ 업무의 혼란과 비능률, 무책임 등이 감소됨

㉡ 명령계통을 일원화함으로써 상호명령과 보고의 대상이 확실함

㉢ 책임의 소재가 명백함

㉣ 조직의 전체적인 조정이 가능함

② 단 점

㉠ 계층의 권위가 과도하게 노출됨으로써 의사소통의 부담 가중

㉡ 기능적 전문가의 영향력 감소

㉢ 업무의 지연 초래

(4) 분업 및 전문화의 원리

업무를 그 종류와 성질에 따라 나누어 조직구성원들에게 한 가지 주된 업무를 분담시킴으로써 조직관리상의 능률을 향상시키려는 원리

① 업무를 능률적이고, 신속하게 수행하게 됨

② 업무의 기계화를 통한 개인적 차이를 해결함

(5) 조정의 원리

서로 분리되고 독립된 부서들이 함께 행동하는 세력의 집합체로 집중되고, 공동목표 달성을 위해 구성원의 행동을 통일할 수 있도록 집단의 노력을 질서 있게 배열함

출제유형문제 최다빈출문제

2-1. 다음의 내용은 조직화의 원리 중 어디에 속하는가?

조직구성원들을 권한, 책임, 의무의 정도에 따라 계층별로 배열하여 집단화한 뒤 각 계층 간에 권한과 책임을 배분하고 명령계통과 지휘, 감독의 체계를 확립한다.

❶ 계층화의 원리
② 통솔범위의 원리
③ 명령통일의 원리
④ 조정의 원리
⑤ 분업 및 전문화의 원리

해설

계층제의 원리
조직구성원들을 권한, 책임, 의무의 정도에 따라 계층별로 배열하여 집단화한 뒤 각 계층 간에 권한과 책임을 배분하고 명령계통과 지휘, 감독의 체계를 확립하는 것

2-2. 통솔범위에 영향을 미치는 요인을 설명한 것이다. 옳은 것은?

❶ 조직의 방침이 잘 규정되어 있으면 통솔범위가 넓어진다.
② 전문 스태프를 이용할수록 통솔범위가 좁아진다.
③ 부하의 업무수행 결과에 대한 객관적 평가기준이 명확할수록 통솔범위가 좁아진다.
④ 유능한 부하들이 많을수록 통솔범위가 좁아진다.
⑤ 모든 문제를 구두로 직접 전달할수록 통솔범위가 넓어진다.

해설

통솔범위에 영향을 미치는 요인
- 조직 방침의 명확성 : 조직의 계획이 명확하게 수립되어 있고 방침이 잘 규정되어 있으면 관리자의 관리폭이 넓어짐
- 부하의 업무 성격 : 부하의 업무가 일상적이고 반복적이며 비전문적인 것일수록 관리폭은 넓어짐
- 정보전달 능력 및 기법 : 모든 계획 · 지시 · 명령 또는 조직의 모든 문제를 구두로 직접 전달할 경우 관리자는 과중한 시간부담을 갖게 되어 관리폭이 좁아짐
- 전문 스태프의 이용 가능성 : 전문 스태프에게서 업무상의 조언과 지원을 많이 받을수록 관리자의 관리폭은 넓어짐
- 지역적 위치 : 부하들이 지역적으로 분산된 경우 관리폭은 좁아짐
- 객관적 표준의 이용 가능성 : 부하의 업무수행 결과에 대한 객관적 평가기준이 명확할수록 관리폭은 넓어짐
- 부하의 능력 : 부하들이 유능하고 경험이 많으며 훈련이 잘되어 있으면 관리폭이 자연히 넓어짐

2-3. 다음에서 설명하는 조직화의 원리는?

> • 조직구성원의 책임소재가 명확하며 조직의 책임자가 조직을 전체적으로 조정할 수 있다.
> • 조직상 의사소통의 혼란을 최소화시킬 수 있다.
> • 의사소통 시 하급자가 심리적 부담을 과도하게 받는다.

① 계층화의 원리
② 통솔범위의 원리
❸ 명령통일의 원리
④ 조정의 원리
⑤ 분업 및 전문화의 원리

해설
명령통일 원리의 장단점
• 명령통일 원리의 장점
  – 조직구성원의 책임소재가 명확하며 조직의 책임자가 조직을 전체적으로 조정할 수 있음
  – 상급자와 하급자 사이에 명령과 보고의 대상이 명확함
  – 조직상 의사소통의 혼란을 최소화시킬 수 있음
  – 업무의 혼란과 비능률, 무책임 등을 감소
• 명령통일 원리의 단점
  – 의사소통 시 하급자가 심리적 부담을 과도하게 받음
  – 기능 전문가의 영향력 감소로 시행착오 및 업무지연이 발생할 수 있음
  – 계층적 권위가 과도하게 노출될 수 있음

2-4. 공동목표를 달성하기 위해 조직구성원들의 행동을 통일시키고 집단의 노력을 질서 있게 배열함으로써 조직의 존속과 효율화를 도모하는 조직화의 원리는?

① 계층화의 원리
② 통솔범위의 원리
③ 명령통일의 원리
❹ 조정의 원리
⑤ 분업 및 전문화의 원리

해설
조정의 원리
조직의 공동목표를 달성하기 위해 조직구성원들의 행동을 통일시키고 집단의 노력을 질서 있게 배열함으로써 조직의 존속과 효율화를 도모하는 것

2-5. 김 간호사는 최근 조직개편으로 인하여 2명의 상사로부터 업무지시를 받고 있어 스트레스가 많아졌다. 이를 해결하기 위해 적용해야 하는 조직화의 원리는?

① 조정의 원리
② 전문화의 원리
③ 분업화의 원리
❹ 명령통일의 원리
⑤ 통솔범위의 원리

해설
각 구성원은 한 사람의 상사로부터 직접 지시를 받고 보고할 책임이 있다는 원리는 명령통일의 원리이다.

3 조직의 권력

(1) 권 력

자신의 뜻을 상대방에게 관철할 수 있는 잠재적이고 실제적인 힘 또는 능력

(2) 권력의 분류

① 공식적 권력(조직과 관련된 조직)

㉠ 보상적 권력 : 권력 행사자가 다른 사람이 원하는 보상을 해 줄 수 있는 자원과 능력을 가지고 있을 때 발생함

㉡ 강압적 권력 : 해고, 징계 등과 같은 벌을 줄 수 있는 능력

㉢ 합법적 권력 : 법적 기반을 둔 권력, 권력 수용자의 인정 및 수용

② 비공식적 권력(개인과 관련된 권력)

㉠ 준거적 권력 : 특별한 자질을 가지고 있거나 다른 사람들이 권력 행사자를 닮으려고 할 때 생기는 권력

㉡ 전문적 권력 : 특정 분야에 대한 전문적인 지식이나 정보에 바탕을 둔 권력

㉢ 정보적 권력 : 유용하거나 희소가치가 있는 정보를 소유하거나 쉽게 접근할 수 있을 때 생기는 권력

㉣ 연결적 권력 : 중요 인물이나 조직 내의 영향력이 있는 사람과의 연계능력

출제유형문제 최다빈출문제

3-1. 병동의 간호관리자가 간호수행을 제대로 하지 못한 간호사에게 부서를 옮기라고 통보한 경우 관련된 권력의 원천은?

① 보상적 권력
❷ 강압적 권력
③ 합법적 권력
④ 준거적 권력
⑤ 전문적 권력

해설
강압적 권력은 가장 많이 행사하는 권력으로 해고, 징계, 강등과 같은 벌을 줄 수 있는 힘을 말한다.

3-2. 준거적 권력에 대한 설명으로 옳은 것은?

① 권력자가 다른 사람에게 그가 원하는 보상을 해 줄 수 있는 권력이다.
② 조직 내 권한을 가짐으로써 자연히 발생되는 권력이다.
③ 처벌이나 위협을 전제로 하는 권력이다.
④ 전문적인 기술이나 지식 또는 독점적 정보에 바탕을 둔 권력이다.
❺ 자신보다 뛰어나다고 인식되는 사람을 닮고자 할 때 발생되는 권력이다.

해설
준거적 권력
자신보다 뛰어나다고 인식되는 사람을 존경하고 그 사람을 닮고 싶어 하는데, 이때 준거적 권력이 발생함

4 조직의 권한

(1) 권한의 이해

① **권한의 정의** : 다른 사람들에게 명령을 내리고 그 명령에 따르도록 요구할 수 있는 직위상의 권리, 직위에 국한된 권력

② **권한의 위임** : 조직을 부서별로 나누고 그에 맞는 권한을 하위자에게 할당하는 것(분권화에 의한 권한 위임)

(2) 권한 위임할 때 고려사항

① **조직의 규모** : 규모가 클수록 권한의 위임 정도가 높아진다.

② **사안의 중요성** : 중요할수록 권한의 위임 정도가 낮아진다.

③ **과업의 복잡성** : 전문적 지식이 있는 사람에게 위임한다.

④ **조직문화** : 하위자의 능력을 인정하는 조직문화일 때 권한 위임의 정도가 높아진다.

⑤ **하위자의 자질** : 하위자의 능력, 기술, 동기부여 정도에 따라 다르게 위임한다.

(3) 권한 위임의 장점

① 관리자가 조직 내의 중요한 문제를 해결할 수 있는 여유가 생긴다.

② 하급관리자는 능력과 잠재력을 개발할 수 있는 계기가 된다.

③ 조직 내 구성원들과 인간관계를 증진시키고 사기를 높일 수 있다.

④ 특정 업무가 해당 업무 담당자에게 주어지므로 효율적, 효과적 업무수행이 가능하다.

⑤ 상, 하위 계층 모든 조직구성원이 자신의 전문성을 살릴 수 있다.

출제유형문제 최다빈출문제

4-1. 권한 위임 시 고려사항으로 옳은 것은?

① 사안이 중요할수록 위임 정도가 높아진다.

② 규모가 클수록 위임 정도가 낮아진다.

③ 과업이 복잡할수록 일반적 지식이 있는 사람에게 위임된다.

❹ 하위자의 능력을 인정하는 조직문화일 경우 위임 정도가 높아진다.

⑤ 하위자의 능력이 높을수록 위임 정도가 낮아진다.

해설

권한 위임 시 고려사항

- 사안이 중요할수록 위임 정도가 낮아진다.
- 규모가 클수록 위임 정도가 높아진다.
- 과업이 복잡할수록 전문적 지식이 있는 사람에게 위임한다.
- 하위자의 능력을 인정하는 조직문화일 때 위임 정도가 높아진다.
- 하위자의 능력이 높을수록 위임 정도가 높아진다.

4-2. 권한 위임의 장점으로 옳은 것은?

① 관리자의 사적인 문제를 해결할 수 있는 시간적 여유가 생긴다.
② 상급자의 능력과 잠재력을 개발할 수 있는 계기가 된다.
③ 특정 업무가 일반 담당자에게 주어지므로 효율적인 업무수행이 된다.
④ 외부의 구성원들과 인간관계가 좋아진다.
❺ 상, 하위 계층 모든 조직 구성원이 자신의 전문성을 살릴 수 있다.

해설

권한 위임의 장점

- 관리자가 조직 내의 중요한 문제를 해결할 수 있는 여유가 생긴다.
- 하급자의 능력과 잠재력을 개발할 수 있는 계기가 된다.
- 특정 업무가 해당 업무 담당자에게 주어지므로 효율적, 효과적 업무수행이 가능하다.
- 조직 내 구성원과 인간관계를 증진시키고 사기를 높일 수 있다.

5 공식 조직과 비공식 조직의 비교

(1) 공식 조직

구 분	공식적 조직
성 격	• 구성원 간 역할과 권한에 대한 법령/규정이 마련된 조직 • 목적을 달성하기 위해 의도적으로 구성된 조직
장 점	• 의사소통, 권한, 책임이 분명함 • 직무, 지위체계의 문서화 • 조직의 수명이 김
단 점	• 경직된 분위기를 조성 • 의사소통의 부족

(2) 비공식 조직

구 분	비공식적 조직
성 격	• 자연적으로 맺어진 자생 집단 • 공식적 조직의 단점을 보완하기 위해 활용되어야 함
장 점	• 사회문화적 가치를 영속화 • 소속감, 만족감을 조직구성원에게 제공함 • 의사소통 촉진이 활발함 • 문제해결에 도움
단 점	• 사적 관계 중시 • 본연의 업무 수행을 저해함 • 부당한 정보 및 소문의 유포로 사기 저하

출제유형문제 최다빈출문제

5-1. 공식적 조직구조에 대한 설명으로 옳은 것은?

① 기구 조직표상에 나타난 비의도적으로 구성된 조직이다.
② 자생적으로 형성된 개인적이고 사회적인 관계의 네트워크이다.
❸ 부서 내의 직위 관계가 명확하게 정해져 있다.
④ 권한과 책임이 분명하지 않다.
⑤ 사적인 관계를 중요시한다.

해설
공식적 조직
• 기능과 권한의 측면에서 직무 지향적임
• 조직의 목표달성을 위해 조직 내 구성원들의 역할 관계를 인위적으로 체계화함
• 부서 내의 직위 관계가 명확히 정해져 있어 권한과 책임이 분명한 조직임

5-2. 비공식 조직에 대한 설명으로 옳은 것은?

① 구성원 간 역할과 권한에 대한 법령, 규정이 명확하다.
❷ 자연발생적으로 맺어진 자생 집단이다.
③ 권한, 의사소통, 책임이 분명하다.
④ 직무, 지위체계가 문서화되어 있다.
⑤ 조직의 수명이 길다.

해설
①, ③, ④, ⑤은 공식적 조직에 대한 설명이며, 비공식적 조직은 자연발생적으로 맺어진 자생 집단으로 조직의 수명이 길지 않다.

6 공식조직의 유형

(1) 라인 조직(직계, 계선 조직)

① 조직 내의 상하의 수직적 계층구조
② 상층의 관리자가 하층의 부하에게 지시, 명령, 감독을 할 수 있는 관계
③ 라인 조직의 목표 : 효율성 제고와 생산성 향상

(2) 라인-스태프 조직(계선-막료조직)

① 명령통일의 원칙(시간 절약)과 전문화 원칙(능률)의 조화로 경영관리 기능이 복잡하여도 유연성, 신축성 있게 대응할 수 있는 조직(장점)
② 명령, 조언계통의 혼란 및 갈등, 운영비용의 증대, Staff 비대화의 문제점이 있음(단점)

(3) 프로젝트 조직

① 프로젝트 조직 또는 태스크포스는 어떤 특정 목표 또는 과업을 달성하기 위해 비일상적으로 만들어진 임시 조직(Temporary organization)으로서 다양한 전문가들로 구성되어 있음
② 특수한 업무를 수행하기 위해 만든 일시적인 조직
③ 과제가 해결되면 원래의 모조직으로 돌아감
④ 지위가 독립되어 있고 과업이 구체적임

(4) 매트릭스 조직(행렬조직 혹은 그리드 조직(Grid organization))

① 기능구조와 생산구조가 분리된 것이 아니라 두 구조가 섞인 형태로 프로젝트 조직이 계층적인 라인조직에 완전히 통합된 형태
② 조직 환경이 불확실하고 조직의 규모가 큰 경우 부서 간 의존성이 높고 생산과 기능 모두 전문화가 필요할 때 유리
③ 전체를 조정할 수 있는 통합기전의 필요성

(5) 위원회 조직

① 조직의 문제를 처리하는 데 개인의 경험과 능력을 바탕으로 기능적인 면을 초월하여 구성
② 특정한 정책결정이나 과제의 합리적인 해결을 목적으로 함

(6) 직능 조직

① 업무를 비슷한 유형별로 통합시켜 조직을 부문화한 조직
② 스태프 조직의 구성원이 단순히 충고나 조언의 기능을 넘어 라인에 있는 직원에게 명령할 수 있도록 권한을 부여

(7) 팀 조직

① 종전의 부서 간, 계층 간, 장벽을 허물고 실무자 간, 담당자와 팀장 간의 팀워크를 강조한 조직

② 급변하는 시장과 환경에 적응하기 위해 도입함

출제유형문제 최다빈출문제

6-1. 계선 조직에 대한 설명이다. 옳은 것은?

① 권한과 책임의 소재와 한계가 불분명하다.
② 의사결정의 신속성이 없다.
❸ 관리자의 부하에게 강력한 통솔력을 발휘할 수 있다.
④ 외부의 전문적인 지식이나 기술의 활용이 쉽다.
⑤ 환경변화에 민감하게 적응할 수 있다.

해설

라인 조직의 장단점

- 라인 조직의 장점
  - 권한과 책임의 소재와 한계가 분명함
  - 의사결정이 신속하게 이루어짐
  - 관리자는 부하에게 강력한 통솔력을 발휘할 수 있음
  - 조직운영에 효율을 기할 수 있음
- 라인 조직의 단점
  - 업무가 의사결정자의 독단으로 처리될 수 있으며 조직이 경직화되어 있음
  - 라인 조직 바깥의 전문적인 지식이나 기술의 활용이 어려움
  - 환경변화에 민감하게 적응하는 것이 어려움

6-2. 계선-막료 조직(라인-스태프)의 장점으로 옳은 것은?

❶ 의사결정의 독단을 막을 수 있다.
② 계선과 막료 간에 갈등이나 알력이 없다.
③ 계선과 막료 간에 권한과 책임의 소재가 분명하다.
④ 조직 내 의사소통의 혼란이 없다.
⑤ 지출 경비가 감소된다.

해설

라인-스태프(계선-막료) 조직의 장단점

- 라인-스태프 조직의 장점
  - 의사결정자의 독단을 막음
  - 조직이 의사결정을 합리적으로 할 수 있음
  - 조직활동에 대한 조정이 비교적 용이함으로써 조직에 신축성을 기할 수 있음
  - 라인조직 바깥의 전문적인 지식과 경험을 활용할 수 있음
- 라인-스태프 조직의 단점
  - 라인과 스태프 간에 갈등이나 알력이 생길 수 있음
  - 라인과 스태프 간에 권한과 책임의 소재, 한계가 불분명할 수 있음
  - 조직 내 의사소통이 혼란에 빠질 수 있음
  - 행정의 지연이나 지출경비가 증가될 수 있음

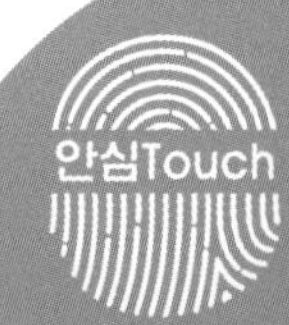

6-3. 어떤 특정 목표 내지 과업을 달성하기 위해 비일상적으로 만들어진 임시 조직으로서 다양한 전문가들로 구성되어 있는 조직은?

① 계선 조직
② 계선 - 막료 조직
❸ 프로젝트 조직
④ 매트릭스 조직
⑤ 행렬 조직

해설
프로젝트 조직
- 태스크포스라고도 하며, 어떤 특정 목표나 과업을 달성하기 위해 비일상적으로 만들어진 임시 조직(Temporary organization), 다양한 전문가들로 구성되어 있음
- 특수한 업무를 수행하기 위해 만든 일시적인 조직
- 과제가 해결되면 원래의 모조직으로 돌아감
- 지위가 독립되어 있고 과업이 구체적임

6-4. 기능구조와 생산구조가 섞인 형태로 프로젝트 조직이 라인 조직에 완전히 통합된 형태는?

① 계선 조직
② 계선 - 막료 조직
③ 프로젝트 조직
❹ 매트릭스 조직
⑤ 위원회 조직

해설
매트릭스 조직
- 라인조직에 프로젝트 조직이 완전히 통합된 형태
- 기능구조와 생산구조가 분리된 것이 아님
- 조직 환경이 불확실하고 조직의 규모가 큰 경우 부서 간 의존성이 높고 생산과 기능 모두 전문화가 필요할 때 유리하다.

6-5. 매트릭스 조직에 대한 설명이다. 옳은 것은?

① 관리 비용이 감소한다.
② 환경변화에 잘 대처하지 못한다.
③ 자원이용이 비효율적이다.
④ 권한의 균형이 수월하다.
❺ 조직의 이중권한으로 구성원에게 좌절과 혼란을 가중시킬 수 있다.

해설
매트릭스 조직의 장단점
- 매트릭스 조직의 장점
  - 조직의 자원이용이 효율적
  - 조직이 환경변화에 잘 대처함
  - 조직의 관리기술을 발전시킬 수 있음
- 매트릭스 조직의 단점
  - 관리비용이 증가한다.
  - 조직의 이중권한으로 구성원에게 좌절과 혼란을 가중시킬 수 있음
  - 관리자의 권한 – 라인 간에 마찰이 생길 수 있고 이들 간의 권한 균형이 어려움

6-6. 다음에서 설명하는 조직 구조는?

- 집단적 결정으로 합리적인 결정 유도
- 많은 사람들의 지지와 만족감을 얻어낼 수 있음
- 개인의 편견이나 경솔한 결정을 막을 수 있음
- 집행에 안정성과 지속성을 부여
- 일이 지연되고 책임을 전가하기 쉬움

① 계선 조직
② 계선 - 막료 조직
③ 프로젝트 조직
④ 매트릭스 조직
❺ 위원회 조직

해설
위원회 조직
- 위원회 조직의 장점
  - 집단적 결정으로 합리적인 결정 유도
  - 많은 사람들의 지지와 만족감을 얻어낼 수 있음
  - 개인의 편견이나 경솔한 결정을 막을 수 있음
  - 집행에 안정성과 지속성을 부여
  - 각 부서나 집단 간에 조정을 촉진
  - 조직에 대한 충성을 유도
- 위원회 조직의 단점
  - 일이 지연되고 책임을 전가하기 쉬움
  - 위원회가 독립적일 때에는 조직 전체가 통합성을 유지하지 못할 수 있음
  - 시간과 에너지, 재정 등의 낭비가 많음
  - 의사결정이 타협안이 될 가능성이 높음
  - 부하에 대한 감독력이나 통솔력이 감소

6-7. 간호·간병통합서비스 병동을 증축하고자 병동증축 추진팀이 조직되었다. 병원의 다양한 분야에서 근무하던 팀원들은 병동증축 팀에서 근무하고 증축이 완료되면 자신의 부서로 돌아갈 예정이다. 이 조직의 유형은?

① 라인 조직
② 직능 조직
❸ 프로젝트 조직
④ 매트릭스 조직
⑤ 라인-스태프 조직

해설
프로젝트 조직이란 특수한 업무를 수행하기 위해 만든 일시적 조직으로 과제가 해결되면 원래의 모조직으로 돌아간다.

6-8. 다음 라인 조직의 특징으로 옳은 것은?

① 창의성을 발휘할 수 있다.
② 조직의 신축성이 있다.
❸ 권한과 책임의 소재가 명백하다.
④ 다수의 지지와 만족을 이끌어낸다.
⑤ 집단 구성원들의 의견을 수렴하여 합리적인 결정을 할 수 있다.

해설
라인 조직은 권한과 책임의 소재가 명백하며 관리 내용이 간단한 소규모에 적합하나, 경직성이 있어 창의성이 저하되고 독단적인 결정을 할 수 있는 단점이 있다.

7 환자간호 전달체계

(1) 간호전달체계의 개념

간호대상자들의 효율적이고 효과적인 간호제공을 위해 구조적인 업무분담방법을 통해 실제 간호업무를 어떻게 전달하고 맡은 업무를 수행할 것인지를 제시하는 모형

(2) 간호전달체계의 유형

① 전인간호 방법(Total patient care nursing)

사례방법으로는 환자방법 또는 독간호(1인 전담)라고도 하는 전인적 환자간호방법

[사례방법의 장단점]

장 점	단 점
• 근무시간 동안 환자에게 총체적인 간호를 제공 • 근무시간 동안 환자와 간호사 간의 계속적인 상호작용 • 개별화된 간호가 가능 • 다른 모형에 비해 단순하고 직접적임 • 업무분담계획이 간단하고 책임한계가 명확함	• 환자를 분담할 때 비전문 간호직원을 활용할 수 없음 • 간호사의 개인별 능력과 경험 등의 차이가 있음 • 우수한 간호사로부터 간호를 제공받는 것에 형평성이 결여되는 경우가 있음 • 다양한 간호를 요구하는 환자에게 한 간호사가 완벽한 간호를 제공하기가 힘듦 • 비용이 많이 요구됨 • 간호직원을 분담하여 활용할 수 없음

② 기능적 분담방법(Functional nethod)

기능이나 업무 중심의 할당으로 정의되며, 간호사 업무를 근무시간 동안에 수행하도록 하는 방법

[기능적 분담방법의 장단점]

장 점	단 점
• 각 간호사들이 특정한 업무만을 수행하므로 그 업무에 대한 일의 속도가 빠름 • 효율성이 큼 • 적은 간호인력으로 짧은 업무를 수행하고자 할 때 사용됨 • 물품과 시간이 절약됨 • 숙련도가 낮은 저임금의 간호인력을 활용할 수 있으므로 경제적임	• 환자 간호가 지나치게 단편적으로 제공됨 • 총체적 간호가 이루어지지 않음 • 환자의 만족도가 낮음 • 간호사는 업무의 단조로움으로 싫증을 느끼며 동기부여가 낮아짐 • 환자간호에 대한 책임이 분산되어 책임 소재가 불분명함

③ 팀 간호법(Team nursing)

다양한 간호인력이 팀을 구성하여 환자 그룹을 간호하는 방법으로 기능적 간호방법과 관련된 문제점을 감소시키기 위해 개발되었으며, 팀 리더, 보조인력, 간호사로 구성됨

[팀 간호의 장단점]

장 점	단 점
• 팀 기능이 최상일 때는 포괄적이고 총체적인 간호를 제공할 수 있음 • 효과적인 팀 운영은 포괄적이고 전인적인 간호를 제공함 • 환자와 간호사 모두의 만족도를 높일 수 있음 • 팀원의 참여의식과 소속감이 높아짐 • 협동과 의사소통이 증진됨으로써 사기가 높아짐 • 저임금의 보조인력을 효율적으로 이용할 수 있음	• 개별적이고 지속적인 간호를 제공하기가 어려워짐 • 책임과 실수의 소재가 불분명해짐 • 팀 구성원 간의 협력과 의사소통이 요구됨 • 팀장이 팀 구성원을 감독하고 조정하는데 많은 시간과 능력이 요구됨 • 전문직 간호사, 비전문직 구성원도 포함되어 있어 업무수행에 착오나 실수, 혼란이 생김

④ 모듈 간호법(Modular method)

팀 간호법의 변형으로 발전된 모듈 간호법(Modular Nursing)은 팀 간호를 용이하게 하기 위하여 지역적 단위로 구성하는 방법

[모듈간호의 장단점]

장 점	단 점
• 비전문직 간호직원을 활용할 수 있어 경제적임 • 환자의 추후 간호까지 책임지므로 총체적 간호를 할 수 있음 • 일차 간호를 수행할 간호사의 부족, 직원이동과 같은 문제에 효율적으로 대처함 • 질적 간호를 제공	• 팀 내의 의사소통이 원활하지 않으면 환자나 간호직원의 만족도가 낮아질 수 있음 • 책임과 의무의 한계가 불분명함 • 간호계획을 세우거나 의사결정을 할 때 어려움이 있음

⑤ 일차 간호방법(Primary Nursing)

일차 간호방법은 한 명의 간호사가 환자의 병원 입원에서 퇴원까지의 24시간 전체의 간호를 책임지는 방법

[일차 간호의 장단점]

장 점	단 점
• 일차 간호사는 자율성과 책임감이 높음 • 일차 간호사는 환자에게 총체적인 책임, 전문적인 역할을 수행함 • 작업에 대한 만족감이 높아지며 동기부여가 됨 • 환자는 입원기간 동안 전인적이고 총체적인 간호를 제공받게 됨 • 환자의 안정감과 만족감이 높아짐	• 일차 간호사와 일반 간호사의 업무 구별과 보상구별 등의 문제를 조정해 줄 수 있어야 함 • 일차 간호를 원활하게 수행하기 위해 독립성, 책임감, 판단력, 전문적 능력을 갖춘 준비된 간호사를 확보하는데 어려움

⑥ 사례관리

최적의 기간 내에 기대하는 결과에 도달할 수 있도록 환자에게 제공하는 간호의 질을 높이면서 경제적 효율성을 높일 수 있는 방법, 표준진료지침(Critical pathway)을 이용함

[사례관리 장단점]

장 점	단 점
• 재원기간을 단축시킴 • 비용의 절감 • 다학제적인 접근을 통한 전인간호가 가능함 • 간호사의 책임과 자율성이 증가됨	• 조기 퇴원으로 의료과실 발생 위험이 높아짐 • 의료서비스의 질이 저하됨

출제유형문제 최다빈출문제

7-1. 대량 응급환자 발생 시 간호사에게 특정 업무를 반복 수행하게 함으로써 업무의 효율성을 높이고자 하는 간호업무분담 방법은?

① 팀 간호
② 사례관리
③ 일차 간호
④ 총체적 간호
❺ 기능적 간호

해설
기능적 간호는 각 간호사들이 특정한 업무만을 수행하므로 그 업무에 대한 일의 속도가 빠르다.

7-2. 팀 간호방법 수행 시 팀 리더의 역할로 옳은 것은?

① 개별적 간호를 계획할 책임은 없다.
② 직접 환자 간호를 제공하지 않는다.
❸ 팀원의 지식과 능력에 따라 업무를 분담한다.
④ 때로는 전제적인 리더십이 필요하다.
⑤ 팀원들 간의 의사소통이 저해될 경우 독단적으로 일을 처리할 수 있다.

해설
팀 리더의 역할
• 팀 리더 간호사는 팀에 주어진 모든 환자의 상태와 요구를 알아야 함
• 개별적 간호를 계획할 책임이 있음
• 환자의 요구와 업무량에 따라 다르며 팀원을 도움
• 직접 환자 간호의 제공 및 교육하고 조절하는 것이 포함
• 전문직 간호사로서 팀 간호에서 중추적 역할을 수행
• 팀원의 지식과 능력에 따라 업무를 분담
• 자율적으로 환자의 간호에 대한 결정을 내릴 수 있는 권한이 있어야 함
• 간호계획을 수립해야 할 책임이 있음
• 팀원들과 함께 환자에게 직접 간호를 제공
• 환자에게 제공되는 간호활동을 조정
• 팀원의 간호활동을 면밀히 감독
• 필요에 따라 교육과 훈련을 실시
• 민주적 혹은 참여적인 리더십 스타일이 필요함
• 팀원들 간의 의사소통이 그 성공에 필수적임

7-3. 30명의 환자가 있는 병동의 간호관리자가 전문간호사 1명, 신규간호사 1명, 간호조무사 1명으로 하여금 환자 10명을 담당하게 하였고, 집담회 등의 방법을 통해 적절한 간호방법을 찾도록 하였다. 이때 적용된 간호방법으로 옳은 것은?

① 기능적 간호방법
② 일차 간호방법
③ 모듈 간호방법
❹ 팀 간호방법
⑤ 사례관리

해설
팀 간호방법은 팀 리더로 지정된 전문직 간호사의 지휘에 따라 간호사, 간호조무사 등이 한 팀이 되어 간호계획을 세우고 수행하고 평가하는 방법이다.

7-4. 팀 간호방법에 대한 설명으로 옳은 것은?

❶ 효과적인 팀 운영은 포괄적이고 전인적인 간호를 제공한다.
② 개별적이고 지속적인 간호를 제공하기 쉽다.
③ 팀원들의 활동을 조정, 감독하는데 시간이 절약된다.
④ 책임과 실수의 소재가 분명하다.
⑤ 기능적인 일 분담으로 간호수행이 효율적이다.

해설
보기 ②, ③, ④는 팀 간호방법의 단점이고, ⑤는 기능적 간호방법의 장점이다.

7-5. 다음과 관련된 간호전달체계는?

- 팀 간호를 용이하게 하기 위하여 지역적 단위로 구성하는 방법
- 지리적으로 환자를 할당하여 간호 인력이 보다 더 침상 곁에 가까이 있게 하는 것
- 팀 간호와 일차 간호방법이 혼합된 것
- 환자의 입원 시부터 퇴원 후까지 책임을 지는 것
- 팀 구성원은 간호사, 간호조무사, 보조원 등이 된다.

① 사례방법
② 기능적 간호
③ 팀 간호
❹ 모듈 간호
⑤ 일차 간호

해설
모듈 간호방법
팀 간호법의 변형으로 발전된 모듈 간호법(Modular nursing)은 팀 간호를 용이하게 하기 위하여 지역적 단위로 구성하는 방법

7-6. 일차 간호방법을 설명한 것이다. 옳은 것은?

① 가정간호, 호스피스 간호에는 적절하지 않다.
② 전인적이고 총체적인 간호가 어렵다.
③ 기초적인 지식을 가지고 있는 신입간호사들에게 적합하다.
④ 인력관리면에서 효율성이 높다.
❺ 담당한 환자 간호에 대해 총체적인 책임을 지고 전문적인 역할을 수행하게 된다.

해설
일차 간호방법의 장점
- 자율성과 책임감이 높다.
- 환자에게 총체적 책임을 지고 전문적인 역할을 수행한다.
- 작업에 대한 만족감이 높아지며, 동기부여가 된다.
- 환자의 안정감과 만족감이 높아진다.

7-7. 한 명의 간호사가 환자의 입원부터 퇴원까지 24시간 전체의 간호를 책임지고 수립된 간호계획에 따라 지속적인 간호가 제공될 수 있도록 하는 간호전달체계 방법은?

① 팀 간호
❷ 일차 간호
③ 사례관리
④ 모듈 간호
⑤ 기능적 간호

해설
한 명의 간호사가 24시간 전체의 간호를 책임지고 입원부터 퇴원까지 지속적인 간호가 제공될 수 있도록 하는 간호전달체계방법은 일차 간호방법이다.

7-8. 최적의 기간 내에 기대하는 결과에 도달할 수 있도록 환자에게 제공하는 간호의 질을 높이면서도 경제적 효율성을 기대할 수 있는 간호전달체계는?

① 사례방법
② 기능적 간호
③ 팀간호
④ 모듈간호
❺ 사례관리

해설
사례관리
최적의 기간 내에 기대하는 결과에 도달할 수 있도록 환자에게 제공하는 간호의 질을 높이면서 경제적 효율성을 높일 수 있는 방법으로 재원기간을 단축시키며 비용을 절감시킨다.

7-9. 기능이나 업무 중심의 할당으로 정의되며 간호사 업무를 근무시간 동안에 수행하도록 하는 간호전달체계는?

① 사례방법
❷ 기능적 간호
③ 팀 간호
④ 모듈 간호
⑤ 일차 간호

해설
기능적 간호방법
- 기능이나 업무 중심의 할당으로 정의되며 간호사 업무를 근무시간 동안에 수행하도록 하는 간호전달체계
- 분업에 기초하여 간호수행의 효율성을 높임
- 각 간호사가 일정한 업무를 담당하여 그 업무만 효율적으로 수행할 수 있음

7-10. 기능적 간호방법의 장점으로 옳은 것은?

① 환자 간호가 총체적으로 이루어진다.
② 환자의 만족도가 높다.
③ 간호사의 동기부여가 높아진다.
❹ 물품과 시간이 절약되어 효율성이 커진다.
⑤ 책임소재가 높다.

해설
기능적 간호방법의 장점
- 각 간호사들이 특정한 업무만을 수행하므로 그 업무에 대한 일의 속도가 빠르다.
- 효율성이 크다.
- 적은 간호 인력으로 짧은 업무를 수행하고자 할 때 사용된다.
- 물품과 시간이 절약된다.

8 조직문화와 변화

(1) 조직문화의 정의

구성원들의 공통적인 생각과 행동 방식 및 신념체계이며, 각 조직의 고유한 상징과 상호작용 체계

(2) 파스케일(R. T. Pascale)과 피터스(T. J. Peters)의 조직문화 분류

① **공유된 가치(Shared Value)** : 조직체 구성원 모두가 공동으로 소유하고 있는 가치관, 이념, 전통적 가치, 기본 목적 등

② **전략(Strategy)** : 조직이 추구하는 장기적인 방향과 기본적인 성향을 결정하는 것

③ **구조(Structure)** : 조직구조와 직무설계, 권한 관계와 방침 규정 등의 틀

④ **관리 시스템(System)** : 커뮤니케이션 시스템, 의사결정 시스템, 관리정보 시스템, 보상 시스템, 목표설정 시스템, 조정과 통제 시스템 등 조직의 목표달성을 위한 제도

⑤ **구성원(Staff)** : 조직 구성원들의 능력과 전문성, 가치관과 신념, 욕구와 동기, 지각과 태도, 그리고 그들의 행동패턴 등을 의미함

⑥ **기술(Skill)** : 기계, 장치, 컴퓨터 등의 생산 및 정보처리 분야의 하드웨어, 소프트웨어 기술 등

⑦ **리더십 스타일(Leadership Style)** : 구성원들을 이끌어 나가는 전반적인 조직관리 스타일

(3) 딜(T. Deal)과 케네디(A. A. Kennedy)의 분류

① **환경(Environment)** : 조직이 일상적으로 부딪치는 외적 환경으로 조직문화 형성에 대단히 큰 영향을 미침

② **가치(Value)** : 공유된 가치, 즉 조직 구성원 모두가 공동으로 소유하고 있는 신념과 기본관념을 말하는 것

③ **중심인물(Hero)** : 조직의 가치를 확립하고 구현하는 영웅

④ **의식과 의례(Rite & Ritual)** : 가치의 공식적인 표현양식으로 구성원들이 구체적, 규칙적으로 지켜나가는 관습이나 행동

⑤ **문화망(Culture network)** : 일화, 전설, 무용담, 신화, 설화 등의 형태로 전달됨, 기업의 가치나 창업자의 업적을 이야기화한 것

(4) 조직문화의 중요성

① 조직문화는 조직의 공식적, 비공식적 운영과정에 광범위하게 영향을 미침

② 조직문화는 조직의 전략 과정에 영향을 줌(전략을 수립하는 과정에서 전략담당가들의 관점을 제한함)

③ 조직문화는 경쟁력의 원천이 됨(가시적인 것과 인지적 과정도 포함됨)

④ 조직문화는 바람직한 기업문화를 창조(직무와 함께 인간이 중요하다는 것을 심어줌)

⑤ 조직의 유효성을 높일 수 있는 바탕을 마련

⑥ 조직문화는 조직철학을 성립

⑦ 조직문화는 성원의 가치체계 형성 및 변화에 영향을 줌

(5) 간호조직문화가 간호조직에 미치는 영향

① 간호조직의 효과성, 효율성, 생산성에 영향을 미침
② 간호사들이 공유하는 가치나 신념에 영향을 미침
③ 간호사의 태도와 행동, 일상 업무수행에 영향을 미침
④ 간호사의 조직에 대한 적응, 몰입, 직무 만족도에 영향을 미침
⑤ 간호조직의 외부(대상자) 및 내부 고객(간호조직의 간호직원)의 만족도에 영향을 미침
⑥ 간호사들의 지각, 조퇴, 결근 및 이직률에 영향을 미침
⑦ 간호서비스의 질 보장, 질 향상 및 총체적 질 관리에 영향을 미침

(6) 조직변화의 과정

① 해빙기
㉠ 조직원에게 변화의 필요를 인식시키기 위해 개인에게 작용하고 있는 힘을 재편성하는 과정
㉡ 조직 내의 현재 상태와 조직이 바라는 미래 상태와의 차이를 인식하는 시기
㉢ 얼음이 녹아 풀리듯이 태도나 감정이 차차 누그러지는 과정
㉣ 변화의 필요성과 문제를 인식하고 문제해결을 통해 변화하고자 하는 동기를 갖는 단계
② 움직임기
㉠ 변화를 위한 대안을 구체적으로 탐색하고 목적과 목표를 설정하는 단계
㉡ 목적과 목표를 달성할 것인지에 대해 결정하고 선택된 대안을 실천해 나가는 단계
㉢ 동일시(Identification)와 내면화(Internalization)에 의해서 일어날 가능성이 높음
③ 재결빙기
㉠ 변화가 조직에 정착되고 지속되는 단계
㉡ 다시 변화 전의 상태로 되돌아갈 수 있기 때문에 강력한 재결빙이 필요함(연속적인 강화나, 보상, 체계적인 계획 등이 필요함)

(7) 조직유효성이 높은 조직의 특징

① 조직 내의 리더 개발이 용이할 수 있도록 조직되어 있음
② 조직구조가 분명함
③ 구성원이 자신이 속한 부서와 지원부서 등을 명확히 알 수 있음
④ 조직목적이 분명하고 목적변화가 적음
⑤ 목적달성을 위한 관리단계도 최소화
⑥ 조직구성원이 조직 전체의 업무 속에서 자신의 위치와 업무를 확인할 수 있음
⑦ 조직응집력을 강화시키고 의사소통을 원활히 하도록 조직되어 있음
⑧ 조직업적이 최대화되도록 의사결정을 촉진시키는 구조
⑨ 조직구성원의 단결력과 소속감을 강화시키는 비공식적 집단이 존재함

출제유형문제 최다빈출문제

8-1. 조직 구성원들이 공유하는 가치, 신념, 관습, 규범, 전통, 상징체계 등을 총칭하는 개념으로 조직구성원의 행동에 영향을 주는 것은?

① 조직화
② 조직개발
❸ 조직문화
④ 조직변화
⑤ 조직설계

해설
조직문화는 조직 구성원들이 공유하는 가치, 신념, 관습, 규범, 전통, 상징체계 등을 총칭하는 개념으로 조직구성원의 행동에 영향을 준다.

8-2. 파스케일과 피터스의 조직문화 분류 중 조직체 구성원 모두가 공동으로 소유하고 있는 가치관, 이념, 전통적 가치, 기본 목적 등이 포함되는 것은?

❶ 공유된 가치
② 전 략
③ 구 조
④ 관리시스템
⑤ 리더십 스타일

해설
공유된 가치는 조직 구성원 모두가 공동으로 소유하고 있는 가치관, 이념, 전통적 가치, 기본 목적으로 파스케일과 피터스의 분류에 속한다.

8-3. 다음은 조직문화의 분류 중 어디에 속하는가?

- 딜과 케네디의 분류
- 기업의 가치나 창업자의 업적을 이야기화한 것
- 일화, 전설, 무용담, 신화, 설화 등의 형태로 전달됨

① 환 경 ② 가 치
③ 중심인물 ④ 의례와 의식
❺ 문화망

해설
문화망(Cultuer network)
일화, 전설, 무용담, 신화, 설화 등의 형태로 전달되며 기업의 가치나 창업자의 업적을 이야기화한 것이다.

8-4. 조직문화의 중요성을 나열한 것 중 옳은 것은?

① 비공식적 운영과정에 영향을 미치지 않는다.
② 전략 담당자들의 관점을 제한하지 않는다.
③ 자금이나 자산과 같이 가시적인 것만 포함된다.
❹ 경쟁력의 원천이 될 수 있다.
⑤ 인간보다 직무가 중요하다는 것을 심어 준다.

해설
조직문화의 중요성
- 조직문화는 조직의 공식적, 비공식적 운영과정에 광범위하게 영향을 미친다.
- 조직문화는 전략을 수립하는 과정에서 전략 담당자들의 관점을 제한한다.
- 조직문화는 가시적인 것과 인지적 과정도 포함된다.
- 경쟁력의 원천이 된다.
- 직무와 함께 인간이 중요하다는 것을 심어 준다.

8-5. 간호조직문화가 간호조직에 미치는 영향으로 옳지 않은 것은?

① 간호조직의 효과성, 효율성, 생산성에 영향을 미친다.
② 간호사들이 공유하는 가치나 신념에 영향을 미친다.
③ 간호사의 조직에 대한 적응, 몰입, 직무 만족도에 영향을 미친다.
❹ 간호사들이 수행하는 업무를 통일시킨다.
⑤ 간호사들의 지각, 조퇴, 결근 및 이직률에 영향을 미친다.

해설
조직문화는 간호사의 태도와 행동, 일상 업무 수행에 영향을 미치지만 수행하는 업무를 통일시키지는 않는다.

8-6. 조직변화의 과정을 설명한 것이다. 옳은 것은?

① 해빙기는 변화를 위한 대안을 구체적으로 탐색하는 시기이다.
② 움직임기는 조직 내의 현재 상태와 조직이 바라는 미래 상태와의 차이를 인식하는 시기이다.
❸ 재결빙기는 본래의 상태로 회귀하려는 성향을 가지고 있다.
④ 해빙기는 연속적인 강화나 보상, 체계적인 계획이 필요하다.
⑤ 움직임기는 얼음이 녹아 풀리듯이 태도나 감정이 차차 누그러지는 과정이다.

해설
① 움직임기, ② 해빙기, ④ 재결빙기, ⑤ 해빙기를 설명한다.

8-7. 조직 유효성이 높은 조직의 특징 중 옳은 것은?

① 리더보다 구성원의 개발이 용이할 수 있도록 조직되어 있다.
② 조직목적이 분명하고 목적변화가 많다.
③ 목적달성을 위한 관리단계를 최대화한다.
④ 조직 내의 알력, 스트레스, 타성이 늘 존재한다.
❺ 조직구성원의 단결력과 소속감을 강화시키는 비공식집단이 있다.

해설
조직 유효성이 높은 조직의 특징
- 조직 내의 리더 개발이 용이할 수 있도록 조직되어 있음
- 조직 목적이 분명하고 목적 변화가 적음
- 목적 달성을 위한 관리 단계도 최소화한다.
- 조직 응집력을 강화시키고 의사소통을 원활히 하도록 조직화되어 있음

8-8. 조직문화를 설명한 것이다. 옳은 것은?

❶ 바람직한 가치관의 실현을 위한 주체적인 노력의 결과로 형성된다.
② 감정적이고 변화하기 쉽다.
③ 조직 구성원이 감지하는 조직에 대한 인상을 강조한다.
④ 소집단의 사기나 동기부여와 관련된 문제에 집중되어 있다.
⑤ 자연적으로 조성되는 성격을 가지고 있다.

해설
조직분위기와 조직문화의 비교
- 조직분위기는 자연적으로 조성되는 성격을 갖고 있으며 조직문화는 바람직한 가치관의 실현을 위한 주체적인 노력의 결과로서 형성됨
- 조직분위기가 감정적이고 변화하기 쉬우며 조직문화는 지속적이고 변화에 대해 저항적임
- 조직분위기는 조직구성원이 감지하는 조직에 대한 인상을 강조하고 조직문화는 기본가치와 전제를 강조함
- 조직분위기가 소집단의 사기나 동기부여와 관련되어 있고 조직문화는 조직의 환경적응, 전략과 같은 거시적 현상과 관련되어 있음

8-9. 간호부는 환자경험 향상의 필요성을 인식하고 바람직한 환자-간호사 의사소통 지침을 개발해서 실천하고 있다. 이러한 간호사들의 변화된 행동을 정착시키기 위해 Lewin의 조직변화과정을 근거로 간호관리자가 시행할 수 있는 방안은?

① 대안 탐색
② 목표설정
③ 문제발견
④ 정책개발
❺ 지지와 통제

해설
조직변화의 과정 중 재결빙기에 해당되므로 다시 변화 전의 상태로 되돌아갈 수 있기 때문에 강력한 재결빙이 필요하다(연속적인 강화나 보상, 체계적인 계획이나 통제가 필요하다).

8-10. 다음에 해당하는 조직변화 유형은?

> 최고 전문관리자는 조직변화를 위해 분야별 간호팀장들을 모아서 우선적으로 요구되는 변화의 목표영역을 함께 설정하고 이를 실무교육에 반영하여 간호사들이 계속적인 변화를 기획, 설계, 이행하도록 한다.

① 강압적 변화 ② 기술적 변화
③ 경쟁적 변화 ❹ 계획적 변화
⑤ 자연적 변화

해설
계획적 변화란 조직 내부의 전략적 의도나 계획에 의해 일어나는 변화 또는 조직이 조직외부의 변화를 계획적으로 수용하거나 이에 대응하면서 일어나는 조직변화이다.

제 3 장

인사(인적 자원 관리)

1 인적 자원 관리

(1) 인적 자원 관리의 정의

조직의 목표를 효율적으로 달성하기 위해서 조직의 인력자원을 계획, 확보, 활용, 유지, 보존, 보상, 개발까지 담당하는 일련의 관리 활동

(2) 인적 자원 관리의 중요성

① **중요성** : 유능한 인재의 확보와 관리는 개인의 사기향상과 능력발전 및 행정의 생산성에도 결정적인 요소이다.

② **일반적인 특성** : 전문성, 과학성, 적극성, 수단성 · 기술성, 적응성(신축성), 기능의 다양성 · 통합성 · 광범위성 등

(3) 인적 자원 관리 기능의 분류분 내용

① **기본기능** : 직무 관리를 위한 인적 자원의 계획

② **확보관리 기능** : 목표 달성에 필요한 유능한 인재를 모집 · 선발 · 채용 · 배치(인력 수준 예측 및 조정 포함)

③ **육성개발 관리 기능** : 기능이 확보된 인재의 유능성을 지속적으로 유지하기 위한 교육 · 훈련이나 역량 개발

④ **보상관리 기능** : 공헌도에 따라 공정한 처우 보장을 위한 임금이나 복지후생 등

⑤ **유지관리 기능** : 근로 조건의 개선 및 인간관계 개선, 노사 관계 안정, 노동 질서의 유지 발전 및 근로생활의 질(QWL, Quality of work life)의 향상

출제유형문제 최다빈출문제

간호부서가 다양한 환자에게 간호활동을 제공하기 위해 인력자원을 확보, 개발, 보상, 유지하는 관리기능은?

① 기획기능
② 조직기능
❸ 인적 자원 관리기능
④ 지휘기능
⑤ 통제기능

해설

인적 자원 관리
조직의 목표를 효율적으로 달성하기 위해 인력자원을 확보, 개발, 보상, 유지에 이르기까지 모든 기능과 활동을 포함하는 것

2 직무관리

(1) 직무설계

① 직무설계 개념

경영 효율의 유지 또는 개선을 위해 직무의 내용이 직원 개개인의 능력 및 희망과 가능하면 일치하도록 작업, 작업환경 및 노동 조건을 조직화하는 것

② 직무설계 방법

㉠ 과학적 관리 방법에 의한 직무설계(직무단순화) : 과업 세분화, 단순화, 표준화, 전문화하여 합리성과 생산성을 강조함

㉡ 직무 순환 : 직무를 바꾸어 수행, 기본과정 자체의 순환을 말함

㉢ 직무 확대 : 수평적 직무확대, 직무의 범위 증가, 과업의 수와 종류 증가

㉣ 직무 충실화 : 직무의 양과 질을 확대하여 조직차원의 적극적인 동기유발과 성취감, 만족감을 높임. 수평적, 수직적 직무확대, 직무내용과 환경을 재설계

㉤ 직무특성이론(직무특성모형) : 개인 간의 차이에 의한 다양성과 그로 인한 동기부여를 고려하여 직무를 설계함

(2) 직무분석

① 직무분석 개념

㉠ 직무를 구성하는 구체적인 과업을 설정하고 직무에 필요한 기술, 지식, 책임 등 직무 수행에 관한 기본 정보자료를 수집, 분석, 정리하는 과정

㉡ 직무분석을 통해 직무기술서와 직무명세서 작성

② 직무분석의 결과

㉠ 직무기술서(Job description) : 직무를 수행하는데 요구되는 다양한 사항들을 계량화해서 구체적으로 서면화한 것

- 직무의 정의 : 직무 명칭, 급수, 조직 내 명칭, 보고체계, 임금
- 직무의 개요 : 직무의 목적, 사명, 내용, 주요 과업
- 직무 환경 : 직무가 이루어지는 물리적, 심리적, 정서적 환경
- 직무 내용 : 구체적인 직무의 수행방법, 수행기간, 직무 절차

㉡ 직무명세서(Job specification)

- 직무명세서는 특정 직무에 필요한 자격요건을 직무기술서에서 찾아내어 더욱 상세하게 기술한 것
- 그 직무를 수행하는 사람의 성격요건, 경험 등의 인적 요건
- 지식, 성별, 연령, 체력, 교육수준 등을 구체적으로 계량화하여 명시하는 것

(3) 직무평가

직무의 중요성, 직무 수행상의 곤란도, 복잡성, 위험도, 책임 정도 등을 평가하여 다른 직무와 비교한 각 직무의 상대적 가치를 정비하는 체계적인 방법

① **서열법** : 서열법은 각 직무를 상대적인 숙련, 노력, 책임, 작업조건 등의 요소를 기준으로 종합적으로 판단하여 전체적으로 순위를 정하는 가장 오래된 방법

② **직무등급법** : 직무를 사전에 만들어 놓은 여러 등급(1급, 2급, 3급)에 따라 적절히 판정하여 맞추어 넣는 평가방법

③ **점수법** : 직무의 가치를 점수로 나타내어 평가하는 것으로 먼저 각각의 평가요소에 점수를 부여함

④ **요소비교법** : 평가요소의 기준으로는 정신적 요건, 기술적 요건, 신체적 요건, 책임, 작업조건 등이 있음

출제유형문제 최다빈출문제

2-1. 직무의 양과 질을 확대시켜 동기를 부여하는 것은?

① 직무 단순화 ② 직무 순환
③ 직무 확대 ❹ 직무 충실화
⑤ 직무 향상

해설
직무 충실화는 직무의 양과 질을 확대하여 조직차원의 적극적인 동기유발과 성취감, 만족감을 높인다.

2-2. 다음 중 특정 직무를 수행하는 데 필요한 지식, 기술, 성향, 특성을 결정하기 위해서 직무의 내용을 분석하는 것을 무엇이라고 하는가?

① 직무 설계 ② 직무 평가
❸ 직무 분석 ④ 직무 분류
⑤ 직무 순환

해설
직무 분석이란 직무를 수행하는데 필요한 기술, 지식, 책임 등 직무 수행에 관한 기본 정보자료를 수집, 분석, 정리하는 과정을 말한다.

2-3. 분만실에 배치된 김 간호사는 산모들의 신음소리로 인해 정서적 불안을 보인다. 간호부에서는 이를 고려하여 근무부서 변동을 하기로 한다. 가장 필요한 자료는 무엇인가?

❶ 직무명세서 ② 인사관리
③ 작업환경 ④ 직무기술서
⑤ 직무분류서

해설
직무명세서에는 그 직무를 수행하는 사람의 성격요건, 경험 등의 인적 요건이 들어간다.

2-4. 직무분석의 결과물로서 성공적인 직무수행에 필요한 경험, 적성, 자격요건 등의 인적 요건들을 명시해 놓은 것은?

① 작업조건서 ② 인사고과서
③ 감독요건서 ④ 직무기술서
❺ 직무명세서

해설
직무명세서는 직무분석의 결과물로서 경험, 적성, 자격요건 등의 인적 요건들을 명시해 놓은 것이다.

2-5. 직무설계방법에 대한 설명으로 옳은 것은?

① 직무 단순화는 한 사람이 다수의 과업을 하게 되는 것을 말한다.
② 직무 충실화는 분업화가 특징적이다.
③ 직무 확대는 전문화를 통해 이루어진다.
④ 직무 순환은 직무충실화의 단점을 개선하기 위한 것이다.
❺ 직무특성모형은 개인에 따른 기술의 차이를 고려한 것이다.

해설
직무설계방법
- 직무 단순화 : 직무의 세분화, 단순화 등을 통해 일상적이며 반복적인 업무를 수행하고 분업화가 특징적이다.
- 직무 충실화 : 기본과업에 직무의 구조적 확장과 수직적 확장이 합해진 것이다.
- 직무 확대 : 과업의 수와 종류를 증가시키는 것이다.
- 직무 순환 : 기본 과업 자체의 순환을 말한다.
- 직무특성모형 : 개인 간의 차이에 따른 다양성을 고려하여 적합한 직무파악 및 최상의 동기부여를 한다.

2-6. 최고 관리자가 새로운 직무를 만들어 낸 후 직무의 방법, 업무 등을 확장하려고 할 때 기술해야 할 것으로 옳은 것은?

❶ 직무기술서 ② 직무명세서
③ 직무 평가 ④ 직무 설계
⑤ 직무 분류

해설
직무기술서는 직무를 수행하는 데 요구되는 사항들을 계량화해서 구체적으로 서면화한 것으로 부서, 직무명, 근무위치, 직무개요, 임무, 기구와 장비, 사용될 물품과 서식, 감독내용, 근무조건, 위험성 등을 서술하고 있다.

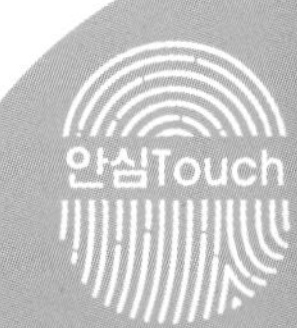

3 확보관리

(1) 간호인력 산정방법(Gillies, 1982)

① 서술적 방법

㉠ 경험 있는 간호사에게 간호한 환자의 유형을 질문하고, 간호표준을 설정하며, 필요한 간호사 대 환자의 비율을 결정하는 방법

㉡ 우리나라 현행 의료법의 입원환자 5명에 간호사 2명이라는 인력산정방법

② 산업공학적 방법

㉠ 간호업무와 간호시간에 의한 간호인력 산정방법, 간호기록, 직접관찰, 시간동작분석 등을 기초로 함

㉡ 환자에게 제공되는 간호행위를 확인하고 순서적으로 업무를 배열한 후, 그 결과로 추정되는 소요시간과 평균 빈도를 근거로 간호인력의 수요를 산정

③ 관리공학적 방법

㉠ 일련의 종합적인 데이터에 근거해서 인력산정을 결정하는 것

㉡ 환자의 유형에 따라 간호표준을 기술, 표준에 따라 업무수행의 빈도와 난이도를 기초로 간호사 대 환자의 비율을 결정하는 것

㉢ 데이터 안에는 간호의 질, 환자의 유형과 수, 병원의 인원이나 병상 수용능력, 운영예산 등이 포함됨

(2) 환자분류체계

간호요구에 따라 환자를 분류한 후 환자분류군에 따라 필요한 시간을 산출하여 간호인력의 산정 근거로 환자를 분류하는 방법

① 목 적

㉠ 간호인력 산정 및 배치

㉡ 병원표준화 실현에 활용

㉢ 생산성 감지 기능

㉣ 간호수가 산정, 간호비용 분석, 예산 수립

㉤ 간호의 질 평가

㉥ 환자들의 간호요구를 합리적으로 결정함

② 환자분류 접근 방법

㉠ 원형평가제 : 전형적인 특성을 나타내는 환자를 기준으로 간호의 범주를 분류하여 3~4개 군을 나누어 각 범주별로 간호요구량을 기술한 것

㉡ 요인평가제 : 간호에 대한 환자의 요구를 점수화하여 환자의 간호의존도를 구하는 방법, 각 요소는 하부요소로 나누고 하부요소에 비중을 두어 달성해야 할 표준시간을 정해 놓는 방법

(3) 간호인력 요구 산정

① 간호업무량 예측 : 환자간호 요구를 바탕으로 간호업무량 측정

㉠ 직접 간호활동 : 환자에게 직접 제공되는 간호활동, 간호표준으로 설정된 각 진단적 범주에 따라 제공되는 간호기능의 소요시간, 신체적, 정신적 요구와 관련하여 환자에게 제공하는 간호행위

㉡ 간접 간호활동 : 환자에게 제공되는 직접 간호를 준비하거나 수행하기 위해 일어나는 일련의 활동, 간호기록 작성, 투약준비, 인수인계, 집담회, 간호순회, 각종 의사소통, 교육 및 훈련

㉢ 건강교육 : 환자나 가족들에게 환자간호와 퇴원 후의 건강관리에 대한 정보를 제공, 지도하는 모든 활동을 총칭하는 것

② 간호인력 수요에 영향을 미치는 요인

㉠ 직무 분석, 간호전달체계, 간호부서의 철학, 목적 등

㉡ 환경적 요인이나 시설, 환자의 침상 수, 간호요원의 수준, 근무스케줄 등

㉢ 공휴일, 휴가, 병가, 결근율, 오리엔테이션 기간, 실무 교육 횟수 등은 반드시 고려해야 함

㉣ 병원의 정책 및 규정, 병원의 간호환경(건축구조와 시설), 직원의 종류, 진단에 따른 처치, 수술의 종류와 수, 병상점유율, 간호사의 임상경력 등

(4) 모집 및 선발

① 모집 방법

㉠ 내부 모집

방 법	• 간호조직 내부에서 적격자를 찾는 방법 • 외부 모집보다 간편함 • 기존 간호사의 고과기록을 참고함 • 기술 목록이나 인력배치표에 의한 모집
장 점	• 승진자의 사기앙양 • 동기유발, 능력개발 강화 • 정확한 능력 평가, 비용절약 • 외부 채용을 하위계층으로 하향시킴
단 점	• 모집범위의 제한 • 승진되지 않은 구성원의 좌절감 • 승진을 위한 과다경쟁 • 인력개발 비용

㉡ 외부 모집

방 법	• 조직 외부로부터 인적 자원 모집 • 유능한 인재선발의 기회 • 광고, 인턴십, 특별행사 모집, 연고자에 의한 추천, 개별 또는 수시 모집
장 점	• 새로운 관점 • 인력개발 비용 절감 • 새로운 정보와 지식 제공
단 점	• 무적격자 채용의 위험성 • 안정되기까지의 적응기간 소요 • 내부 인력의 사기 저하

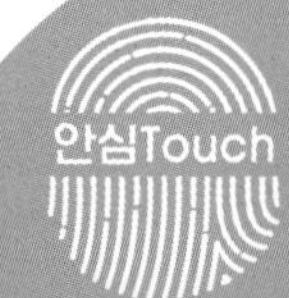

② **선발** : 모집활동을 통해 응모한 지원자 중 조직이 필요로 하는 인력 고용을 결정하는 과정

(5) 배 치

선발된 지원자를 조직 내 각 부서에 배속시켜 직무를 할당하는 것

① 배치 및 이동의 원칙

㉠ 적재적소주의 : 개인의 능력과 성격을 고려하여 최적의 직위에 배치

㉡ 실력주의 : 능력을 발휘할 수 있는 영역을 제공, 올바르게 평가, 만족할 수 있는 대우를 하는 원칙

㉢ 인재육성주의 : 상사에 의한 육성, 자기 육성의 의욕을 개발하는 것

㉣ 균형주의 : 개인과 조직과의 조화를 고려하는 것

② **근무표** : 간호관리자가 간호조직 내의 각 부서와 간호 단위별 간호직원들의 업무분담과 근무 시간을 구체적으로 계획하고 결정하는 것

㉠ 간호단위에서 간호사의 업무분담, 지휘 기능의 수단이 되기도 함

㉡ 근무일정표 작성 원칙

- 개별성, 융통성, 공정성, 책임성
- 업무수행을 위한 직원규모의 변화를 최소한으로 줄여야 함
- 각 단위별 근무표 작성자의 직위가 결정되어야 함
- 간호요원의 수요는 목표로 하는 침상점유율에 대비해서 계산
- 같은 근무시간 대에 신규직원과 경력직원을 적절하게 섞어서 배치
- 직원을 임의로 이동하여서는 안 됨
- 작성된 근무표는 시행되기 전에 직원들에게 공개하여 의견수렴의 절차를 거쳐야 함
- 모든 직원들을 평등하게 대하여야 함
- 직원의 사회생활 및 여가활동 계획을 세울 수 있도록 미리 충분한 여유를 두고 근무일정표를 제시해야 함
- 비상사태가 아닌 이상 야간근무에 이어 휴일 없이 주간 근무를 하지 않도록 함
- 비상사태에 대비하여 근무일정표를 신속히 조정할 수 있도록 배려

출제유형문제 최다빈출문제

3-1. 수간호사가 경험 있는 간호사에게 환자의 유형을 질문하고 간호표준을 설정하고 간호인력을 결정하였다. 이러한 간호인력 산정방법으로 옳은 것은?

① 경험적 방법
❷ 서술적 방법
③ 산업공학적 방법
④ 관리공학적 방법
⑤ 주경로 방법

해설
서술적 방법
• 경험 있는 간호사에게 간호한 환자의 유형을 질문, 간호표준을 설정, 필요한 간호사 대 환자의 비율을 결정하는 방법
• 우리나라 현행 의료법의 입원환자 5명에 간호사 2명이라는 인력산정방법

3-2. 환자분류체계의 목적에 대한 설명으로 옳지 않은 것은?

① 간호의 질 평가
② 간호비용 분석
③ 병원 표준화 실현에 활용
❹ 간호수가 차등화
⑤ 예산수립

해설
환자분류체계의 목적
• 간호인력 산정 및 배치
• 병원표준화 실현에 활용
• 생산성 감지 기능
• 간호수가 산정, 간호비용 분석, 예산 수립
• 간호의 질 평가
• 환자들의 간호요구를 합리적으로 결정함

3-3. 간호업무량 예측 시 필요한 직접 간호활동은?

❶ 욕창환자 관리
② 간호기록
③ 인수인계
④ 물품관리
⑤ 간호순회

해설
②, ③, ④, ⑤은 간접 간호활동이다.
직접 간호활동
환자에게 직접 제공되는 간호활동, 간호표준으로 설정된 각 진단적 범주에 따라 제공되는 간호기능의 소요시간, 신체적, 정신적 요구와 관련하여 환자에게 제공하는 간호행위

3-4. 간호인력 수요에 영향을 미치는 요인으로 옳지 않은 것은?

① 직무 분석
② 간호부서의 철학
❸ 환자에게 제공한 간호서비스 효과
④ 오리엔테이션 기간
⑤ 병상점유율

해설
간호인력수요에 영향을 미치는 요인
• 직무분석, 간호전달체계, 간호부서의 철학, 목적
• 환경적 요인이나 시설, 환자의 침상 수, 간호요원의 수준, 근무스케줄
• 공휴일, 휴가, 병가, 결근율, 오리엔테이션 기간, 실무 교육 횟수 등은 반드시 고려해야 함
• 병원의 정책 및 규정, 병원의 간호환경(건축구조와 시설), 직원의 종류, 진단에 따른 처치, 수술의 종류와 수, 병상점유율, 간호사의 임상경력

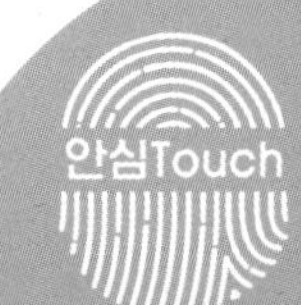

3-5. 외부 모집의 장점은?

❶ 유능한 인재선발의 기회가 된다.
② 모집비용이 덜 든다.
③ 기존 직원의 사기를 높여 준다.
④ 직원을 적재적소에 배치할 수 있다.
⑤ 내부 직원의 응집력이 강해진다.

해설
외부 모집의 장점
- 새로운 관점
- 인력개발 비용 절감
- 새로운 정보와 지식 제공

3-6. 개인의 능력과 성격을 고려하여 최적의 직위에 배치하는 원칙은?

❶ 적재적소주의
② 실력주의
③ 인재육성주의
④ 균형주의
⑤ 통솔주의

해설
배치 및 이동의 원칙
- 적재적소주의 : 개인의 능력과 성격을 고려하여 최적의 직위에 배치
- 실력주의 : 능력을 발휘할 수 있는 영역을 제공, 올바르게 평가, 만족할 수 있는 대우를 하는 원칙
- 인재육성주의 : 상사에 의한 육성, 자기 육성의 의욕을 개발하는 것
- 균형주의 : 개인과 조직과의 조화를 고려하는 것

3-7. 근무일정표 작성 시 고려해야 할 점으로 거리가 먼 것은?

① 같은 근무시간 대에 신규직원과 경력직원을 적절하게 섞어서 배치한다.
❷ 직원을 임의로 이동시켜도 된다.
③ 각 단위별 근무표 작성자의 직위가 결정되어야 한다.
④ 업무수행을 위한 직원규모의 변화를 최소한으로 줄여야 한다.
⑤ 모든 직원들을 평등하게 대하여야 한다.

해설
근무일정표 작성 시 주의해야 할 사항으로 직원을 임의로 이동시키면 안 된다.

3-8. 환자분류체계를 사용하는 주된 목적은?

① 환자예후예측
② 환자만족도 파악
③ 환자진단명 분류
④ 직접 간호시간 산정
❺ 간호인력 산정 및 배치

해설
환자분류체계는 합리적 인력관리와 업무 능률을 증대하고 적정 간호인력 산정 및 배치, 환자의 간호 요구 만족의 이점이 있다.

3-9. 간호사의 인력을 확보한 수준에 따라 입원환자의 보험료를 지급하는 방식은?

① 포괄수가제
② 행위별수가제
③ 인두제
❹ 간호관리 차등지급제
⑤ 환자 분류체계에 의한 수가제

해설
간호관리 차등제는 입원병상당 확보된 간호사 수에 따라 병원의 간호관리료를 등급화하여 분류한 것이다.

3-10. 간호관리료 차등제의 기준이 되는 사항으로 옳은 것은?

❶ 간호사 확보율
② 병상 확보율
③ 입원 환자수
④ 외래 환자수
⑤ 허가된 병상수

해설
간호관리료 차등제는 입원 진료 시 간호서비스의 질이 저하되는 현상을 해소하고 의료기관의 간호서비스 질 향상을 유도하고자 입원 병상당 간호사수를 늘려야 한다는 전제하에 만들어진 제도이다.

3-11. 다음의 내용과 관련된 것은?

- 간호전달체계
- 환자의 종류와 수
- 병원의 구조와 설비
- 간호부의 철학과 가치

❶ 간호수가 산정　② 환자 중증도 분류
③ 간호제공 효율성　④ 간호인력 모집
⑤ 간호사 선발

해설
간호수가 선정 시 환자의 중증도, 제공된 서비스의 단위당 가격과 서비스의 양, 질병군별 간호, 일정한 환자수 등의 방법에 근거하여 수가를 책정함

4 개발관리

직원이 현재의 직무를 수행하거나 새로운 직무를 수행하는 데 필요한 지식, 기능 및 판단력 등을 향상시키는 인적 자원관리 활동

(1) 교육 훈련의 분류

① 대상자에 의한 분류

㉠ 예비교육

㉡ 유도훈련(Induction training)

- 채용된 후 3~4일 정도 실시
- 신규 직원이 기관의 조직문화에 잘 적응하도록 기관의 철학, 목적, 역사, 조직구조, 목표, 방침을 알리는 것
- 근무시간, 휴일, 병가, 직무명세서, 업무수행 평가, 채용계약, 급여일, 건강관리 서비스, 교육기회 등의 기관의 규칙, 규정, 정책 포함
- 기관에 대한 정보 얻음

㉢ 직무 오리엔테이션

- 효과적인 역할 수행을 위해 역할 내용, 직무책임, 근무장소, 대상자, 동료 소개
- 표준화된 교육프로그램, 개별화된 교육 프로그램

㉣ 프리셉터십 : 프리셉터와 신규간호사의 일대일 관계 교육

㉤ 실무교육 : 직원의 직무수행을 강화하기 위해 제공되는 모든 현장 교육

㉥ 보수교육 : 졸업 후 임상실무를 강화하기 위한 지식, 기술, 태도를 향상시키기 위해 제공하는 계획된 학습 활동

㉦ 간호관리자 훈련 : 간호관리자가 지식을 습득하여 간호직원을 효율적으로 관리할 수 있고 조직 내에서 발생하는 일을 원만히 해결할 수 있도록 능력을 키워주는 계획된 훈련

② 장소에 의한 분류

㉠ 직장 내 교육훈련

㉡ 직장 외 교육훈련

(2) 경력개발

① 정의 : 간호조직 내의 경력개발 제도

※ 경력사다리제도(임상등급제도, Career ladder system)

- 인적 관리의 경력개발 또는 경력개발 프로그램
- 전문직으로서의 발전과 인적 자원의 발전 및 동기부여에도 많은 긍정적 영향을 줌
- 간호계에서는 간호의 임상적 발전을 이룰 수 있는 프로그램의 필요성을 역설함(Zimmer)
- 간호사를 동기화시키고 간호 인력의 유지확보에 기여할 수 있는 수단으로서 3단계의 경력 사다리를 제시
- 미국에서부터 많은 의료기관을 중심으로 경력개발 프로그램이 개발되어 운영되고 있음

② 간호조직 내에 경력개발이 필요한 이유
㉠ 간호사의 개인적 성취의 인정 및 보상
㉡ 환자 간호의 질 향상
㉢ 간호사의 사기와 직업만족도 향상
㉣ 전문적 성장의 기회 제공
㉤ 간호사의 핵심역량을 키워 나갈 수 있는 체계적인 방안
㉥ 병원 간 경쟁력의 심화로 우수한 간호능력을 보유한 간호사의 확보를 위해 필요함
㉦ 자기 주도적으로 대응해 나갈 수 있는 간호사로 육성개발하기 위함
㉧ 간호역량의 차이에 따른 조직에 대한 기여도를 공정하게 관리하기 위함

(3) 업무평가

① 업무평가의 목적
㉠ 적정 배치
㉡ 능력 개발
㉢ 공정 처우

② 업무평가의 구성 요소
㉠ 능력 발휘 측면
㉡ 일에 대한 태도 측면
㉢ 일의 달성도 측면

③ 업무평가의 방법
㉠ 평가자에 의한 분류 : 자가평가법, 동료평정법, 상급자 평정법, 하급자 평정법, 집단평정법
㉡ 업무 평가기법에 의한 분류

규범기준에 따른 타 직원과 비교법	서열법	최고에서 최저까지 순서를 매겨 평가하는 것
	강제배분법	각 등급마다 배정 비율을 정해서 강제로 배분하는 방법
행동기준 고과법	물리적 관찰법	사람이 일하는 것을 관찰함
	대조표법(체크리스트법)	표준업무수행 목록을 미리 작성해 주고 기부를 표시하는 방법
	도표식 평정척도법	평정 대상의 능력요소를 나열하고 점수를 주는 방법
	중요사건 기록법	근무실적에 큰 영향을 주는 중요사건을 기술하여 평가하는 방법
	행동중심 평정척도법	구체적인 행동에 초점을 둔 새로운 평정법, 중요사건기록법과 도표식 평정척도법의 융합
	일회기록법	행위에 대한 객관적 기술, 객관성 확보가 어려움
성과기준 고과법	목표관리법	평가자와 피평가자가 함께 직무수행표를 설정하고 달성 여부를 확인함
	직접지수고과법	생산성, 결근율, 이직률과 같은 비인격적인 요소를 기준으로 평가하는 것

※ 행태중심 평정척도법(BARS, Behaviorally anchored rating scale)
- 전통적인 인사고과시스템이 지니고 있는 한계점을 극복, 보완하기 위해 개발된 평가기법
- 중요사건 방법과 그래픽 평정척도법을 결합, 고과 결과의 정확성과 신뢰성을 높이는 방법

- 정교하게 계량적으로 수정한 기법으로서, 고과자가 피고과자의 행위나 업적에 대하여 등급을 매길 때, 등급별로 판단의 근거가 되는 구체적인 행동기준을 제공함
- 각 과업 분야에 대하여 가장 이상적인 과업형태에서부터 가장 바람직하지 못한 행태까지를 몇 개의 등급으로 구분하고, 각 등급마다 중요 행태를 명확하게 기술한 뒤 점수를 할당하는 방법을 사용함
- 평정척도는 직무수행 담당자와 계선상의 관리자가 공동으로 참여하여 설계하는 것

④ 업무평가의 오류

㉠ 관대화 경향 : 실제 능력이나 업적보다 높게 평가하는 경향

㉡ 집중화 경향 : 극단적인 평가를 기피하는 인간의 심리적 경향으로 발생하는 것으로 중간범위의 점수를 주는 경향

㉢ 규칙적 착오 : 한 평정자가 다른 평정자에 비해 일관적으로 높은 점수를 주거나 낮은 점수를 주는 경향

㉣ 논리적 착오 : 논리적으로 상관관계가 있는 평정요소에서 한 요소가 우수하면 다른 요소도 우수하다고 평가하는 경향

㉤ 선입견에 의한 착오 : 평정 외적인 요인이 평정에 영향을 미치는 것

㉥ 후광효과(Halo Effect) : 피평가자의 어느 특성에 대해 '대단히 우수하다'는 인상을 갖게 되면 다른 특성도 '대단히 우수하다'고 평가해 버리는 경향, 사회적 지각의 오류 현상

㉦ 혼효과(Horn Effect) : 후광효과의 반대로, 한 분야를 잘못하면 모두 지나치고 혹독하게 평가하는 것

㉧ 근접오류 : 평가표상 근접하고 있는 고과요소의 평가 결과 혹은 특정 시간 내에서의 고과요소 간의 평가결과가 유사하게 되는 경향

(4) 인사이동

① **전환(이동)** : 배치된 직원을 현재의 직무에서 동등한 직계에 있는 다른 직무로 수평적으로 바꾸어 재배치하는 것

② **승진** : 이동의 한 형태로 조직에서 직원의 직무 서열 혹은 자격 서열이 상승하는 것, 지위 상승과 함께 보수, 권한, 책임이 상승 동반하는 것

㉠ 연공서열주의 : 근무 연수를 기준으로 승진의 서열을 정함

㉡ 능력주의 : 능력에 따라 승진을 결정하는 것

③ 인사이동의 목적

㉠ 직원 능력의 활용

㉡ 조직의 재정비

㉢ 새로운 기회의 부여

㉣ 긍정적 변화

④ 인사이동 시의 유의점
㉠ 저항의 극복
㉡ 적정빈도의 유지
㉢ 균형성
㉣ 일관성(구성원이 수용하기 어려운 획기적인 인사이동은 팀워크가 파괴되고 인간관계에 갈등이 우려될 수 있으므로 주의해야 함)

(5) 직원 훈육

① 정의 : 직원 자신이 스스로 행위를 적절히 조절하여 문제가 되는 행위를 교정하도록 동기를 부여하는 것
② 훈육의 효과 : 예방효과, 개선효과, 처벌효과
③ 훈육의 원칙
㉠ 신속하게 대처해야 함
㉡ 문제행위에만 초점을 두어야 함
㉢ 건설적인 행동 유도
㉣ 훈육한 후 행동변화 여부 확인
㉤ 문제행동에 대한 충분한 정보 수집
㉥ 훈육행위에 앞서 훈육의 규칙과 규정을 명확히 설정해야 함
㉦ 설정된 규칙과 규정에 대해 간호사들과 의사소통하여 충분히 이해하도록 한 뒤 적용
㉧ 공개적 훈육보다는 프라이버시를 지켜주면서 훈육
㉨ 상황이나 능력에 따라 유연성 있게 대처해야 함
㉩ 감정이 정리된 후 훈육에 임하여 긍정적인 태도 유지
④ 훈육의 절차
㉠ 면담 : 비공식적인 면담을 통해 공식적인 행동 규범을 상기, 이를 위반했음을 주지시키며 행동을 개선하도록 충고함
㉡ 구두 경고 : 위반의 행동이 다시 발견되면 과중한 징계를 받을 수 있다는 것을 통보
㉢ 서면 경고 : 구두 경고로 행동이 수정되지 않고 위반행동이 반복될 경우에 실시, 과중한 징계조치와 해고의 가능성을 경고하는 공식적인 문서
㉣ 정직 : 상담과 견책에도 불구하고 문제 행동이 계속될 경우 직원에게 정직처분
㉤ 해고 : 기회를 부여해도 개선되지 않거나 또는 중대한 과실이나 치명적인 과오를 저질렀을 경우 해고를 실시함

출제유형문제 최다빈출문제

4-1. 예비교육에 대한 설명으로 옳은 것은?

① 신규 간호사와 프리셉터의 관계를 통하여 신규 간호사가 간호 기술을 습득하도록 한다.
② 졸업 후 임상 실무를 강화하기 위한 지식, 기술, 태도를 향상시키기 위해 제공되는 계획된 학습 활동이다.
③ 직원의 현행 직무요구에 대해서 직무의 지식과 기술을 유지시키기 위해 교육시키는 것이다.
④ 간호직원을 효율적으로 관리할 수 있고 조직 내 발생하는 일을 해결할 수 있도록 능력을 키워주는 훈련이다.
❺ 신규 간호사가 자신의 직위에서 효과적으로 역할을 수행할 수 있도록 준비시키는 것이다.

해설

예비교육
- 신규 간호사가 자신의 직위에서 효과적으로 역할을 수행할 수 있도록 준비시키는 것
- 직무책임, 근무장소, 대상자 및 동료소개 등을 포함하여 주위환경에 적응하고 소속감을 갖도록 개별화 교육을 하는 것
- 신규 채용자에게 기초적인 정보를 제공하는 단계
- 신규 채용자를 조직에 맞도록 사회화시키는 것

4-2. 간호부의 신규 간호사 교육프로그램 중 유도훈련에 포함되는 주요 교육내용은?

① 검사물 관리
② 의료기구 조작
③ 물품 및 재고관리
④ 새로운 진단 및 치료기술
❺ 병원의 역사, 철학 및 조직체계 인식

해설

유도훈련에는 신규 직원이 조직문화에 잘 적응하도록 기관의 철학, 목적, 역사, 조직구조, 목표, 방침을 교육한다.

4-3. 유도훈련에서 가르치는 내용으로 옳은 것은?

① 투약, 주사,
② 간호회진
③ 인수인계 방법
④ 간호과정 적용방법
❺ 병원의 규칙, 규정, 정책, 절차에 관한 사항

해설

유도훈련에서 가르치는 내용
- 건물의 구조와 각 부서의 배치 안내
- 중요한 인물들의 소개
- 병원의 규칙, 규정, 정책, 절차에 관한 사항
- 근무규정, 채용조건, 근무시간, 휴일, 휴가, 병가
- 직무명세서, 업무수행평가, 채용계약, 급여일
- 교육혜택, 연금규정, 의료보험 적용
- 건강관리 서비스, 교육기회, 후생복지 규정

4-4. 직무 오리엔테이션에 해당되는 설명은?

① 신규 간호사가 새로운 환경으로 편안하게 유도되도록 한다.
② 근무할 기관의 철학, 목적, 프로그램 등을 가르친다.
③ 근무규정, 채용조건, 근무시간, 휴일 등에 대해 알려준다.
❹ 신규 간호사에게 주어진 특정 업무에 대한 교육훈련이다.
⑤ 건강관리 서비스, 교육기회 등을 알려준다.

해설

직무 오리엔테이션
- 신규 간호사에게 주어진 특정 업무에 대한 교육훈련
- 유도 훈련 후에 이루어짐
- 신규 간호사가 배치된 각자의 위치에서 효과적으로 일할 수 있도록 준비시키는 것
- 간호체제 내로 신속하게 동화시킴
- 분담된 역할에 대한 올바른 수행방법을 가르치기 위한 것
- 직무 오리엔테이션의 내용
- 물품 점검방법, 관련부서 전화번호, 응급 시 연락망 및 보고 절차
- 투약, 주사, 간호회진, 검사물 관리, 간호과정 적용방법
- 환자교육, 인수인계 방법, 업무분담 방법

4-5. 신규 간호사와 숙련된 간호사가 일대일 상호작용을 통해 간호활동을 지도, 감독, 평가하는 교육방법은?

① 보수교육
② 인턴십
❸ 프리셉터십
④ 감수성 훈련
⑤ 인바스켓 기법

해설

프리셉터십(Preceptorship)
- 임상간호 현장에서 숙련된 간호사가 학습자와의 일대일 상호작용을 통해 간호활동을 지도, 감독 평가하는 것
- 간호교육에서 학생이나 신규 간호사의 실습교육에 활용됨
- 신규 간호사 예비교육에 프리셉터십을 사용하고 있음

4-6. 다음의 내용과 관련된 교육은?

- 졸업 후의 임상실무를 강화하기 위한 지식, 기술 및 태도를 향상시키기 위해 제공하는 것
- 간호의 기초가 되는 교육 이외에 전문적인 교육활동, 즉 문헌연구, 프로그램화된 학습을 통해 이루어짐

① 예비교육
② 실무교육
❸ 보수교육
④ 프리셉터 교육
⑤ 간호관리자 훈련

해설

보수교육
- 졸업 후의 임상실무를 강화하기 위한 지식, 기술 및 태도를 향상시키기 위해 제공하는 것
- 간호의 기초가 되는 교육 이외에 전문적인 교육활동, 즉 문헌연구, 프로그램화된 학습을 통해 이루어짐
- 간호대상자의 건강증진을 위한 실무, 교육, 행정, 연구 또는 이론개발을 강화하기 위함

4-7. 간호조직 내에 경력개발이 필요한 이유와 거리가 먼 것은?

① 간호사의 개인적 성취의 인정 및 보상
② 환자 간호의 질 향상
③ 간호사의 사기와 직업만족도 향상
④ 전문적 성장의 기회 제공
❺ 간호역량 차이에 따른 조직에 대한 기여도를 차등하게 관리하기 위해

해설

간호조직 내에 경력개발이 필요한 이유

- 간호사의 개인적 성취의 인정 및 보상
- 환자 간호의 질 향상
- 간호사의 사기와 직업만족도 향상
- 전문적 성장의 기회 제공
- 간호사의 핵심역량을 키워 나갈 수 있는 체계적인 방안
- 병원 간 경쟁력의 심화로 우수한 간호능력을 보유한 간호사의 확보를 위해서 필요함
- 자기 주도적으로 대응해 나갈 수 있는 간호사로 육성개발하기 위함
- 간호역량의 차이에 따른 조직에 대한 기여도를 공정하게 관리하기 위함

4-8. 간호사 경력개발제도의 의의로 옳은 것은?

① 간호사의 업무 능률을 향상시킨다.
② 간호사의 학습욕구를 충족시킨다.
③ 간호사의 이직률을 높인다.
④ 간호사의 임금을 높인다.
❺ 간호사 개인의 능력을 개발해서 궁극적으로 조직의 발전에 기여한다.

해설

경력개발제도는 조직의 욕구와 개인의 욕구가 합치될 수 있도록 각 개인의 경력을 개발하는 활동으로 궁극적으로 조직의 발전에 기여한다.

4-9. 평정자를 기준으로 한 유형 중 자기 평가법에 대한 설명으로 옳은 것은?

① 객관성과 공정성을 기대할 수 있다.
② 환자 간호의 질을 높이고 책임감을 강화한다.
③ 업무수행에 대한 비판적 사고를 하게 한다.
④ 개인적 전문적 성장과 직무만족을 증가시킬 수 있다.
❺ 능력개발을 목적으로 하며 개인이 가진 결함의 파악과 개선에 효과적이다.

해설

자기평가법

- 평가자가 자신의 근무성적을 스스로 평가하는 방법
- 평가자가 자신을 돌아보고 반성할 수 있는 기회를 제공하며 업무수행을 개선하기 위한 자극을 주기 위함
- 능력개발을 목적으로 하며 개인이 가진 결함의 파악과 개선에 효과적
- 장점으로는 자신의 직무수행에 진지하게 생각함
- 자신의 강점 및 약점을 발견할 수 있는 기회가 될 수 있음
- 객관성 확보가 어려움
- 승진이나 보상에 영향을 미치는 경우 자기자신을 과대평가할 위험이 있음

4-10. 표준 업무수행 목록을 미리 작성해 두고 이 목록에 단순히 가부 또는 유무를 표시하는 평정방법은?

① 도표식 평정척도법
❷ 체크리스트법(Check List)
③ 일화기록법
④ 서열법
⑤ 강제배분법

해설
체크리스트법
간호사를 평가하는데 적절하다고 판단되는 표준 업무수행 목록을 미리 작성해 두고 이 목록에 단순히 가부 또는 유무를 표시하는 평정방법

4-11. 중요사건 방법과 그래픽 평정척도법을 결합한 평정방법은?

① 도표식 평정척도법
② 체크리스트법(Check List)
❸ 행태중심 평정척도법
④ 서열법
⑤ 강제배분법

해설
행태중심 평정척도법
전통적인 인사고과시스템이 지니고 있는 한계점을 극복 보완하기 위해 개발된 평가기법으로 중요사건 방법과 그래픽 평정척도법을 결합하여 고과 결과의 정확성과 신뢰성을 높이는 방법이다.

4-12. 업무수행 평가 시 간호관리자의 관대화 경향 오류를 줄이기 위한 방안은?

① 반복평가 도입
② 수시평가 도입
③ 연공서열 중시
④ 평가요소 순서 변경
❺ 평정등급비율 강제배분 적용

해설
관대화 경향을 줄이기 위해서는 구간의 평정등급비율을 강제하여 적용한다면 대부분의 피평가자들의 점수가 상위에 분포하는 것을 막을 수 있다.

4-13. 관리자가 인사고과 시 출퇴근 시간을 잘 지키는 간호사는 전반적으로 환자 간호절차도 정확히 지킬 것이라고 좋게 평가하는 오류는?

① 혼효과
❷ 후광효과
③ 근접오류
④ 관대화 경향
⑤ 중심화 경향

해설
후광효과란 피평가자의 특정 분야에 대한 호의적, 비호의적 인상이 다른 분야의 평가에 영향을 미치는 것을 말한다.

4-14. 평가자가 다른 평가자보다 언제나 후한 점수 또는 나쁜 점수를 주는 평가 오류는?

① 후광효과
② 혼효과
③ 중심화 경향
❹ 규칙적 착오
⑤ 근접착오

해설
규칙적 착오 또는 총체적 착오
어떤 평가자가 다른 평가자 보다 언제나 후한 점수 또는 나쁜 점수를 주는 것

4-15. 피평가자의 특출하게 우수한 평가요소에 영향을 받아 다른 평가요소도 높게 평가하는 직무수행평가의 오류는?

❶ 후광효과
② 혼효과
③ 중심화 경향
④ 관대화 경향
⑤ 근접착오

해설
후광효과(Halo effect)
- 피평가자의 특출하게 우수한 평가요소에 영향을 받아 다른 평가요소도 높게 평가하는 경향
- 피평가자의 어느 특성에 대해 '대단히 우수하다'는 인상을 갖게 되면 다른 특성도 '대단히 우수하다'고 평가해 버리는 경향

4-16. 승진의 의의 중 옳은 설명은?

① 하위직위 결원 발생 시 상위직위 사람으로서 충원
② 횡적인 인사이동
❸ 직무의 책임도 및 보수의 상승
④ 직무의 곤란도 하락
⑤ 계급 또는 직급의 하락

해설
승진의 의의 및 중요성
- 의 의
  - 상위직위 결원 발생 시 하위직위 사람으로의 충원
  - 상위직으로의 종적인 인사이동, 계급 또는 직급의 상승
  - 직무의 책임도, 곤란도, 보수의 상승 의미
- 중요성
  - 간호사의 사기가 앙양됨
  - 개인의 능력발전, 잠재력 발휘의 기회가 부여됨
  - 유능한 인재의 유치와 간호전문직의 발전 확립

4-17. 인사이동의 목적과 거리가 먼 것은?

① 직원능력을 활용한다.
❷ 획기적인 인사이동은 팀워크를 증진시킨다.
③ 새로운 기회를 부여한다.
④ 조직의 탄력성을 높인다.
⑤ 개인에게 긍정적 변화를 가져온다.

해설
인사이동의 목적
- 직원 능력의 활용
- 조직의 재정비
- 새로운 기회 부여
- 긍정적 변화

4-18. 직원 훈육의 효과로 옳은 것은?

① 사후에 충분히 교육하는 예방효과가 있다.
② 외부 사람에 의해 동기부여 된다.
③ 조직 반성의 기회를 준다.
④ 예방적 훈육이나 개선 등이 불가능할 경우에는 포기하도록 한다.
❺ 바람직한 방향의 행위가 지속되도록 하는 효과를 준다.

해설
직원훈육의 효과
- 예방효과 : 훈육은 사전에 충분히 계획을 하여 이의 발생을 사전에 예방함
- 행동개선효과 : 직원 자신이 행위를 교정하도록 동기부여, 자기 반성의 기회 제공, 바람직한 방향의 행위가 지속되도록 함
- 처벌효과 : 위반 행동을 중지하거나(예방적 훈육이나 개선 및 수정 등이 불가능하다고 평가될 경우) 다른 재발을 미연에 방지하기 위해 벌칙을 적용한 제재 조치를 강구함

4-19. 훈육의 원칙으로 옳은 것은?

① 간호사의 인간성 자체에도 처벌이 가해져야 한다.
② 공개적으로 훈육한다.
❸ 신속하고 주의 깊게 사실을 조사한다.
④ 훈육 행위 후에 훈육의 규칙과 규정을 명확히 설정한다.
⑤ 규칙이나 규정을 일관성 있게 적용하고, 예외사항은 용납하지 않는다.

해설
훈육의 원칙
• 인간성 자체가 아닌 문제 행위에만 초점을 두어야 한다.
• 비공개적으로 훈육한다.
• 신속하고 주의 깊게 사실을 조사한다.
• 예외사항은 용납한다.

4-20. 훈육 절차의 옳은 단계는?

① 면담 → 서면경고 → 무급정직 → 구두경고 → 해고
❷ 면담 → 구두경고 → 서면경고 → 무급정직 → 해고
③ 구두경고 → 서면경고 → 무급정직 → 면담 → 해고
④ 구두경고 → 면담 → 서면경고 → 해고 → 무급정직
⑤ 면담 → 서면경고 → 구두경고 → 무급정직 → 해고

해설
훈육절차의 단계
면담 → 구두경고 → 서면경고 → 무급정직 → 해고

4-21. 직원을 훈육할 때 관리자가 취해야 하는 태도로 옳은 것은?

❶ 구성원의 행동과 의미를 파악한다.
② 조직의 규칙을 융통성 있게 적용한다.
③ 직원이 잘못을 했을 때, 신속하게 처벌한다.
④ 경각심을 심어주기 위해 공개적으로 훈육한다.
⑤ 행위가 아닌 사람에 초점을 맞추고 훈육한다.

해설
규칙에 일관성이 있어야 하며 사람이 아닌 행위에 초점을 맞추어야 한다. 또한 신중하게 조사하며 비밀을 보장해 주어야 한다.

4-22. 6개월 전에 병원의 규정을 위반하여 면담을 조치 받은 직원이 또 규정을 위반하였다. 간호단위 관리자가 적용할 수 있는 다음 단계의 징계는?

① 감 봉　② 해 고
❸ 구두경고　④ 무급정직
⑤ 시간관리

해설
면담 조치 후 훈육 단계로는 구두경고가 적절하다.

4-23. 다음 상황에서 간호관리자가 문제행동 직원에게 취할 수 있는 관리 단계는?

> 문제행동을 한 직원과 개인적으로 상담한 후 공식적인 행동규범을 지키도록 상기시켰다. 그 후 규칙을 위반하는 행동이 또 다시 발생하여 이에 관한 징계조치 절차를 확실히 말해 주었다. 그러나 간호사의 잘못된 행동이 수정되지 않고 반복되고 있다.

① 면 담　② 정 직
③ 해 고　④ 구두경고
❺ 서면경고

해설
훈육의 과정은 면담 → 구두경고 → 서면경고 → 무급정직 → 해고의 순서이다.

4-24. 간호관리자가 여러 차례 지각한 간호사에게 출근 시간을 준수하도록 면담하였으나 계속 지각하고 있다. 다음 단계로 고려할 수 있는 조치는?

① 해 임
❷ 구두경고
③ 무급정직
④ 부서이동
⑤ 징계위원회 회부

해설

훈육의 과정은 면담 → 구두경고 → 서면경고 → 무급정직 → 해고이다.

5 보상관리

(1) 내적 보상과 외적 보상

① **내적 보상** : 비금전적 형태로 지급되는 보상, 탄력적 근무시간 제도, 직무재설계를 통한 자율성 및 기능의 다양성 제고, 조직에서의 안정감 부여, 보다 흥미 있는 업무 부여 등이 있음

② **외적 보상** : 구성원에게 금전적인 보상을 해 주는 것으로서 임금, 의료지원, 연금보조, 체육시설 제공 등

(2) 내적 보상의 중요성

① 내적 보상은 외적 보상에 비해 보상으로서의 영향력이 큼
② 내적 보상이 동기를 유발시키는데 더 효과적임
③ 내적 보상은 구성원 개인이 심리적으로 느끼는 보상임
④ 외적 보상은 그 자체로 한계가 있음
⑤ 내적 보상을 통해 외적 보상의 한계성을 줄일 수 있음
⑥ 내적 보상은 성질상 직무의 내용과 관련된 것
⑦ 직무의 내용에 내적 보상이 담기게 되면 계속적인 비용이 들지 않게 됨
⑧ 외적 보상보다는 내적 보상이 사용하기가 어려움

출제유형문제 최다빈출문제

내적 보상과 외적 보상에 대한 설명 중 옳은 것은?

① 내적 보상은 그 자체로 한계가 있다.
❷ 내적 보상은 외적 보상에 비해 보상으로서의 영향력이 크다.
③ 외적 보상은 안정감 부여, 보다 흥미 있는 부여이다.
④ 외적 보상은 구성원 개인이 심리적으로 느끼는 보상이다.
⑤ 외적 보상을 통해 내적 보상의 한계성을 줄일 수 있다.

해설

내적 보상
- 목표를 잘 수행하고 달성했을 때 느끼는 개인적 만족감
- 내적 보상의 유형(동기부여의 가치) : 성과에 대한 자부심, 성취감

외적 보상
- 업무를 잘한 것에 대한 보상으로 타인이 주는 것
- 외적 보상의 유형 : 임금 인상, 칭찬, 승진

6 유지관리

(1) 인간관계 관리

① 인간관계의 의미

인간관계란 집단 내의 휴머니즘에 기초를 두고 목표지향적인 협동관계를 구축하는 방법과 기술을 말함

② 인간관계 개선을 위한 제도

㉠ 제안제도

㉡ 인사상담제도

㉢ 고충처리제도

㉣ 사기조사

(2) 이직관리

① 이직의 부정적 결과

㉠ 경제적 손실(신규 직원모집 및 교육비용, 업무의 미숙함으로 발생하는 손실)

㉡ 직원의 사기저하(인력부족으로 인한 과로, 간호의 질 저하)

㉢ 구성원 간의 협동감, 친밀감 저하

㉣ 간호관리자의 관리능력 저하

② 이직의 긍정적 결과

㉠ 조직의 분위기 쇄신

㉡ 새로운 관리기법 도입

㉢ 불필요한 인력 제거

③ 이직대책

㉠ 이직 요인 규명

㉡ 이직을 감소시키기 위한 전략 수립

(3) 협 상

① 협상의 개념

협의를 통해 당사자가 서로 대화를 하여 각자의 주장을 조정하여 목적에 부합된 결정을 하는 방법

② 협상 과정

㉠ 준비와 계획 : 협상을 통해 얻어내고자 하는 것이 무엇인가 파악하고 적절한 전략을 개발

㉡ 협상의 기본 규칙 설정 : 협상 담당자가 누구이며, 협상 장소, 시간 제약, 협상에서 다룰 문제와 준수해야 할 구체적인 절차 등을 결정함

㉢ 합의 및 실행 : 실제 주고받음을 통해 합의를 도출하고 합의를 공식화 함, 실행할 때 필요한 절차의 개발

③ 협상의 원칙

㉠ 개인이나 개인의 행동보다는 문제에 초점을 둠
㉡ 관계를 형성하고 커뮤니케이션을 유지
㉢ 신뢰를 형성
㉣ 관심사를 탐색하고 정보를 수집
㉤ 창의적인 대안을 탐색하기 위해 열린 마음을 유지
㉥ 자신의 입장을 확고히 하기보다는 이슈에 초점
㉦ 사실과 객관적인 표준을 사용하여 해결책을 구체화
㉧ 자신의 가치와 동기를 인식하고 상대방의 관점을 이해하기 위해 노력
㉨ 비용 측면에서 대안에 대한 상호이익을 강조
㉩ 상대방을 비난하는 말을 삼가야 함, 경쟁보다는 협력을 촉진

출제유형문제 최다빈출문제

6-1. 이직률을 감소시키기 위한 전략으로 바람직하지 않은 것은?

① 공정한 감독과 승진관리를 한다.
② 이직관리 전담부서를 설치한다.
③ 연령, 경력, 학력 및 연수 등을 고려하여 배치한다.
④ 비자발적 이직보다는 자발적 이직에 초점을 둔다.
❺ 나이 많고 실력 있는 간호사에 대해 특히 관심을 둔다.

해설

이직률을 감소시키기 위한 전략

- 연령, 경력, 학력, 연수 등을 고려하여 배치
- 공정한 감독 및 승진관리
- 고충처리기구나 인사상담제도 운영(개인적 고충 해결을 위해)
- 교육과 워크숍을 운영(인간관계 개선을 위해)
- 재고용제, 근무연장제, 외부 프로그램, 퇴직 후 복지제도 부각
- 이직관리 전담부서를 설치
- 이직에 대해 체계적 분석, 연구, 대책을 강구
- 직무를 분석하여 재설계, 재분배(과다한 업무에 대한 부담감 개선)
- 자발적인 이직을 감소시키기 위한 전략을 개발
- 부하직원의 직무만족 증대
- 비자발적 이직보다는 자발적 이직에 초점
- 간호관리자는 직접적, 간접적 면담기술에 능숙해야 함
- 이직률이 높은 어리고 미숙한 간호사에 대해 특히 관심을 갖어야 함
- 선발 및 배치에 있어서 직원의 적성을 고려
- 간호사의 성과를 보상해 주는 환경 창출

6-2. 이직이 간호조직에 미치는 영향으로 옳지 않은 것은?

❶ 병원의 비용부담이 감소한다.
② 이직으로 남아 있는 직원의 사기가 저하된다.
③ 팀의 기능이 저하된다.
④ 간호관리자의 관리능력이 저하된다.
⑤ 신규직원의 업무 미숙으로 인해 간호의 질이 저하된다.

해설
이직이 간호조직에 미치는 영향
- 병원조직의 비용부담 증가
- 이직으로 남아 있는 직원의 사기저하
- 팀의 기능 저하
- 간호관리자의 관리능력 저하
- 신규직원의 업무 미숙으로 인한 간호의 질 저하

6-3. 다음의 내용과 관련된 용어는?

- 당사자가 서로 대화를 하여 각자의 주장을 조정하여 목적에 부합된 결정을 하는 방법
- 결정된 대안들에 대해 서로 다른 선호체계를 가진 상호의존적인 당사자들의 의사결정 과정

① 조 직　② 기 획
③ 보 상　④ 통 제
❺ 협 상

해설
협 상
- 당사자가 서로 대화를 하여 각자의 주장을 조정하여 목적에 부합된 결정을 하는 방법
- 결정된 대안들에 대해 서로 다른 선호체계를 가진 상호의존적인 당사자들의 의사결정 과정

6-4. 다음 중 협상의 원칙으로 옳은 것은?

① 개인의 행동에 초점을 둔다.
② 자신의 입장을 확고히 한다.
③ 주관적인 표준을 사용하여 해결책을 구체화한다.
❹ 자신의 가치와 동기를 인식하고 상대방의 관점을 이해하기 위해 노력한다.
⑤ 협력보다는 경쟁을 촉진한다.

해설
협상의 원칙
- 행동보다는 문제에 초점을 둔다.
- 자신의 입장을 확고히 하기보다는 이슈에 초점을 둔다.
- 사실과 객관적인 표준을 사용하여 해결책을 구체화한다.
- 경쟁보다는 협력을 촉진한다.

6-5. 협상에 대해서 옳게 설명한 것은?

① 협상자의 행동에 관심을 가진다.
② 자신의 관점을 확고하게 고집한다.
③ 서로 비난하며 자신의 주장을 내세운다.
❹ 서로의 관심도에 대한 자료를 수집한다.
⑤ 자신의 주장과 내용을 상대방에게 모두 개방한다.

해설
협상의 원칙
- 문제와 사람을 분리시킨다.
- 경쟁보다 협력을 촉진시키고 상호이익을 강조한다.
- 창의적인 대안을 탐색하기 위해 열린 마음을 유지한다.
- 각자의 입장 대신 관심에 초점을 두고 탐색 및 자료 수집을 한다.

제 4 장

지 휘

1 지휘의 개념 및 리더십

(1) 지휘의 개념

① 지휘(Directing)는 구성원들이 바람직한 행동을 하도록 동기를 부여하고 이끄는 것

② 간호조직에서의 지휘란 간호직원이 조직의 목표달성에 효율적이고 능률적으로 기여할 수 있도록 이끌고 감독하는 것을 뜻한다.

(2) 지도성(리더십)

① 리더십의 정의

㉠ 리더십은 과정(Process)이면서 특성(Property)이다.

㉡ 과정으로서의 리더십은 강제성을 띠지 않는 영향력의 행사 과정으로서 집단목표의 달성을 위해서 조직화된 집단(Organized group)의 구성원들에게 방향을 제시하고 그들의 활동을 조정하는 것을 뜻한다.

② 리더십의 특징

㉠ 조직이나 집단이 달성하고자 하는 미래상과 관계가 있다.

㉡ 지도자와 추종자 및 환경적 변수 간의 관계이다.

㉢ 공식적 계층제의 책임자만 지도자가 되는 것이 아니라 동료 간에도 발휘할 수 있다.

㉣ 리더십은 상호작용의 과정을 통해 발휘된다.

③ 관리자와 리더의 구분

구 분	특 성
관리자	• 공식적 조직 내의 지위와 책임을 가짐 • 그들의 지위에 수반되는 권한에 기인한 합법적 권력을 지님 • 특정 기능, 의무를 수반하도록 기대함 • 통제, 의사결정, 의사분석, 결과를 강조 • 조직의 목적을 성취하기 위해 인간, 환경, 돈, 시간, 다른 자원들을 다룸 • 지도자보다 합리성과 통제를 위한 더 큰 공적 책임을 지님 • 자발적 구성원뿐만 아니라 비자발적 구성원도 지휘 • 수직적 관점
리 더	• 위임된 권한은 없지만 소위 영향력과 같은 다른 의미의 권력을 지님 • 관리자보다 폭이 넓고, 다양한 역할을 함 • 그룹과정, 정보수집, 피드백, 힘 부여하기 등에 초점 • 대인관계를 강조 • 자발적 구성원을 지휘 • 추구하는 목적에 조직의 목적이 반영될 수도 있고, 반영되지 않을 수도 있음 • 수평적 관점

출제유형문제 최다빈출문제

1-1. 관리자와 리더를 비교한 것 중 옳은 것은?

① 리더는 위임된 권한으로 영향력을 행사한다.
② 관리자는 리더보다 더 폭넓고 다양한 역할을 한다.
❸ 리더는 자발적 구성원을 지휘한다.
④ 관리자는 수평적 관점을 가진 자이다.
⑤ 리더는 합리성과 통제를 위한 더 큰 공적 책임을 지닌 자이다.

해설
관리자와 리더의 구분
• 관리자는 위임된 권한으로 영향력을 행사한다.
• 리더는 관리자보다 더 폭 넓고 다양한 역할을 한다.
• 리더는 자발적 구성원을 지휘한다.
• 리더는 수평적 관점을 가진 자이다.
• 관리자는 합리성과 통제를 위한 더 큰 공적 책임을 지닌 자이다.

1-2. 지휘 기능에 해당하는 간호관리자의 활동은?

① 병동 운영계획안을 작성한다.
② 간호사 직무기술서를 재작성하였다.
③ 간호사의 업무수행능력을 평가하였다.
④ 간호사의 손위생 이행률을 조사하였다.
❺ 간호사 동기부여를 위한 활동을 하였다.

해설
지휘란 구성원들이 바람직한 행동을 하도록 동기를 부여하고 이끄는 것이다.

2 리더십(지도성)이론

(1) 특성이론

① 특정한 사람이 특정한 자질을 갖고 있어서 추종자들에게 존경과 신뢰를 받아 지도자가 된다는 것

② 지도자의 자질은 선천적으로 타고나는 것이라고 생각하는 것(위인론)

구 분	내 용
신체적, 골격적 특성	활동성, 정력, 외모, 차림새, 몸무게 등
능력 또는 기술 특성	행정능력, 지능, 판단력, 지식, 기술적 능력, 어휘 구사력
성격적 특성	성취동기, 야망, 적응력, 공격성, 민첩성, 자기통제력, 지배성향, 독립성, 주도적, 직관력, 성실성, 객관성, 창의성, 일관성, 인내력, 책임감, 자신감, 유머감각, 스트레스 저항력 등
사회적 특성	협동성, 대인관계 기술, 민감성, 명예 중시 성향, 사회성, 사회경제적 지위

(2) 행동이론

지도자가 집단에서 어떻게 행동하는가에 따라 리더십의 효과성이 결정됨

① **일차원 유형** : 지도자의 행동에 초점

㉠ 독재적(전제형) 리더십의 특성

- 자신이 항상 최상이라고 생각하여 구성원을 무시하고 지도자 혼자서 결정
- 구성원은 따르기만을 강요
- 업무중심적, 권위주의적
- 외적인 강제적 힘에 의해 구성원이 동기부여가 된다고 믿음 → 구성원의 변화요구에 저항, 처벌로 구성원 억압
- 장 점
  - 응급 상황이나 위기 상황 시에 사용되면 효과적
  - 구성원이 지식과 경험이 미숙할 때 유용
  - 구성원이 지도자의 능력을 절대적으로 신뢰
- 단 점
  - 인간적인 감정교류가 적어 팀의 일체감 형성이 어려움
  - 구성원이 의사결정에 참여하지 못하므로 책임의식이나 만족감이 적음
  - 구성원의 수동적인 근무태도로 의존성이 높고 창의력 개발이 적음

㉡ 민주형 리더십의 특성

- 의사결정 전 과정에 조직구성원을 참여시키는 유형
- 명령보다는 조언을 통한 인간관계와 팀워크 중시
- 장 점
  - 구성원 간의 협동과 조정을 통해 팀워크가 잘 이루어짐
  - 구성원의 자율성과 능력개발 용이
  - 구성원이 의사결정의 전 과정에 참여하므로 업무에 대한 긍지나 책임감과 만족감 큼

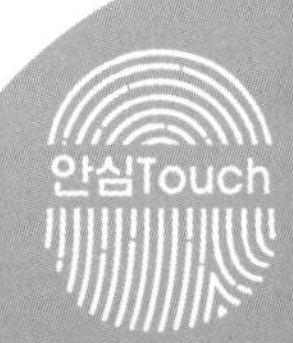

• 단 점
 - 의사결정 시 많은 시간 요구
 - 위기상황에 대한 신속한 대응이 힘듦
 - 구성원이 많은 경우에는 통솔하기가 어려움

ⓒ 자유방임형 리더십의 특성
• 모든 사람은 내적 요소에 의해 동기화되어 스스로도 일을 잘한다고 믿음
• 구성원의 지도를 절제(방관형)
• 장 점
 - 구성원의 업무수행 능력이 뛰어나 전문적 자주성이 높을 때 유용
• 단 점
 - 구성원의 협조심이 결여되어 의견수렴이 어려움
 - 조직 규율의 일관성 유지가 힘듦
 - 업무성과의 상향조절이 어려움

② 직무중심적(구성원 중심적 리더십)
㉠ 직무중심적 리더십
㉡ 구성원 중심적 리더십

③ 배려(구도 리더십)
리더십 유형을 구조주도(Initiating structure)와 배려(Consideration)라고 하는 두 개의 독립된 차원으로 본다. 즉, 리더는 구조주도와 배려 행위를 동시에 보일 수 있다는 관점이다.

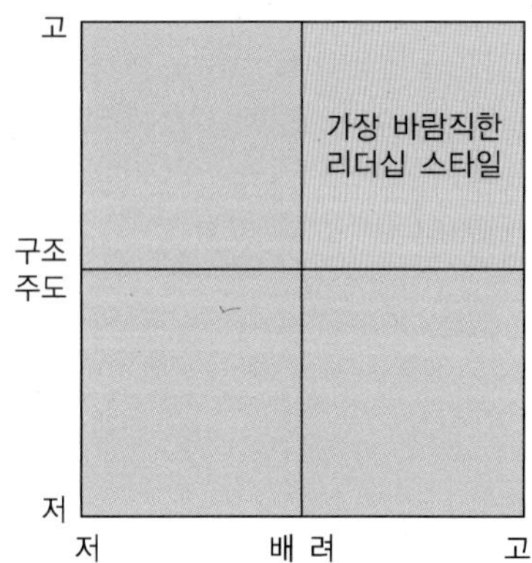

※ OSU 연구에서 가장 바람직한 리더십 유형은 고구조주도, 고배려 유형인 것으로 나타났다.

[구조주도, 배려와 효과적 리더십]

④ 관리 그리드
㉠ 블레이크(Blake)와 무턴(Mouton)의 관리격자 프로그램
㉡ 생산에 대한 관심과 인간에 대한 관심(Concern for people)이라는 용어를 사용하면서 각 차원을 9등분
㉢ 5가지 유형 중에 팀형, 즉 9-9형 리더를 가장 바람직한 모델로 보고 그것의 개발을 목표로 한다.

㉣ 오하이오주립대학의 배려 : 구조주도 리더십을 확대하여 블레이크와 무턴이 개발함

- 무관심형(1. 1) : 생산과 인간에 대한 관심이 모두 낮은 형, 리더는 자기 자신의 직분 유지에 필요한 최소한의 노력만을 투입
- 인기형, 컨트리클럽형(1. 9) : 인간에 대한 관심은 대단히 높으나 생산에 대한 관심이 극히 낮은 형
- 과업형(9. 1) : 생산에 대한 관심은 매우 높지만, 인간에 대한 관심은 극히 낮은 형
- 팀형, 이상형(9. 9) : 인간과 과업에 대한 관심이 매우 높은 형, 가장 바람직한 지도자 형
- 중간형, 중용형(5. 5) : 인간과 과업에 적당한 관심을 갖는 형

출제유형문제 최다빈출문제

2-1. 리더십 특성이론을 설명한 것이다. 옳지 않은 것은?

① 리더의 특성이 리더십 유효성에 관련된다는 관점을 갖고 있다.
② 소수의 사람들이 위대해질 수 있는 특성을 가지고 태어난다는 위인이론(Great man theory)에 초점을 두고 있다.
③ 리더십이란 선천적으로 타고난 것이다.
④ 특성에는 신체적, 골격적 특성, 능력 또는 기술 특성, 성격적 특성 등이 있다.
❺ 리더십을 개발될 수 있다.

해설

특성이론

- 리더의 특성이 리더십 유효성에 관련된다는 관점을 갖고 있다.
- 소수의 사람들이 위대해질 수 있는 특성을 가지고 태어난다는 위인이론(Great man theory)에 초점을 두고 있다.
- 리더십이란 선천적으로 타고난 것이다.
- 특성에는 신체적, 골격적 특성, 능력 또는 기술 특성, 성격적 특성 등이 있다.
- 리더십은 개발될 수 있는 것이 아니다.

2-2. 리더십 행위이론 중 3원론적 리더십을 비교한 것이다. 옳은 설명은?

❶ 독재형은 응급상황이나 위기상황 시에 사용되면 효과적이다.
② 민주형은 구성원의 지도를 절제한다.
③ 자유방임형은 자신이 항상 최상이라고 생각하여 구성원을 무시한다.
④ 독재형은 구성원의 협조심이 결여되어 의견수렴이 어렵다.
⑤ 민주형은 구성원의 업무수행 능력이 뛰어나 전문적 자주성이 높을 때 유용하다.

해설
3원론적 리더십
② 전제형(독재형)은 구성원의 지도를 절제한다.
③ 전제형(독재형)은 자신이 항상 최상이라고 생각하여 구성원을 무시하고 지도자 혼자서 결정한다.
④ 자유방임형은 구성원의 협조심이 결여되어 의견수렴이 어렵다.
⑤ 자유방임형은 구성원의 업무수행 능력이 뛰어나 전문적 자주성이 높을 때 유용하다.

2-3. Blake와 Mouton의 관리격자 프로그램에서 가장 바람직한 지도자형은?

① 무관심형
② 인기형
③ 과업형
❹ 팀 형
⑤ 중간형

해설
블레이크(Blake)와 무톤(Mouton)의 관리격자 프로그램에서 가장 바람직한 지도자형은 팀형이다.

2-4. A 간호단위의 관리자는 문제 발생 시 혼자서 해결방법을 결정하고 목표달성을 위해서 주로 지시하는 방법을 사용한다. 간호사들은 간호관리자의 강압적인 태도에 지쳐 있고 간호사의 업무만족도는 낮은 편이다. 간호관리자의 리더십 유형은?

① 슈퍼 리더십
② 민주적 리더십
③ 변혁적 리더십
❹ 전제적 리더십
⑤ 성취지향적 리더십

해설
전제적 리더십은 전제 군주처럼 권위적이고 억압적으로 지시하는 방법의 리더십을 뜻한다.

3 상황이론

(1) 상황이론

① 리더십 유형에 대한 효과성이 상황에 따라 달라진다는 관점

② 지도자의 역할 · 기술 및 행태와 조직구성원의 실적과 만족에 영향을 주는 상황변수(狀況變數, →변인)가 어떠한 것들인가를 밝히려는 리더십 이론

(2) Fiedler의 리더십 상황모델(Contingency model of leadership effectiveness, 상황적합성 이론)

① 상황을 고려한 최초의 리더십 이론으로 집단의 성과는 과업동기 또는 관계동기라고 불리는 리더의 성격 특성(Personality trait)과 리더십 상황의 호의성(Favorableness) 간의 적합(Match) 정도에 달려 있다.

② 리더의 특성과 리더십 상황의 호의성 간의 적합 정도에 따라 리더십의 효과가 달라진다는 것

③ **리더의 유형** : 과업지향형 리더(LPC 점수 낮음), 관계지향형 리더(LPC 점수 높음)

④ **리더십 상황변수** : 리더와 구성원 간의 관계, 과업구조, 리더의 직위

㉠ 리더와 구성원 간의 관계(Leader-member relation)

- 리더에 대해 구성원들이 가지는 신뢰나 존경 등의 정도
- 구성원이 리더를 받아들이는 정도를 반영하는 것으로 가장 중요한 상황 변수
- 구성원들과의 관계가 좋은 리더는 구성원들에게 많은 영향력을 행사한다.

㉡ 과업의 구조화(Task structure)

- 과업의 내용과 목표가 뚜렷하고 업무수행 방법과 절차도 간단하며 리더의 영향력 행사가 쉬워진다.
- 구체적인 의사결정이 항상 반복되면 리더가 구성원들에게 영향력을 행사하기에 용이하다.

㉢ 직위권한(Position power)

- 직위권한은 리더가 구성원들을 징계, 처벌 또는 보상할 수 있는 정도
- 공식적, 합법적, 강압적 권력으로 표현
- 리더의 지위가 조직구성원들로 하여금 명령이나 지시를 수용하도록 할 수 있는 정도
- 리더의 직위권한이 강할수록 리더십의 발휘가 용이하다.

(3) 허시/블랜차드의 상황적 리더십 및 하우스의 리더십 유형

① **구성원들의 성숙도(Readiness) 단계**

㉠ M1 : 구성원들의 능력이 부족하고 동기나 자신감도 부족한 단계(지시적 리더십 발휘)

㉡ M2 : 구성원들의 능력이 부족하지만 어느 정도의 자신감과 동기를 갖고 있는 상태(설득적 리더십 발휘)

㉢ M3 : 구성원들이 능력은 갖추었으나 동기가 낮은 상태(참여적 리더십 발휘)

㉣ M4 : 구성원들이 능력과 동기가 모두 성숙된 상태(위임적 리더십 발휘)

② 지도자의 유형

㉠ 지시적 : 높은 업무지향, 낮은 관계지향 → 전제적(S1)

㉡ 설득적 : 높은 업무지향, 높은 관계지향 → 참여형보다는 좀 더 전제형(S2)

㉢ 참여적 : 높은 관계지향, 낮은 업무지향 → 민주형(S3)

㉣ 위임적 : 낮은 관계지향, 낮은 업무지향 → 적극적인 민주형(S4)

③ House의 리더십 유형

㉠ 지시적 리더십(Directive leadership)

- 도구적 리더십(Instrumental leadership)이라고도 표현
- 구성원 통제, 조직화, 감독 등과 관련되는 리더의 행위
- 규정을 마련하여 준수토록 하고 부과된 작업일정을 수립
- 직무를 명확히 해 주는 등의 리더행위를 포함
- 과업구조가 모호할 경우
- 구성원들이 리더에게 복종적이고 의존적인 경우
- 리더가 강력한 직위권한을 가지고 있는 경우 효과적

㉡ 지원적 리더십(Supportive leadership)

- 구성원들의 욕구와 복지에 관심
- 언제든지 친구처럼 대해 줌
- 동지적 관계를 중시하는 리더의 행위
- 공식적 권한체계가 명확하고 관료적인 경우
- 과업이 구조화되어 있는 경우
- 구성원들이 높은 사회적 욕구를 지니고 있을 때
- 구성원들 간에 상호작용이 필요한 경우 효과적

㉢ 참여적 리더십(Participative leadership)

- 의사결정을 할 때 구성원들과 상의
- 그들의 아이디어를 진지하게 고려해 주는 리더십 행위
- 과업이 내재적 동기를 유발할 수 있는 특성을 가질 때
- 구성원들의 자존심과 성취욕이 강할 때
- 개인과 조직의 목표가 양립하는 경우 효과적

㉣ 성취 지향적 리더십(Achievement oriented leadership)

- 도전적 목표를 수립
- 최우수를 지향
- 자신의 능력에 자신감을 갖도록 함
- 구성원들이 최고의 성과를 달성할 수 있도록 하는 리더십 유형
- 참여적 리더십의 경우와 유사한 상황에 효과적

(4) 경로-목표이론

① 경로-목표이론

㉠ 기대이론에 근거하여 하우스와 미첼이 제시

㉡ 리더의 행동이 구성원의 동기를 유발시킬 수 있으려면 구성원들의 목표성취에 방해가 되는 요소를 제거해 주고 필요한 지원과 도움을 줄 수 있어야 한다.

② 경로-목표이론 변수들 간의 관계(상황에 따른 효과)

㉠ 지시적 리더십

- 지시적 리더십을 사용할 경우, 외재적 통제 위치를 갖거나 과업능력이 낮은 구성원들에게 긍정적으로 작용하여 만족도를 높여 준다.
- 과업능력이 높은 구성원들에게는 부정적 영향을 미치며, 따라서 구성원들의 만족도를 저하시킨다.
- 모호한 과업(Ambiguous tasks)을 수행하는 구성원들의 경우, 긍정적으로 작용하여 만족도를 높여 주고 동기를 유발시킨다.
- 명확한 과업을 수행하는 구성원들의 경우에는 부정적으로 작용하여 만족도와 동기를 저하시킨다.

㉡ 후원적 리더십(지원적 리더십)

- 지원적 리더십은 부하의 복지와 안녕에 대하여 진실한 관심을 보이고 우호적 분위기 조성과 작업 집단의 만족을 위해 노력하는 유형이다.
- 과업이 구조화되어 있는 경우
- 공식적 권한체계가 명확하고 관료적인 경우
- 부하가 높은 사회적 욕구를 지니고 있을 때
- 부하들 간에 상호작용이 필요할 때 효과적이다.

㉢ 참여적 리더십

- 통제 위치에 있어 내재론자(Internals)에 속하는 구성원들에 대해서 참여적 리더십을 사용하면 긍정적으로 작용하여 만족도를 높여 줄 수 있다.
- 애매한 과업에 대하여 개인적 애착을 갖고 있는 구성원들에게 참여적 리더십을 사용하면 구성원들의 만족도와 동기를 높여 준다.
- 구성원들의 과업이 매우 구조화되어 있고 자신들의 업무를 명확히 이해하고 있는 경우 참여적 리더십은 효과가 없다.
- 구성원들이 높은 자율 욕구나 성취 욕구를 갖고 있는 경우 참여적 리더십은 구성원들의 만족도와 동기를 높여 준다.

㉣ 성취 지향적 리더십

- 애매하고 반복적이지 않은 과업을 수행하는 구성원들에게 성취 지향적 리더십을 사용하면 그들의 자신감과 동기를 높여 준다.

출제유형문제 최다빈출문제

3-1. 피들러의 리더십 상황 요소를 설명한 것 중 옳은 것은?

❶ 구성원들과의 관계가 좋은 리더는 구성원들에게 많은 영향력을 행사할 수 있다.
② 과업이 구조적일수록 리더가 구성원들에게 영향력을 행사하기 어려워진다.
③ 구체적인 의사결정이 항상 반복되면 리더의 영향력이 줄어든다.
④ 리더의 직위 권한이 강할수록 리더십의 발휘가 어려워진다.
⑤ 과업의 내용과 목표가 뚜렷할수록 리더의 발휘가 어려워진다.

해설
Fiedler의 리더십 상황모델
- 상황을 고려한 최초의 리더십 이론으로 집단의 성과는 과업동기 또는 관계동기라고 불리는 리더의 성격 특성(Personality trait)과 리더십 상황의 호의성(Favorableness) 간의 적합(Match) 정도에 달려 있다.
- 리더의 특성과 리더십 상황의 호의성 간의 적합 정도에 따라 리더십의 효과가 달라진다는 것

3-2. 병동에서 김 간호사는 능력이 부족하고 일에 대한 흥미를 느끼지 못하고 있다. 이때 간호관리자에게 필요한 리더십은?(허시와 블랜차드의 상황적 리더십을 근거로)

❶ 지시적 리더십
② 지원적 리더십
③ 참여적 리더십
④ 위임적 리더십
⑤ 성취지향적 리더십

해설
상황변수
구성원들의 성숙도(Readiness) 단계
- M1 : 구성원들의 능력이 부족하고 동기나 자신감도 부족한 단계(지시적 리더십 발휘)
- M2 : 구성원들의 능력이 부족하지만 어느 정도의 자신감과 동기를 갖고 있는 상태(설득적 리더십 발휘)
- M3 : 구성원들이 능력은 갖추었으나 동기가 낮은 상태(참여적 리더십 발휘)
- M4 : 구성원들이 능력과 동기가 모두 성숙된 상태(위임적 리더십 발휘)

3-3. House의 리더십 유형을 근거로 다음의 상황에 적절한 리더십은?

- 공식적 권한체계가 명확하고 관료적인 경우
- 과업이 구조화되어 있는 경우
- 구성원들이 높은 사회적 욕구를 지니고 있을 때
- 구성원들 간에 상호작용이 필요한 경우

① 지시적 리더십
❷ 지원적 리더십
③ 참여적 리더십
④ 성취지향적 리더십
⑤ 변혁적 리더십

해설
후원적 리더십(지원적 리더십)의 효과적인 경우를 설명하고 있다.

3-4. 간호관리자가 구성원으로부터 신뢰와 지지를 받지 못하고 직위권력이 약하며, 과업이 구조화되지 못한 경우 피들러의 상황적합성 이론에 근거한 효과적인 리더십은?

① 참여형 리더십
② 설득형 리더십
③ 관계지향적 리더십
❹ 과업지향적 리더십
⑤ 성취지향적 리더십

해설
피들러의 상황적합성 이론에 근거하여 과업지향형 리더십은 지도자와 조직 구성원 간의 관계가 구조화되어 있고 지위에 따른 권한이 많이 부여되어 있는 유리한 상황 혹은 반대로 지도자와 구성원 간에 비우호적이고 업무가 비구조적이고 지도자의 권한이 약하고 불리한 상황에서 효과적이다.

3-5. 허시와 블랜차드 리더십 유형 중 구성원들의 성숙도가 가장 높을 때 필요한 리더십 유형으로 옳은 것은?

① 지시적 리더십
② 설득적 리더십
③ 참여적 리더십
❹ 위임적 리더십
⑤ 후원적 리더십

해설
구성원들의 성숙도가 높을 경우에는 위임적 리더십(M4)이 적합하다.

3-6. 최고 관리자가 수간호사와 구성원 간의 관계, 권한, 상황적 변수 등을 고려하여 병동에 맞는 수간호사를 배치하는 과정은 어떤 이론에 부합하는 과정인가?

① 특성 이론
② 상황대응 이론
❸ 상황적합성 이론
④ 경로–목표 이론
⑤ 관리격자 이론

해설
상황 이론의 상황적 변수에는 리더와 구성원 간의 관계, 과업의 구조화, 직위 권한 등이 있다.

3-7. House의 리더십 근거로 다음과 같은 상황일 경우 효과적인 리더십은?

- 과업이 내재적 동기를 유발할 수 있는 특성을 가질 때
- 부하의 자존과 성취욕이 강할 때
- 개인과 조직의 목표가 양립하는 경우

① 지시적 리더십
② 지원적 리더십
❸ 참여적 리더십
④ 설득적 리더십
⑤ 성취지향적 리더십

해설
참여적 리더십은 리더는 부하에게 정보를 제공하고 그들의 아이디어를 공유할 것을 권유하며, 의사결정 과정에서 부하들의 의견이나 제안을 고려하는 유형이다. 문제의 사례는 참여적 리더십이 효과적이다.

4 현대적 지도성 이론

(1) 거래적 리더와 변혁적 리더의 특성 비교

구 분	거래적 리더	변혁적 리더
현 상	현상을 유지하기 위해 노력	현상을 변화시키고자 노력
목표 지향성	현상과 너무 괴리되지 않은 목표를 지향	보통 현상보다 매우 높은 이상적인 목표를 지향
시 간	단기적 전망, 기본적으로 가시적인 보상으로 동기부여	장기적 전망, 구성원들에게 장기적 목표를 위해 노력하도록 동기부여
동기부여 전략	구성원들에게 즉각적이고 가시적인 보상으로 동기부여	구성원들에게 자아실현과 같은 높은 수준의 개인적 목표를 동경하도록 동기부여
행위표준	구성원들은 규칙과 관례를 따르기를 좋아함	변혁적이고도 새로운 시도에 도전하도록 구성원들을 격려
문제해결	구성원들을 위해 문제를 해결하거나 해답을 찾을 수 있는 곳을 알려줌	질문을 하여 구성원들이 스스로 해결책을 찾도록 격려하거나 함께 일함

(2) 변혁적 리더십과 거래적 리더십의 구성 요소

리더십 구분	요인들	내 용
변혁적 리더십	카리스마	리더는 바람직한 가치관, 존경심, 자신감 등을 구성원들에게 심어줄 수 있어야 하고 비전을 제시할 수 있어야 함
	개별적 관심	리더는 구성원들이 개인적 성장을 이룩할 수 있도록 그들의 욕구를 파악하고 알맞은 임무를 부여해야 함
	지적 자극	리더는 구성원들이 상황을 분석하는 데 있어 기존의 합리적 틀을 뛰어넘어 보다 창의적인 관점을 개발하도록 격려
거래적 리더십	성과와 연계된 보상	리더는 구성원들에게 무엇을 해야 그들이 원하는 보상을 받을 수 있는 지 알려줌
	예외적 관리	리더는 구성원들이 부여 받은 임무를 수행하도록 하고 적절한 시기에 적절한 비용으로 목표가 달성될 때까지 간섭하지 않음(즉, 예외적 사건이 발생했을 때에만 간섭한다)

출처 : 백기복의 경영학원론, 형설출판사, 1997

출제유형문제 최다빈출문제

4-1. 변혁적 리더십을 설명한 것 중 옳은 것은?
① 현상을 유지하기 위해 노력한다.
② 현상과 너무 괴리되지 않은 목표를 지향한다.
❸ 장기적인 전망으로 구성원들에게 장기적 목표를 위해 노력하도록 동기부여 한다.
④ 구성원들에게 즉각적이고 가시적인 보상으로 동기부여 한다.
⑤ 구성원들을 위해 문제를 해결하거나 해답을 찾을 수 있는 곳을 알려 준다.

해설
①, ②, ④, ⑤은 거래적 리더십을 설명한 것이다.

4-2. 변혁적 리더십의 구성요소 중 리더는 구성원들이 상황을 분석하는 데 있어 기존의 합리적 틀을 뛰어넘어 보다 창의적인 관점을 개발하도록 격려하는 것은?
① 카리스마
② 개별적 관심
❸ 지적 자극
④ 성과와 연계된 보상
⑤ 예외적 관리

해설
- 카리스마 : 리더는 바람직한 가치관, 존경심, 자신감 등을 구성원들에게 심어줄 수 있어야 하고 비전을 제시할 수 있어야 함
- 개별적 관심 : 리더는 구성원들이 개인적 성장을 이룩할 수 있도록 그들의 욕구를 파악하고 알맞은 임무를 부여해야 함
- 지적 자극

4-3. 변혁적 리더십을 보이는 간호사의 모습으로 적절한 것은?
❶ 조직 구성원들에게 이상적인 목표를 세우고 자아실현을 하도록 동기부여를 한다.
② 문제 발생 시 직접 해결한다.
③ 즉각적, 가시적인 보상으로 동기부여를 한다.
④ 통제 위주의 리더십을 보인다.
⑤ 업무 중심적이고 권위주의적인 리더십을 보인다.

해설
변혁적 리더십이란 조직의 미래에 대한 비전을 제시하고 이를 조직 구성원에게 연결해 구성원들이 가능하다고 생각하는 것보다 높은 수준의 동기를 촉진하고 고무하는 리더십을 말한다.

4-4. 거래적 리더십의 구성요소 중 옳은 것은?
① 카리스마
② 개별적 관심
③ 지적 자극
❹ 성과와 연계된 보상
⑤ 높은 수준의 동기부여

해설
거래적 리더십의 구성요소에는 성과와 연계된 보상, 예외적 관리가 있다.

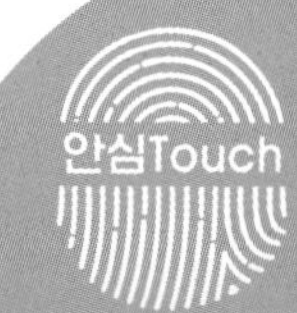

5 동기부여의 개념

(1) 동기부여 개념

① 인간으로 하여금 어떤 목표를 달성하도록 부추기거나 행위를 촉진시키는 심리학적 개념
② 조직 구성원들로 하여금 자발적으로 일을 하게 하여 생산성을 높이는데 유용하므로 조직이론에서 중요시되고 있다.

(2) 동기부여의 중요성

① 구성원에게 일을 통해 자아실현을 할 수 있는 기회를 제공함
② 업무 수행에 대한 자신감과 자긍심을 갖게 함
③ 자발적 업무 수행 노력으로 개인의 직무 만족과 생산성을 향상시킴
④ 조직을 변화시키는 추진력이 됨
⑤ 조직의 경쟁력을 향상시킬 수 있는 원동력이 됨

6 동기부여 이론

(1) 내용이론

① 내용이론의 개념
㉠ 어떤 요인이 동기를 부여시키는 데 작용하는지에 초점
㉡ 개인 내의 심리구조를 다룬다.
㉢ 동기부여를 일으키는 요소가 무엇인가에 관심을 두기 때문에 동기부여 과정의 첫 단계를 다룬다.
㉣ 쾌락주의에 입각하고 있으며, 개인은 모든 욕구를 충족하려 하고 욕구와 개인의 동질성을 가정하고 있다.
㉤ 사람마다 지니고 있는 욕구는 다르며, 시간이 경과함에 따라 변화한다.
㉥ 요구가 행동으로 전환되는 방법이 사람마다 다르다.
㉦ 사람은 언제나 욕구에 따라 행동하는 것이 아니며, 동기부여를 일으키는 욕구는 다양하다.
㉧ 욕구의 충족 또는 좌절에 대한 개인의 반응은 서로 다르다.

② **내용이론 종류** : 무엇이 동기를 불러일으키는가, 욕구단계이론, ERG 이론, 동기－위생이론, 성취동기이론, X－Y이론 등

(2) 동기부여의 내용이론

① 매슬로의 욕구단계(또는 계층)이론(Maslow's hierarchy of needs theory)

욕 구	조직에서 충족 가능한 분야
자아실현의 욕구	도전적 과업, 창의성 개발, 잠재 능력발휘
존경의 욕구	포상, 상위직 승진, 타인의 인정, 책임감 부여, 중요한 업무부여
소속 및 애정의 욕구	인간적 리더, 화해와 친교 분위기, 우호적인 업무 팀
안전 욕구	고용 안정, 생계보장 수단, 안전한 작업조건
생리적 욕구	냉・난방 장치, 최저임금, 환기 등

② 알더퍼(Alderfer)의 ERG 이론

매슬로의 욕구단계 이론에 대한 문제점을 극복하기 위해 개발됨

존재욕구 (Existence)	생리적 욕구와 안전 욕구에 해당하는 것으로 임금이나 작업조건
관계욕구 (Relatedness)	안전 욕구의 일부와 소속 및 애정의 욕구, 존경의 욕구에 해당하는 것으로 타인과의 대인관계와 관련된 것을 포괄함
성장욕구 (Growth)	자아실현 욕구, 존경욕구에 해당하는 창조적 개인적 성장을 위한 개인의 노력과 관련된 욕구

③ 맥그리거의 X-Y 이론

㉠ 매슬로의 욕구계층 이론에 근거하고 있다.

㉡ Y 이론의 인간관의 관리자 : 조직성원 후원, 직무환경 개선, 칭찬, 인정, 위임, 의사결정과 문제해결에 조직 구성원의 참여 유도

X 이론	• 사람들은 선천적으로 일하기를 싫어한다. • 사람들은 야망이 없으며, 책임 맡기를 싫어하며, 지휘받기를 좋아한다. • 사람들은 조직의 문제를 해결하는데 창의력을 발휘하기를 싫어한다. • 동기유발은 생리적 욕구나 안전욕구의 계층에서만 가능하다. • 사람은 엄격히 통제되어야 하고 조직목표를 달성하기 위해서는 강제적으로 해야 한다.
Y 이론	• 일이란 작업조건만 잘 부여해 두면 놀이나 쉬는 것과 같이 극히 자연스러운 것이다. • 조직목표를 달성하는 데는 자기통제가 필요하다. • 조직문제를 해결할 수 있는 창의력은 누구나 가지고 있다. • 동기유발은 모든 욕구계층에서 가능하다. • 사람들은 적절히 동기유발이 되면 자율적, 창의적으로 일을 한다.

④ 허즈버그의 2요인 이론(동기–위생 이론, Herzberg's two factors theory)

㉠ 인간에게는 이질적인 2가지 욕구가 동시에 존재한다.

㉡ 만족과 불만족이 별개의 차원이므로 만족감을 증진시켜야 하는지, 불만족을 예방해야 하는지 판단하는 것이 중요하다.

위생요인 (직무환경) ※ 불만족, 불만이 없음	• 불만족 요인 • 직무 불만을 예방하는 기본 기능 • 조직의 정책, 관리, 감독, 보수, 대인관계, 작업조건, 안전, 지위 • 충족된다고 만족스러운 것은 아님
동기요인 (직무내용) ※ 만족 없음, 만족	• 만족 요인 • 보다 나은 만족과 우수한 직무 수행을 하도록 동기부여 하는데 효과적임 • 부족하거나 없어도 불만을 갖는 것은 아님 • 성취감, 직무 자체, 전문적 성장, 인정과 칭찬, 책임감, 승진

⑤ 맥클리랜드의 성취동기이론(McClelland's basic needs theory)

㉠ 성취욕구, 친화(친교)욕구, 권력욕구를 중심으로 종합적인 성취동기이론을 전개하였다.

친교 욕구	다른 사람들과 친근하고 유쾌한 감정관계를 확립
권력 욕구	다른 사람에게 영향력을 행사하고 통제하려는 욕구
성취 욕구	무엇을 이루어 내고 싶은 욕구

㉡ 성취동기가 높은 사람들의 특성

- 적절한 위험을 즐긴다. 스스로의 노력으로 일을 성공시키려 한다. 문제를 해결하거나 일을 추진함에 있어 스스로 책임지고 목표를 성취하려는 자세를 갖는다.
- 성공가능성이 중간 정도일 때 가장 동기유발 효과가 크다. 목표 자체가 성취 불가능하면 포기하기 쉽고 가능성이 너무 높으면 흥미를 잃게 된다.
- 목표를 달성함에 있어 과정 또는 결과에 대한 피드백을 원한다. 성취동기가 높은 사람들은 자신의 성취과정과 결과에 대하여 확인하려 하며 이것이 피드백 요구로 이어진다.

출제유형문제 최다빈출문제

6-1. 동기부여 이론 중 내용이론에 속하는 것은?

❶ 욕구단계이론
② 기대이론
③ 공정성이론
④ 강화이론
⑤ 목표설정 이론

해설
내용이론은 무엇이 동기를 불러일으키는가, 욕구단계이론, ERG 이론, 동기-위생이론, 성취동기 이론, X-Y 이론 등이 있음

6-2. 매슬로의 욕구단계(또는 계층)이론을 설명한 것 중 옳은 내용은?

① 동기부여의 과정이론에 속한다.
② 욕구단계는 안전욕구, 생리적 욕구, 소속 및 애정 욕구, 존경 욕구, 자아실현의 욕구 등으로 올라간다.
③ 다섯 가지 욕구가 동시에 발생한다.
❹ 하나의 욕구가 충족되었을 때만 다음 단계에 있는 상위 욕구가 발생한다.
⑤ 욕구가 충족된 상태에서도 동기가 부여된다.

해설
매슬로의 욕구단계
- 인간의 동기를 유발할 수 있는 욕구는 생리적 욕구, 안전욕구, 소속 및 애정 욕구, 존경 욕구, 자아실현의 욕구 등이 순차적으로 발생함
- 단계의 순서에 따라 하나의 욕구가 충족되었을 때만 다음 단계에 있는 상위 욕구가 발생함
- 욕구가 충족된 상태에서는 동기가 유발되지 않음
- 욕구가 결핍된 상태에서는 욕구를 충족시키려고 애씀

6-3. 매슬로의 안전에 대한 욕구를 조직 측면으로 보았을 때 해당되는 것은?

① 임 금
② 휴 식
❸ 작업환경의 안전
④ 다른 사람들과의 상호작용
⑤ 승진의 기회

해설
매슬로의 욕구단계와 조직 측면에서 해당되는 것
- 생리적 욕구 : 삶 자체를 유지하기 위한 기초적인 인간의 욕구로서 의식주에 대한 욕구, 조직에서 이들 욕구는 적당한 임금, 휴식, 작업환경에 대한 욕구로 표현
- 안전에 대한 욕구 : 신체적 및 감정적인 위협으로부터 보호되고 안전해지기를 바라는 욕구, 조직에서는 작업환경의 안전, 인플레이션에 따른 임금인상, 직무안정, 생리적 욕구를 보호할 부가급부에 대한 욕구
- 소속감과 애정 욕구 : 사회적 존재인 인간은 어디에 소속되거나 친교를 나누고 싶은 욕구를 지니며 조직에서 다른 사람들과의 상호관계에 대한 욕구로 표현
- 자존 욕구 : 내적으로 자존과 자율을 성취하려는 욕구, 외적으로 타인으로부터 주의를 받고 인정을 받으며 집단 내에서 어떤 지위를 확보하려는 욕구, 조직에서는 직위, 업무자체의 완성, 성과급의 증가, 안정, 업무에 있어서의 도전의식, 의사결정의 참여, 승진의 기회 등이 포함
- 자아실현 욕구 : 자신이 이룰 수 있는 것 또는 될 수 있는 것을 성취하려는 욕구, 조직에서는 개인의 기술향상, 창조적 활동, 성공과 승진, 개인에 대한 완전한 통제 능력의 소유 등을 포함

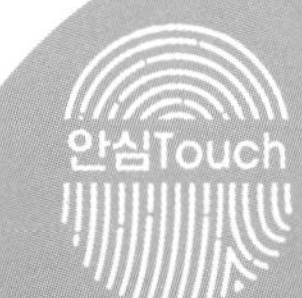

6-4. 알더퍼의 ERG 이론에 대한 설명으로 옳은 것은?

❶ 존재욕구는 생리적 욕구나 안전욕구와 같이 자신의 존재를 확보하는 데 필요한 욕구이다.
② 관계욕구는 자존욕구와 자아실현 욕구를 포함하는 것으로서 개인의 잠재력 개발과 관련되는 욕구이다.
③ 성장욕구는 개인이 주변 사람들과 의미 있는 인간관계를 형성하고 싶어 하는 욕구이다.
④ 욕구 출현의 진행방향이 상향단계에서 하위단계로 진행된다.
⑤ 욕구들과의 계층구조가 욕구계층 이론에서보다 강하다.

해설

ERG 이론

- 존재욕구는 생리적 욕구나 안전욕구와 같이 자신의 존재를 확보하는 데 필요한 욕구이다.
- 관계욕구는 개인이 주변 사람들과 의미 있는 인간관계를 형성하고 싶어 하는 욕구이다.
- 성장욕구는 자존욕구와 자아실현 욕구를 포함하는 것으로서 개인의 잠재력 개발과 관련되는 욕구이다.
- 욕구 출현의 진행방향이 하위단계에서 상향단계로 진행된다.
- 욕구들과의 계층구조가 욕구계층 이론에서보다 약하다.

6-5. 알더퍼의 ERG 이론에 대한 설명으로 옳은 것은?

① 존재욕구는 소속감, 애정욕구를 포함한다.
② 존재욕구는 개인의 발전을 위한 노력과 관련된 욕구를 포함한다.
③ 관계욕구는 자아실현과 자기성장욕구를 포함한다.
❹ 성장욕구가 충족되지 않으면 관계욕구가 증대된다.
⑤ 성장욕구가 충족되지 않으면 생리적 욕구의 중요도가 감소한다.

해설

알더퍼(Alderfer)의 ERG 이론

- 존재욕구 : 생리적 욕구, 안전욕구
- 관계욕구 : 안전욕구, 소속 및 애정욕구, 존경욕구
- 성장욕구 : 존경욕구, 자아실현 욕구
- 상위욕구가 만족되지 않거나 좌절될 때에는 그보다 낮은 하위욕구의 중요성이 커진다.

6-6. 친교욕구가 강한 간호사는 고객만족팀에, 성취동기가 강한 간호사는 간호연구팀에, 권력욕구가 강한 간호사는 성과관리팀에 배치하였다. 이때 적용된 동기부여 이론은?

① X-Y 이론
② ERG 이론
③ 욕구단계 이론
❹ 성취동기 이론
⑤ 동기-위생이론

해설

성취동기 이론은 개인과 사회의 발전은 성취욕구와 밀접한 관련이 있다는 이론으로 맥클리랜드는 개인의 욕구들 중 습득된 욕구를 성취욕구, 권력욕구, 친교욕구로 분류하였다.

6-7. 맥그리거의 X-Y 이론에서 Y 이론에 근거해서 부하직원을 관리하는 방법으로 적절한 것은?

① 부하직원을 엄격히 통제한다.
② 동기 유발은 생리적 욕구나 안전욕구의 계층에서만 가능하게 한다.
❸ 창의력은 누구나 가지고 있으므로 작업조건만 잘 부여해 두면 일은 자연스러워진다.
④ 조직의 목표를 달성하기 위해 강제적으로 일을 시킨다.
⑤ 책임을 맡기지 말고 늘 지휘를 해야 한다.

해설

①, ②, ④, ⑤은 X 이론에 근거한 부하직원 관리 방법이다.

6-8. 허즈버그의 2요인 이론 중 동기요인에 해당하는 것은?

① 조직의 정책
❷ 성취감
③ 관리 및 감독
④ 안 전
⑤ 지 위

해설
허즈버그의 동기요인에는 성취감, 직무자체, 전문적 성장, 인정과 칭찬, 책임감, 승진이 있다.

6-9. 허즈버그의 2요인 이론을 설명한 것이다. 옳은 것은?

① 동기요인은 불만족과 불만이 없음으로 구별된다.
② 위생요인은 만족 없음과 만족으로 구별된다.
③ 동기요인은 직무환경으로 조직의 정책, 관리, 감독, 보수 등이 있다.
④ 위생요인은 부족하거나 없어도 불만을 갖는 것은 아니다.
❺ 동기요인은 보다 나은 만족과 우수한 직무 수행을 하도록 동기부여 하는데 효과적이다.

해설
허즈버그의 2요인 이론
- 위생요인은 불만족과 불만이 없음으로 구별된다.
- 동기요인은 만족 없음과 만족으로 구별된다.
- 위생요인은 직무환경으로 조직의 정책, 관리, 감독, 보수 등이 있다.
- 동기요인은 부족하거나 없어도 불만을 갖는 것은 아니다.
- 동기요인은 보다 나은 만족과 우수한 직무 수행을 하도록 동기부여하는데 효과적이다.

6-10. 맥클리랜드의 성취동기이론에 근거해서 성취동기가 높은 사람의 특징은?

① 성취 가능성이 중간 정도일 때 동기유발 효과가 가장 낮다.
② 도전적이지만 달성 불가능할 때 동기부여 효과가 크다.
③ 결과에 대한 피드백만을 원한다.
④ 일의 성취감보다 보상에 관심이 더 많다.
❺ 스스로의 노력으로 일을 성공시키려 한다.

해설
성취동기가 높은 사람의 특징
- 적절히 위험을 즐긴다.
- 보상보다는 일 자체의 성취에 관심을 많이 갖는다.
- 목표를 실현할 때까지 과업에 전념한다.
- 즉각적인 피드백을 강구한다.
- 도전적인 목표를 추구한다.

7 과정이론

(1) 과정이론

① 조직 목표의 달성에 어떤 방법으로 동기를 불러일으키는가의 과정에 주관심이 있다.

② 인간의 욕구에 기초를 두되 여기에 다른 요인, 즉 어떤 행위선택 유발요인을 추가하여 행위과정이 변화해 가는지를 설명한다.

(2) 동기부여의 과정이론 : 기대이론, 공정성이론, 강화이론, 목표설정 이론 등

① 기대이론

㉠ 의미 : 욕구, 만족, 동기 유발의 체계에 기대를 더하여 동기유발의 과정에 초점을 둔 이론

㉡ 기대이론의 구성요소

- 기대감(Expectancy) : 특정행위를 통해 어떤 것을 얻을 수 있는 확률
- 수단성(Instrumentality) : 1차 수준의 결과가 2차 수준의 결과를 가져오게 되리라는 주관적인 확률치
- 유의성(Valence) : 어떤 일의 결과를 선호하는 정도
- F(동기수준) = E(기대감) × I(수단성) × V(유의성)

② 공정성 이론(아담스)

㉠ 의미 : 자신의 투입 대 산출의 비율을 동일한 작업상황에 있는 타인의 투입 대 산출과 비교하여 그것이 크거나 작을 때 불공정성이 지각된다는 것이다.

㉡ 불공정성 감소방안

- 투입의 변경
- 산출의 변경
- 투입과 산출의 인지적 왜곡
- 직장의 이동
- 준거인물에 영향을 미침

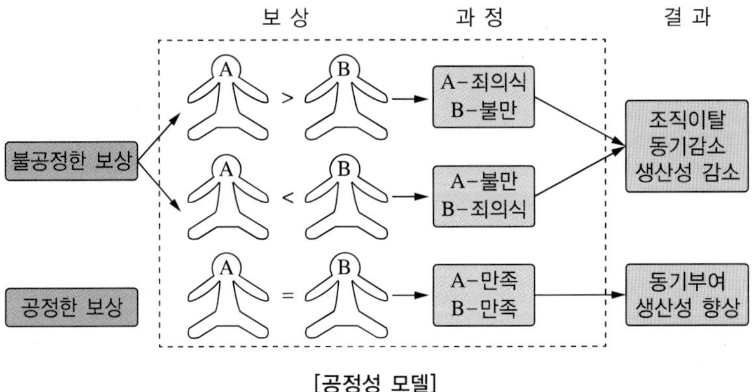

[공정성 모델]

③ 목표설정이론(로크)

㉠ 의미 : 개인의 목표가 그 행동동기에 직접적인 요인으로 작용한다는 전제하에 조직 구성원의 의식적인 목표와 과업성과 간의 관계를 설명한다.

㉡ 목표관련 변수들

구 분	변 수	연구 결과 요약
목표의 특성	난이도	성취가능한 범위 내에서 어렵고 도전적인 목표일수록 성과가 높다.
	구체성	"최선을 다하라"라는 식의 애매한 목표보다는 수량과 기간 측면에서 구체적인 목표일 때 성과가 더 높다.
목표의 종류	지시된 목표	지시된 목표의 경우 수행자의 수용(Acceptance)이 중요하며 지시된 목표가 수용되지 않으면 성과가 높아질 수 없다.
	참여적 목표	상・하급자가 토론을 통하여 공동으로 설정하는 목표이다.
	자기설정 목표	외부의 자극(예 : 경쟁자)에 의해서 스스로 설정하는 목표로서 개인이 여러 가지 목표수준들 중에서 하나를 선택하게 되는(즉, 목표선택) 경우이다.
상황 요인들	피드백	목표가 성과를 높이려면 피드백이 필수적으로 동반되어야 한다. 즉, 목표+피드백은 결론을 얻은 연구가 많다.
	보상조건	목표달성에 따른 적절한 보상(Contingent reward)이 주어졌을 때가 그렇지 않은 경우보다 성과가 높다.
	직무 복잡성	직무의 복잡성이 증가함에 따라 목표의 성과에 대한 효과가 떨어진다. 그러나 충분한 실증연구가 아직 되어 있지 않다.
	능 력	목표가 어려워지면 어려워질수록 능력과 성과의 상관관계는 커진다. 목표와 능력 간의 상호작용이 성과를 결정한다.
	경쟁상황	경쟁은 지시된 목표의 수용도를 높여 주고 스스로 목표를 세우도록 하여 성과를 높여 준다.

㉢ 효과적 목표의 특성

- 명확한 목표는 더 높은 수준의 산출을 가져온다.
- 쉬운 목표보다는 다소 어려운 목표가 동기화와 높은 성과를 가져온다.
- 리더가 일방적으로 부여한 목표보다는 부하직원이 수락한 목표가 높은 성과를 가져온다.
- 결과지향목표는 과정지향목표보다 업무수행능력을 증진시킨다.
- 목표설정에의 참여는 목표에 대한 수용도를 높여 주며 결국 목표달성을 위한 동기부여를 높여 준다.
- 목표달성 노력에 대한 피드백이 잘 이루어질수록 높은 성과를 산출할 가능성이 높다.

(3) 간호 현장에서 동기부여의 증진 방안

① 개인차원의 동기유발

㉠ 개인적인 보상

- 적극적 업무 자세의 함양
- 명확한 경력개발 계획

㉡ 목표 달성에 대한 확신

② 조직차원의 동기부여 증진 방안
- ㉠ 공정성의 확보
- ㉡ 직무와 인간의 일치
- ㉢ 금전적인 무시 금지
- ㉣ 목표의 이용
  - 직무재설계
  - 성과-보상의 합치 프로그램
  - 인사관리제도의 개선
  - 임파워먼트의 증진

출제유형문제 최다빈출문제

7-1. 동기부여의 과정이론에 속하는 것은?

❶ 공정성 이론
② 욕구단계 이론
③ ERG 이론
④ 허즈버그의 2요인 이론
⑤ 맥클리랜드의 성취동기이론

해설
과정이론
어떤 방법으로 동기를 불러일으킬 수 있는가, 기대이론, 공정성이론, 강화이론, 목표설정 이론 등이 있음

7-2. 기대이론의 구성요소 중 특정행위를 통해 어떤 것을 얻을 수 있는 확률은?

❶ 기대감
② 수단성
③ 유의성
④ X-이론
⑤ Y-이론

해설
기대감(Expectancy)
기대감은 특정한 행동(노력)을 통해서 어떤 것을 얻고자 하는 주관적(지각된) 확률로 0~1의 값을 갖는다.

7-3. 효과적 목표의 특성 중 옳은 것은?

① 중간 정도의 목표가 더 높은 수준의 산출을 가져온다.
❷ 쉬운 목표보다는 다소 어려운 목표가 동기화와 높은 성과를 가져온다.
③ 리더가 일방적으로 부여한 목표가 높은 성과를 가져온다.
④ 과정지향 목표가 결과지향 목표보다 업무 수행능력을 증진시킨다.
⑤ 목표설정에의 참여와 목표에 대한 수용도는 관련성이 없다.

해설
효과적 목표의 특성
- 명확한 목표는 더 높은 수준의 산출을 가져온다.
- 쉬운 목표보다는 다소 어려운 목표가 동기화와 높은 성과를 가져온다.
- 리더가 일방적으로 부여한 목표보다 부하 직원이 수락한 목표가 높은 성과를 가져온다.
- 결과지향 목표가 과정지향 목표보다 업무수행 능력을 증진시킨다.
- 목표설정에의 참여는 목표에 대한 수용도를 높여준다.

8 의사소통

(1) 의사소통 개념

전달자와 수신자 사이의 정보 전환, 개인을 포함한 집단 간의 의미 전달이라고 정의되기도 하고, '일반적인 상징 언어적인 것(말, 글)과 비언어적인 것(몸짓, 표정)을 통한 정보나 의사의 전달'이라고 정의

(2) 의사소통의 구성 요소

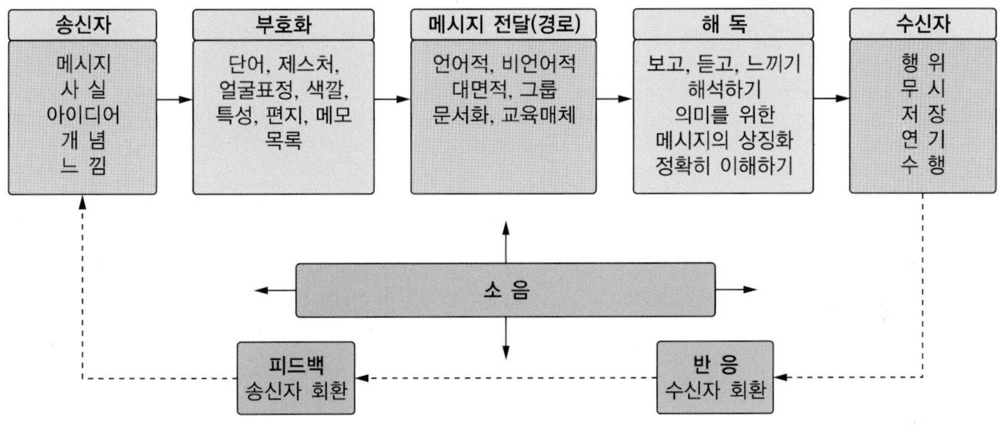

[의사소통의 구성요소]

(3) 의사소통의 네트워크

유 형	사슬형	Y형	수레바퀴형(윤형)	원 형	완전 연결형
의사소통 속도	빠름	빠름	• 단순과업 ↑ • 복잡한과업 ↓	• 모여 있는 경우 ↑ • 떨어져 있는 경우 ↓	빠름
의사소통의 정확성	문서 ↑ 구두 ↓	높음	• 단순과업 ↑ • 복잡한과업 ↓	• 모여 있는 경우 ↑ • 떨어져 있는 경우 ↓	중간
구성원 만족도	낮음	중간	중간	높음	높음
의사결정 수용도	낮음	중간	낮음	높음	높음

출제유형문제 최다빈출문제

8-1. 다음 내용과 관련된 의사소통 방법은?

- 집단 내에 특정한 리더가 있을 때 발생한다.
- 특정의 리더에 의해서 모든 정보의 전달이 이루어진다.
- 정보가 특정 리더에게 집중되는 현상을 보인다.

① 쇠사슬형
② Y 형
❸ 수레바퀴형
④ 원 형
⑤ 완전연결형

해설
수레바퀴형(Wheel or star type)
- 집단 내에 특정한 리더가 있을 때 발생함
- 특정의 리더에 의해서 모든 정보의 전달이 이루어짐
- 정보가 특정 리더에게 집중되는 현상을 보임

8-2. 다음의 설명에 해당하는 의사소통 유형으로 옳은 것은?

- 공식적인 리더는 있으나, 리더의 권력 집중도는 낮다.
- 조직 구성원 간의 의사소통이 원활하다.
- 모든 구성원들이 연결되어 있다.
- 구성원 간의 거리가 멀어지면 의사소통 전달의 정확성이 떨어진다.

❶ 원 형
② Y형
③ 수레바퀴형
④ 사슬형
⑤ 완전연결형

해설
원형은 중심인물이 없는 상황에서 조직 구성원 간의 의사소통이 원활하지만 거리가 멀어질 경우 의사소통 전달의 정확성이 떨어진다.

9 의사소통의 유형

(1) 대인 간 의사소통

① 언어적 의사소통

㉠ 구두적 의사소통 : 정보와 의사전달에 가장 자주 사용하며 전달속도가 빠르고 즉각적인 피드백을 받을 수 있다.

㉡ 문서적 의사소통 : 표현의 정확성이 필요할 때, 기록을 보관해 놓을 필요가 있을 때, 수신자가 가까이 없을 경우 효과적이다.

② 비언어적 의사소통

언어적 수단을 사용하지 않고 몸짓, 얼굴표정, 목소리 억양, 자세, 걸음걸이, 옷차림 등에서 나타나는 메시지

(2) 조직 차원의 의사소통

공식적 의사소통	상향적 의사소통	• 조직의 공식경로를 통해 메시지가 하위에서 상위계층으로 전달되는 것 • 왜곡 가능성이 있으므로 핵심만 간추려서 전달하는 것이 중요함 • 내용 : 제안, 여론조사, 회의, 면담, 상담 등
	하향적 의사소통	• 메시지가 조직의 상위계층에서 하위계층으로(상의하달식) 전달 • 권위적 조직이 될 수 있음, 공식적 경로를 이용하고 수신자에게 직접 전달해야 함 • 내용 : 업무지시, 규칙, 편람, 게시판, 구내방송, 직무기술서, 회의
	수평적 의사소통	• 조직 내의 위계 수준이 같은 구성원이나 부서 간의 의사소통 • 내용 : 회람, 실무자 회의 협동회의
	대각적 의사소통	조직 내 다른 부서의 상급자와 하급자 간의 의사소통
비공식적 의사소통		• 조직 변화의 필요성에 대해 경고해 주고 조직문화 창조의 매개 역할 • 집단응집력을 높이는 역할
		• 장 점 - 구성원들 간의 아이디어를 전달하는 경로 - 관리자가 구성원들의 행동파악이 용이 - 구성원들의 정서적 긴장 해소 - 공식적 의사전달 체계가 할 수 없는 유익한 정보 전달
		• 단 점 - 풍문을 퍼트릴 수 있다. - 책임성이 없는 오해의 발언으로 구성원의 관계를 나쁘게 할 수 있다. - 정보 전달에 오류가 생기더라도 책임 추궁의 대상이 불명확하다. - 구성원의 편의에 따라 사실 왜곡 가능성이 있다.

(3) 의사소통의 일반적 원칙

① 일관성(Consistency) : 전달되는 메시지의 내용이 논리적인지를 사전에 충분히 검토함
② 명료성(Clarity) : 전달하고자 하는 내용은 수신자가 쉽고 정확하게 이해할 수 있도록 표시
③ 적시성(Timeliness) : 필요한 정보는 필요한 시기에 적합하게 입수되어야 함
④ 적정성(Adequacy) : 전달하고자 하는 내용은 그 양이나 규모면에서 적절해야 함
⑤ 분배성(Distribution) : 전달하고자 하는 내용은 극비사항을 제외하고는 모든 사람들에게 가능한 널리 알려지도록 해야 함
⑥ 적응성(Adaptability) : 전달내용은 구체적 상황과 시기에 따라 적절히 대응할 수 있도록 융통성과 신축성을 지녀야 함
⑦ 수용성(Acceptability) : 전달내용은 그 내용을 수용할 수 있는 내용이어야 함

출제유형문제 최다빈출문제

9-1. 하의상달식 의사소통에 해당하는 것은?
① 업무지시
② 메 모
③ 정책지시
④ 회사 간행물
❺ 제안제도

해설
하의상달식 의사소통(상향식 의사소통)
- 공식적 경로를 통한 수직적 커뮤니케이션
- 메시지의 흐름이 하위계층에서 상위 계층으로 전달되는 것
- 업무보고, 제안제도, 여론조사, 인사상담

9-2. 비공식적 의사소통인 그레이프바인에 대한 설명이다. 옳은 것은?
① 약 30%의 정확성을 보인다.
② 정보전달 속도가 느리다.
③ 조직문화 창조 역할과 상관이 없다.
❹ 구성원들 간에 아이디어 전달의 경로가 되기도 한다.
⑤ 비공식적 커뮤니케이션과 그레이프바인은 상호보완적이다.

해설
그레이프바인(Grape vine)의 특징
- 약 75%의 정확성을 보임
- 정보전달이 선택적이고 임의적
- 전달속도가 빠름
- 조직변화의 필요성에 대해 경고
- 조직문화 창조에 매개역할
- 집단의 응집력을 높이는 역할
- 구성원들 간에 아이디어 전달 경로
- 공식적 커뮤니케이션과 그레이프바인은 상호보완적
- 모든 사람들이 불안하거나 변화에 직면했을 때 사용됨
- 구성원들의 약 50%는 이것을 통해서 직무에 관한 정보를 얻음

9-3. 의사소통의 일반적 원칙 중 적응성에 대한 설명은?

① 전달되는 메시지의 내용이 논리적인지를 사전에 충분히 검토해야 한다.
② 수신자가 쉽고 정확하게 이해할 수 있도록 표시되어야 한다.
③ 필요한 시기에 적합하게 입수되어야 한다.
④ 전달하고자 하는 내용은 그 양이나 규모면에서 적절해야 한다.
❺ 전달내용은 구체적 상황과 시기에 따라 적절히 대응할 수 있도록 융통성과 신축성을 지녀야 한다.

해설
①은 일관성, ②는 명료성, ③은 적시성, ④는 적정성을 설명한 것이다.

9-4. 간호사가 간호관리자에게 업무보고를 할 때 의사소통 방법으로 옳은 것은?

① 일상업무는 자세히 보고한다.
② 한 가지 경로로만 의사소통을 한다.
❸ 내용을 잘 간추려 핵심만 보고한다.
④ 중요한 내용은 비공식적으로 보고한다.
⑤ 보고할 내용이 많을 때는 발생 순서대로 보고한다.

해설
수신자가 전달하는 내용을 이해하기 쉽도록 핵심을 간추리며 보고한다.

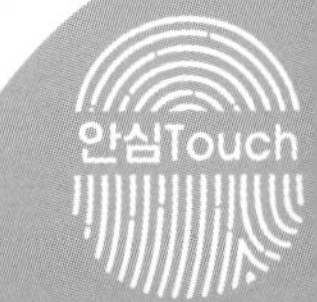

10 주장행동

(1) 자기 주장행동의 개념

① 주장행동의 의미
상대방의 권리나 감정을 존중하면서 자신의 권리, 욕구, 의견, 느낌을 상대방에게 나타내는 학습된 행동과정

② 주장행동의 목적
㉠ 간호업무 능력의 향상
㉡ 의사소통 증진과 인간관계의 개선
㉢ 능력개발 촉진
㉣ 정신건강의 증진

(2) 주장행동과 비주장행동의 특징

① 주장적 행동
㉠ 행동특징
- 자신의 욕구와 권리를 표현
- 정서적으로 정직하고 직접적으로 표현
- 타인에게 인간적 권리를 유지하나 타인의 권리를 침해하지 않음
- 자신의 권리를 방어하는 자기 자신에 대한 존경과 타인의 요구와 권리를 존경하는 것이 포함됨

㉡ 자신이 느끼는 감정 : 자신에게 좋은 감정과 확신
㉢ 타인이 느끼는 감정 : 존경스럽고 시원함을 느낌
㉣ 결 과
- 목표성취
- 자신감을 갖고 다양한 상황에 임함

② 소극적 행동
㉠ 행동특징
- 자신의 욕구와 권리를 표현하지 못함
- 정서적으로 정직하지 못하고 간접적으로 표현
- 타인에게 인간적 권리를 침해하도록 허용
- 자기부정적인 생각에 빠져듬

㉡ 자신이 느끼는 감정 : 불안, 자기에 대한 실망과 뒤늦은 분노가 지배
㉢ 타인이 느끼는 감정 : 안달하고 초조하며 동정과 연민을 갖게 됨
㉣ 결 과 : 목표를 성취하지 못하고 분노가 누적되며 무가치함을 느낌

③ 공격적 행동

㉠ 행동특징

- 타인을 희생하여 욕구와 권리를 표현
- 정서적으로 정직하나 누군가를 희생하도록 표현
- 부적절한 적의의 과잉 반응 및 멸시하거나 창피를 줌으로써 타인의 권리를 침해하는 공격적인 행동

㉡ 자신이 느끼는 감정 : 당당한 우월감과 분노가 특징이나 나중에 죄의식을 느낌

㉢ 타인이 느끼는 감정 : 분노를 느끼다가 원한과 복수로 변함

㉣ 결과 : 타인의 희생으로 목표성취, 정서적 배출로 인한 인간관계 손해누적, 타인에 의해 가치가 저하됨

출제유형문제 최다빈출문제

10-1. 주장행동의 언어적 요소를 나열한 것이다. 옳은 것은?

① 지속적으로 눈맞춤 하기
② 적정거리 유지하기
③ 온건하고 중단되지 않는 어조로 이야기하기
④ 말하기 전에 주저하지 않기
❺ 정중하게 거절하기

해설

주장행동의 언어적 요소와 비언어적 요소

- 언어적 요소
  - 정중하게 거절하기
  - 자신의 분명한 입장을 취하기
  - 부탁하거나 권리를 주장하기
  - 느낌을 표현하기
- 비언어적 요소
  - 적극적인 몸짓하기
  - 적정거리 유지하기
  - 말하기 전에 주저하지 않기
  - 상대방과 적절하게 눈 맞추기
  - 단호하고 분명하게 적절한 크기로 이야기하기
  - 온건하고 중단되지 않는 어조로 이야기하기
  - 지속적으로 눈맞춤하기

10-2. 주장행동의 목적으로 적절한 것은?

① 권력의 신장
❷ 간호업무의 향상
③ 자신보다 타인을 희생하는 것
④ 임금의 상향
⑤ 권리의 양보

해설

주장행동의 목적

- 간호 업무능력의 향상
- 의사소통 증진과 인간관계의 개선
- 능력개발 촉진
- 정신건강의 증진

10-3. 주장행동과 관련된 설명 중 옳은 것은?
① 정서적으로 정직하지 못하고 간접적으로 표현한다.
❷ 자기자신에 대한 존경과 타인의 요구와 권리를 존경한다.
③ 불안하고 자기에 대한 실망과 뒤늦은 분노가 지배한다.
④ 당당한 우월감과 분노가 특징이나 나중에 죄의식이 느껴진다.
⑤ 목표를 성취하지 못하고 분노가 누적되며 무가치함을 갖는다.

해설
①, ③, ⑤는 소극적 행동이며, ④는 공격적 행동에 해당된다.

10-4. 공격적인 사람으로부터 공격을 받았을 경우 자기주장적이 되기 위한 훈련 중 재진술과 관련된 설명은?
① 상대방이 말한 것을 그에게 다시 반복해서 말한다.
② 원래 주장하는 메시지를 계속해서 주장한다.
③ 상대방의 이야기를 귀담아 들었음을 상대방이 알도록 한다.
❹ 상대방의 말투를 다시 구사함에 있어 자기주장적 언어를 사용한다.
⑤ 질문의 형태로 직면해야 한다.

해설
자기주장적이 되기 위한 훈련
- 반영(Reflection) : 상대방이 말한 것을 그에게 다시 반복해서 말하기
- 반복적 자기주장(Repeated Assertion) : 원래 주장하는 메시지를 계속해서 주장하기
- 지적하기(Point Out The Implicit Assumptions) : 상대방의 이야기를 귀담아 들었음을 상대방이 알도록 하는 것을 포함
- 재진술(Restating) : 상대방의 말투를 다시 구사함에 있어 자기주장적 언어를 사용함
- 질문(Questioning) : 공격적이 되는 비언어적 단서를 사용할 때 질문의 형태로 직면해야 함

10-5. A 간호사가 내시경 검사 예정인 환자의 이동을 준비하는 중에 담당하고 있는 다른 환자가 호출벨을 누르다 낙상하였다. 간호단위관리자는 A 간호사를 불러서 이러한 상황과 관련하여 꾸짖었다. 이때 A 간호사가 취할 수 있는 자기주장적 행동은?
① "죄송합니다. 아, 정말 죄송합니다."
② "수간호사님이 도와주시면 안 되나요?"
③ "환자가 낙상한 것이 제 잘못인가요?"
④ "제가 지금 얼마나 바쁜지 아시지 않습니까?"
❺ "다른 환자 병실에서 검사 준비 중이었습니다. 가서 살펴보겠습니다."

해설
자기주장 행동이란 상대방의 권리를 침해하거나 불쾌하지 않는 범위 내에서 자신의 권리, 요구, 의견, 생각, 느낌 등을 표현하는 방식이다.

10-6. 환자가 침상 난간을 올리기 싫다고 할 때 자기주장적 의사소통 기술을 활용해서 간호사가 대처할 방법은?
① 환자의 요구를 들어 준다.
❷ 침상 난간을 올려야 하는 이유를 분명히 설명한다.
③ 환자의 안전을 위해 꼭 필요하므로 환자의 요구를 무시한다.
④ 환자의 요구를 들어 주고, 낙상을 예방하기 위해 억제대를 적용한다.
⑤ 환자의 불평을 듣기 위해 더 가까이 다가간다.

해설
침상 난간을 올려야 하는 이유를 분명히 설명하는 것이 자기주장적 의사소통법이다.

11 갈등 관리

(1) 갈등의 개념

갈등은 상반되는 두 개 이상의 욕구 혹은 동기가 동시에 존재하여 한쪽을 만족시키고자 하면 다른 한쪽이 만족하지 않는 상태 또는 개인, 집단, 조직의 심리, 행동 또는 그 양면에서 일어나는 대립적 교호작용이다.

(2) 갈등의 기능

① 갈등의 순기능
㉠ 문제의 인식
㉡ 활동력 강화
㉢ 충성심 증가
㉣ 다양성과 창조성 증대
㉤ 혁신풍토와 도전적 분위기 조성

② 갈등의 역기능
㉠ 직원의 사기저하
㉡ 독재자 출현
㉢ 편견의 증가
㉣ 공식화 증가
㉤ 파벌의식, 경제의식 증가

(3) 갈등 관리

① **문제해결** : 회의나 집담회를 통해서 자유로운 토론과정을 거쳐 문제해결을 하거나 갈등 당사자들이 공동의 노력으로 원인이 되는 문제를 해결하는 것이다.

② **자원의 증대** : 갈등을 해소하기 위해 자원을 확충할 때 갈등이 해소된다.

③ **상위목표의 제시** : 공동으로 추구해야 할 상위목표를 제시하면 문제를 폭넓게 보게 됨으로써 갈등이 해결될 수 있다.

④ **갈등 당사자의 태도개선** : 역기능적 갈등을 미리 예방하거나 해소하기 위해 갈등을 일으킬 가능성을 가진 사람의 태도를 변화시킨다.

⑤ **협력** : 상대방의 목표를 수용하고 양 집단 모두가 최선의 결과를 얻기 위해 최선의 노력을 한다. 협력과정에서는 갈등의 근본을 밝혀내고 이를 해결하기 위해 시도하므로 신뢰와 솔직함이 요구된다.

⑥ **조직 구조의 변화** : 조직의 구조적 요인을 의도적으로 변화시키는 것이다. 예로 조직구조의 개편, 조직단위의 합병을 들 수 있다.

⑦ **협상** : 갈등해결을 위해 자신의 목표 일부를 포기하고, 갈등 당사자들이 그들의 대립되는 입장을 부분적으로 양보하여 해결하는 것이다.

⑧ **완화** : 갈등 당사자의 의견 차이만을 부각시키지 않고, 일치되는 의견을 강조하면서 공동의 이익을 확인시켜서 갈등을 완화시키는 방법이다.

⑨ 회피 : 임시 방편이지만, 첨예한 갈등상황에서는 시간적 여유를 가지고 갈등상황이나 당사자의 접촉을 피하는 것으로 갈등이 완전히 해결되는 것은 아니다.
⑩ 강압 : 상관, 중재인, 조정자를 이용한다.
⑪ 상사의 명령 : 원인의 제거라기보다는 갈등 행동만 해소된다.
⑫ 경쟁 : 상대방을 희생시켜서라도 자신의 목표를 이루기 위해 노력하는 것이다.

출제유형문제 최다빈출문제

11-1. 개인의 심리적 갈등으로서 개인적 목표 갈등이 주로 문제가 되는 것은?

❶ 개인 내 갈등
② 개인 간 갈등
③ 개인 외 갈등
④ 집단 간 갈등
⑤ 조직 간 갈등

해설
갈등의 수준
- 개인 내 갈등(Intrapersonal conflict) : 개인의 심리적 갈등으로서 개인적 목표 갈등이 주로 문제가 됨
- 개인 간 갈등(Interpersonal conflict) : 두 개인이 동일한 문제, 한정된 직위 또는 자원에 대해 의견이 불일치할 때 발생하는 갈등
- 집단 간 갈등(Intergroup conflict) : 집단 간에 발생하는 갈등으로서 과업활동의 조정과 통합을 어렵게 만듦
- 조직 간 갈등(Interorganization conflict) : 조직들 간의 갈등으로서 병원과 경쟁 병원 간의 갈등, 노동조합과 기업 간의 갈등, 병원과 의료기기 공급업체 간의 갈등이 있음

11-2. 갈등의 순기능은?

① 성장장애, 사기파괴
② 편견의 감소
③ 공식화 감소
❹ 다양성과 창조성 증대
⑤ 파벌의식 감소

해설
갈등의 순기능
- 책임 있는 행동
- 행동의 자발성
- 동태적 발전계기
- 사기 충전, 근무의욕 증대
- 충성심 향상
- 다양성과 창조성 증대

11-3. 갈등의 해소방안 중 다음과 관련된 방법은?

- 상대방의 목표를 수용하고 양 집단 모두가 최선의 결과를 얻기 위해 최선의 노력을 한다.
- 갈등의 근본을 밝혀내고 이를 해결하기 위해 시도하므로 신뢰와 솔직함이 요구된다.

① 문제해결 ② 협 상
❸ 협 력 ④ 완 화
⑤ 문제해결

해설

협 력
- 상대방의 목표를 수용한다.
- 양 집단 모두가 최선의 결과를 얻기 위해 최선의 노력을 한다.
- 협력 과정에서는 갈등의 근본을 밝혀내고 이를 해결하기 위해 시도하므로 신뢰와 솔직함이 요구된다.

11-4. 갈등관리 방법 중 첨예한 갈등상황에서 시간적 여유를 갖게 하지만 갈등이 완전히 해소되는 것이 아닌 것은?

① 협 상
② 완 화
❸ 회 피
④ 강 압
⑤ 경 쟁

해설

회피는 임시방편이지만 첨예한 갈등상황에서는 시간적 여유를 가지고 갈등상황이나 당사자의 접촉을 피하는 것으로 갈등이 완전히 해결되는 것은 아니다.

12 스트레스

(1) 스트레스 기본 개념

스트레스는 삶의 과정에서 피할 수 없는 고유한 현상으로 긍정적인 측면과 부정적인 측면이 모두 있다.

(2) 직무 스트레스 요인

차 원	요 인
개인 차원	• 역할 과중 • 역할 모호성 • 책임감 • 역할 갈등 • 역할 미발휘
집단 차원	• 집단 응집력 결여 • 지위, 신분상의 문제 • 집단 내 및 집단 간 갈등
조직 차원	• 조직분위기 • 경영관리 스타일 • 설비 및 기술수준 • 조직 구조 및 설계 • 인사정책 및 보상제도 • 물리적 환경

(3) 직무 스트레스의 영향

종 류	영 향
개인적 영향	• 심리적 영향 : 분노, 우울, 우울증, 신경과민, 불면증, 긴장, 권태감, 무관심, 체념, 집중력 저하, 업무 미루기 • 행동적 영향 : 과도한 흡연과 음주, 과식, 약물남용, 사고발생 • 신체적 영향 : 피로, 체중변화, 혈압상승, 콜레스테롤 증가, 두통, 흉통, 요통, 소화불량, 위궤양, 심장질환
직무와 조직에 미치는 영향	• 직무만족과 직무몰입과 감소 • 책임감 감소, 일탈 행위 증가, 근무 태만 • 커뮤니케이션의 단절과 대인관계의 악화, 비능률적인 업무관계 • 판단 오류, 의사결정의 과오 유발 • 결근율 상승 • 성과와 생산성 저하 • 사고발생

(4) 직무 스트레스 관리 방안

① 개인 차원의 스트레스 방안

㉠ 스트레스 수용하기
㉡ 스트레스에 대한 자기 인식의 확대
㉢ 신체 돌보기
㉣ 완전히 벗어나기
㉤ 긍정적 자기 지각
㉥ 사회적 지지 추구
㉦ 과도한 요구 감소
㉧ 변화에 대한 계획

② 조직 차원의 스트레스 관리 방안

㉠ 간호사 개인의 직무 스트레스 수준 파악과 적정수준 유지
㉡ 직무 분석과 직무 설계
㉢ 스트레스 수용능력 개발
㉣ 능력 개발과 성장 기회 제공
㉤ 간호관리자의 리더십 개발
㉥ 참여적 관리
㉦ 사회적 지지 제공
㉧ 인사관리 제도의 개선
㉨ 인적 물적 자원의 확보

출제유형문제 최다빈출문제

12-1. 간호사를 위한 조직차원의 스트레스 관리 방안 중 바람직하지 않은 것은?

① 간호사 개인의 스트레스 적정 수준의 제고
❷ 집권화를 통한 참여적 관리
③ 적정수준의 간호인력 확보와 업무량 감소
④ 보상체계의 개선을 통한 공정한 보상
⑤ 체계적인 훈련과 경력개발

해설
집권화를 통한 참여적 관리보다 분권화를 통한 참여적 관리가 적절하다.

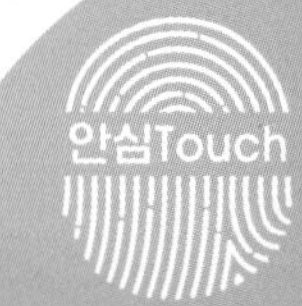

12-2. 다음 보기와 같은 상황에서 수간호사가 취해야 할 의사결정으로 옳은 것은?

병동 내 신규 간호사는 업무에 적응하지 못하여 시간 내에 일을 끝마치지 못하고 있을 뿐만 아니라 허드렛일까지 도맡아 하고 있다. 하지만 경력 간호사는 자신의 일이 아니라며 도우려 하지 않는다. 수간호사는 병원 내 프로젝트 업무에 투입되어 활동하며 병동 일에 관심을 두지 않고 있다.

① 프로젝트 업무에 집중한다.
② 경력 간호사를 불러 꾸중한다.
③ 자신을 프로젝트 업무에서 제외해달라고 한다.
❹ 경력과 능력에 따라 업무를 재조정한다.
⑤ 병동 내 위계질서를 더 강화시킨다.

해설
업무 분배의 불균형에 의한 개인 간 갈등상황으로 능력과 경력에 따른 업무를 재조정한다.

12-3. 신규 간호사의 스트레스 관리를 위하여 간호관리자가 선택할 수 있는 방법으로 옳은 것은?

① 스트레스 관리가 어려우므로 이직을 권한다.
② 신규 간호사의 역량을 강화하기 위해 담당 환자를 추가로 배정한다.
❸ 자신의 감정을 솔직하게 털어놓고 지지해 줄 대상을 찾아보도록 한다.
④ 간호업무는 누구나 긴장하는 업무이므로 특별한 문제가 아니라고 말한다.
⑤ 실수와 부족은 개인문제이므로 스스로 극복할 수 있도록 간호사에게 맡긴다.

해설
간호관리자는 구성원이 가진 업무 및 사적 어려움을 파악하여 해결을 도와야 한다.

제 5 장

통제(Control)

5-1 통제의 개요

1 통제의 이해

(1) 통제의 정의

목표를 달성하기 위하여 수행한 결과가 미리 계획한 대로 이루어지고 있는가를 확인하는 과정

(2) 통제의 목적

① 조직의 효과적인 목표 달성
② 조직의 목표와 구성원의 목표를 일치하게 함
③ 효과적인 조직 행태 유지
④ 의료비용의 효과적인 관리 혁신 요구

(3) 통제의 중요성 증대

① 병원의 대형화
② 다양한 직종의 의료인
③ 업무의 다양성 증가
④ 권력의 분권화
⑤ 비용효과적인 관리 혁신 요구 증가

출제유형문제 최다빈출문제

1-1. 간호관리 중 통제의 목적으로 옳지 않은 것은?

① 병원 비용절감
② 간호조직의 목표 달성
③ 간호사의 적극적인 참여 유도
❹ 공정한 인사관리를 위한 기초 자료의 확보
⑤ 간호조직 목표와 간호사 개인 목표 간의 합치

해설
통제의 목적
- 조직의 효과적인 목표 달성
- 조직의 목표와 구성원의 목표를 일치하게 함
- 효과적인 조직 행태 유지
- 의료비용의 효과적인 관리 혁신 요구

1-2. 관리과정에서 통제가 중요해지는 이유로 옳지 않은 것은?

① 업무의 다양성 증가
② 병원의 대형화
③ 다양한 직종의 의료인
④ 비용효과적인 관리혁신 요구 증가
❺ 권력의 집권화

해설
권력의 집권화가 아닌 권력의 분권화이다.

1-3. 간호목표를 설정하고 표준을 설정한다. 그 후 성과를 측정하고 표준과 성과를 비교한 후 그를 바탕으로 개선활동을 수행하는 관리과정은 무엇인가?

① 기 획
❷ 통 제
③ 조 직
④ 인 사
⑤ 지 휘

해설
표준을 설정한 뒤 성과를 측정하고 표준과 성과를 비교한 후 개선활동을 수행하는 관리과정은 통제이다.

2 통제의 과정

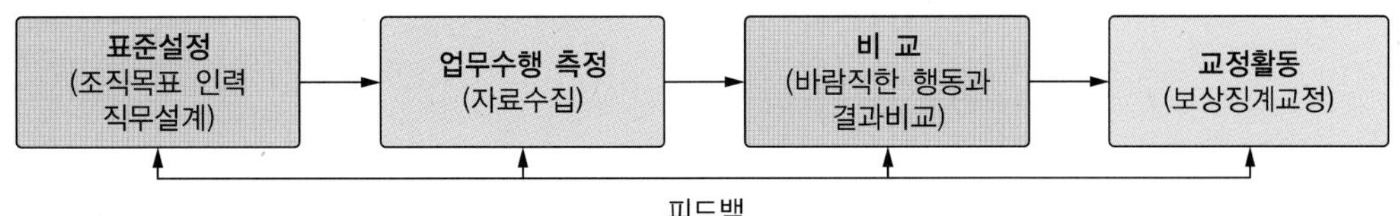

[통제기능의 과정 및 요소]

(1) 표준 설정

① **표준** : 목적이 있고 측정 가능하며 성취할 수 있는 것으로, 간호업무 수행의 질을 측정하는 기준

② 간호조직에서의 표준은 간호 실무 내용과 성취 가능한 목표를 확인하여 간호사의 행위나 방향을 제시해 줌

③ 표준의 기초가 될 수 있는 것은 각 조직에서 정한 정책이나 절차, 간호실무표준, 보건복지부와 같은 의무기관이 설정한 기준

(2) 성과의 측정

① **성과의 측정** : 계획된 목표가 성공적으로 달성되고 있는가?

② **자료수집 방법** : 기록관찰, 환자관찰, 환경관찰, 환자 및 직원과의 면담 등을 이용함

(3) 표준과의 비교

① 업무수행 결과 자료를 표준과 비교하여 평가한 뒤 표준과 실제와의 차이를 분석하는 단계

② 수용 가능한 편차의 허용범위를 결정하고 만약 편차의 범위가 지나치게 크다면 원인을 찾아 시정조치의 여부를 결정해야 함

(4) 교정활동

① 수정 혹은 교정활동은 표준과 성과 비교에 의한 차이, 즉 편차가 발생하였을 경우 그 원인을 분석하고 이에 대한 교정활동인 피드백 과정이 이루어지는 등 적절한 개선책 마련을 강구하는 단계

② 편차의 원인으로 환경변화로 인한 작업조건의 변경, 직무수행자의 능력부족, 무리한 경영계획이나 표준의 설정 등을 고려해 볼 수 있음

출제유형문제 최다빈출문제

2-1. 간호평가 표준 설정 시 유의사항으로 옳은 것은?
① 주관적 측정 가능한 용어로 설정한다.
② 미래 지향적으로 성취 가능한 기준을 설정한다.
③ 한 가지 기준에 여러 가지 행위를 서술하는 것이 좋다.
❹ 기준 설정은 관련 내용만 간략하게 서술한다.
⑤ 기준은 통용되는 약자만을 쓰고 행위에 대한 주어는 생략한다.

해설
간호평가 표준 설정 시 유의사항
- 기대하는 내용을 구체적으로 열거함
- 기준은 긍정적인 형태로 기술
- 기대하는 행위를 측정 가능한 용어로 표현
- 현실적이고 성취 가능한 기준을 설정
- 한 가지 기준에는 한 가지 행위만 서술
- 기준 설정은 관련 내용만 간략하게 서술
- 기대하는 내용을 구체적으로 열거
- 기준은 긍정적인 형태로 기술
- 기준은 통용되는 약자만을 쓰고 행위에 대한 주어를 기술
- 독특한 경우보다 비슷한 문제를 가진 많은 대상자들에게 적용

2-2. 간호관리 과정에 있어 계획한 업무를 이행하고 있는지를 확인하고 표준과 성과 간에 차이가 있을 경우 이를 개선하는 관리기능은?
① 기 획 ② 조 직
③ 인 사 ④ 지 휘
❺ 통 제

해설
표준과 성과 간에 차이가 있을 경우 이를 개선하는 관리기능은 통제이다.

2-3. 통제의 과정 중 조직의 목표, 인력, 직무설계가 포함되는 단계는?
❶ 표준 설정
② 업무수행 측정
③ 비 교
④ 교정활동
⑤ 비교정활동

해설
간호조직에서의 표준은 간호실무 내용과 성취 가능한 목표를 확인하여 간호사의 행위나 방향을 제시해 준다.

2-4. 보상징계교정을 하는 통제의 단계는?
① 표준 설정
② 업무수행 측정
③ 자료수집
④ 비 교
❺ 교정활동

해설
교정활동은 편차가 발생하였을 경우 그 원인을 분석하고 이에 대한 적절한 개선책을 마련하며, 보상징계교정을 한다.

3 통제 원칙 및 통제 기법

(1) 효과적인 통제 원칙

① 특수한 상황에 대하여 설계되어져야 하고, 활동 상태를 반영한다.
② 초기 혹은 중요 시점에서 모니터링 체계가 확인되어야 한다.
③ 미래지향적이고 목적적이어야 한다.
④ 유연한 통제가 되도록 한다.
⑤ 조직문화에 적합해야 한다.
⑥ 경제적이며 효율성이 있어야 한다.
⑦ 통제는 이해될 수 있어야 한다.
⑧ 실제적 · 잠재적인 차이는 신속하게 보고해야 한다.
⑨ 교정행동이 가능해야 한다.

(2) 통제의 기법

① **재무적 통제** : 비용효과 분석, 예산 평가 등
② **관리감사제도** : 효율적인 관리 체계, 질관리, 위험관리, 감염관리
③ **인적자원회계** : 인력정책, 성과평가, 교육훈련 통한 직원 능력 개발, 직무 재설계, 직원훈육 등

출제유형문제 최다빈출문제

효과적인 통제 활동을 위한 원칙으로 가장 적합하지 않은 것은?

① 조직문화에 알맞아야 한다.
② 업무의 책임소재를 확인하여 교정행동이 가능해야 한다.
③ 융통성 있는 대안의 선택으로 유연한 통제가 되도록 한다.
④ 계획과 실제 결과와의 괴리에 대해서는 즉각적으로 통제해야 한다.
❺ 모니터링 체계가 통제의 마지막 단계에서 수립되어야 한다.

해설
모니터링 체계는 업무 초기와 중요시점에서 확인되어야 한다.

5-2 간호의 질관리

1 의료의 질 구성요소

(1) 간호의 질

특정 서비스나 절차, 진단 혹은 임상적 문제에 있어 일반적으로 인정되는 좋은 실무에 대한 현행 표준과 예상되는 결과의 달성에 부합되는 정도

(2) 의료의 질 구성요소

구성요소	내용
효과성(Effectiveness)	건강수준의 향상에 기여한다고 인정된 의료서비스의 수행 정도이며, 업무가 인간에게 미치는 영향, 목표의 적절성, 장기적 결과 및 인간주의적이며 이상적인 가치 등 올바른 산출과 관련된 개념이다.
효율성(Efficacy)	의료서비스의 제공 시 자원이 불필요하게 소모되지 않고 효율적으로 활용되었는지에 대한 정도를 말한다.
기술수준(Technical Quality)	서비스의 기술적인 수준을 말한다.
접근성(Accessibility)	시간이나 거리 등의 요인에 의해 의료서비스 비용에 제한을 받는 정도이다. 의료서비스는 환자가 필요할 때 쉽게 이용할 수 있어야 한다.
가용성(Availability)	필요한 서비스를 제공할 수 있는 여건의 구비 정도이다.
적정성(Optimality)	건강 개선과 그 건강 개선을 얻는 비용 간의 균형을 말한다.
합법성(Legitimacy)	윤리적 원칙, 가치, 규범, 풍속, 법과 규제에서 표현된 사회의 선호도에 대한 순응이다.
지속성(Continuity)	의료 서비스의 시간적 · 지리적 연결 정도와 상관성을 뜻한다.
적합성(Adequacy)	대상 인구집단의 요구에 부합하는 정도이다.
형평성(Equity)	보건의료의 분배와 주민에 대한 혜택에서의 공정성을 결정하는 원칙에 대한 순응이다.
이용자 만족도(Consumer Satisfaction)	의료서비스에 대한 이용자의 판단이다.

출제유형문제 최다빈출문제

1-1. 의료의 질 구성요소 중 필요한 서비스를 제공할 수 있는 여건의 구비 정도를 의미하는 것은?

① 효과성
② 효율성
③ 접근성
④ 기술수준
❺ 가용성

해설
가용성(Availability)
필요한 서비스를 제공할 수 있는 여건의 구비 정도

1-2. 의료의 질 구성요소 중 '의료서비스는 환자가 필요할 때 쉽게 이용할 수 있어야 한다'는 개념은 무엇인가?

① 가용성
② 효과성
③ 근접성
④ 효율성
❺ 접근성

해설
접근성(Accessibility)
시간이나 기회, 비용 등의 요인에 의해 의료서비스의 이용에 제한을 받는 정도

1-3. 의료의 질 구성요소 중 대상인구집단의 요구에 부합하는 정도는?

① 효과성
② 효율성
③ 가용성
④ 적정성
❺ 적합성

해설
적합성(Adequacy)
대상인구집단의 요구에 부합하는 정도를 말한다.

2 간호의 질 관리 필요성 및 질 보장

(1) 간호의 질 관리 필요성

① 전문적 요인

㉠ 간호의 적절성, 효과성 평가의 중요성 평가

㉡ 간호사의 역할 : 전문직으로서 간호의 질 보장 역할, 조직 수준의 질 향상 노력에 참여

② 사회적 측면 : 건강수준과 질병의 구조 변화, 의료 간호요구의 변화 등에 따른 소비자 중심의 간호서비스 제공에 대한 관심 증가

(2) 정치 · 경제적 측면

비용은 절감하면서 양질의 간호를 제공할 수 있는 효율적인 관리 기법의 모색

(3) 질 보장과 총체적인 질 관리(QA과 TQM 비교)

특 징	질 보장(QA)	총체적인 질 관리(TQM)
목 표	환자 진료의 질 향상에 목표를 둔다.	환자와 고객들을 위한 모든 서비스와 진료에 대한 질 향상에 목표를 둔다.
영 역	• 임상의료의 과정과 결과 • 환자에게 취해진 활동이 영역이다.	• 모든 체계와 과정 : 임상, 비임상을 포함한 조직 전반이 대상이다. • 진행과정 향상을 위해 취해진 모든 활동이 포함된다.
리더십	의사 및 임상부서 리더 : 임상의사, QA위원회가 리더가 된다.	임상, 비임상 부서를 포함한 조직 전반이 대상이 된다.
목 적	문제해결이 목적이며 특정 범위를 벗어난 결과를 초래한 개인과 특별한 원인을 규명한다.	지속적인 질 향상이 목적이며 특별한 것과 일반적인 원인 모두를 강조하나 대부분 일상적인 원인에 주의를 기울인다.
초 점	• 임상 진료과별로 수직적인 검토를 한다. • 표준에 미달하는 사람들을 발견/교육 • 감사한다(의무기록 등). • 결과중심적이다.	• 결과에 영향을 주는 모든 진행과정과 사람을 향상시키도록 수평적으로 초점을 두고 검토한다. • 모든 사람의 업무수행을 개선한다. • 과정을 향상시키기 위한 예방과 계획을 한다. • 과정과 결과 모두를 중시한다.
고객의 요구사항	• 고객은 전문 의료인과 감시기구이다. • 환자가 대상이다. • 전문 의료인에 의해 결정된 기준과 표준을 따라야 한다.	• 고객은 환자, 전문 의료인, 감시기구이다. • 모든 사람이 고객이다.
방 법	• 의무기록 감사 • 명목집단 기법 • 지표 모니터링	• 지표의 모니터링과 자료를 이용한다. • 브레인스토밍 • 흐름도, 체크리스트, 히스토그램, 파레토 차트, 런 차트, 관리도
결 과	• 측정 모니터링 포함 • 지적된 소수개인의 업무수행개선 • 방어적 자세	• 측정과 감시 • 과정에 참여한 모든 개인의 성과 향상 • 과정개선에 초점, 팀 정신을 강조
지속적인 활동	• 역치/표준에서 이탈한 것 감시 • 특별한 원인에 의한 이탈이 있을 경우 계속	• 지속적으로 표준을 개선 • 특별한 원인 또는 공통된 원인의 이탈이 있을 때 계속

(4) 질 관리 도구

① **물고기 뼈 그림** : 범주별로 1차적인 원인과 2차적인 원인으로 구분하여 기록하고 그 결과를 원인선 오른쪽 끝에 제시한다.

② **파레토 차트** : 원인의 상대적 비중을 누적 백분율로 표시하여 질 관리 활동의 우선순위를 정한다.

③ **흐름도**

㉠ 특정한 업무과정에 필요한 모든 단계를 도표로 표시하거나, 미리 정의된 기호와 그것들을 연결하는 선을 사용하여 그린 도표

㉡ 프로그램의 흐름이나 어떤 목적을 달성하기 위한 처리과정을 표현하는데 사용할 수 있으며, 질 관리 과정을 분석하고 개선하고자 할 때 유용한 도구이다.

출제유형문제 최다빈출문제

2-1. 간호 질 관리의 필요성과 거리가 먼 것은?

① 소비자 대중의 의료서비스에 대한 기대가 높아지고 환자 안전에 대한 관심과 중요도가 더욱 커지고 있다.

② 간호사는 전문직업인으로서 그 활동에 대해 책임을 지며 간호의 효과를 평가할 책임을 갖고 있다.

③ 간호대상자는 양질의 간호를 받을 권리가 있다.

④ 간호서비스 제공자인 간호사는 적정수준 혹은 최적의 간호를 제공해야 할 의무가 있다.

❺ 간호의 질 평가의 필요성에 정치 경제적인 요인과는 관련이 없다.

해설

간호 질 평가의 필요성

- 소비자 대중의 의료서비스에 대한 기대가 높아지고 환자 안전에 대한 관심과 중요도가 더욱 커지고 있다.
- 간호사는 전문직업인으로서 그 활동에 대해 책임을 지며 간호의 효과를 평가할 책임을 갖고 있다.
- 간호대상자는 양질의 간호를 받을 권리가 있다.
- 간호서비스 제공자인 간호사는 적정수준 혹은 최적의 간호를 제공해야 할 의무가 있다.
- 정치, 경제적인 측면 : 비용은 절감하면서 양질의 간호를 제공할 수 있는 효율적인 관리기법을 모색해야 한다.

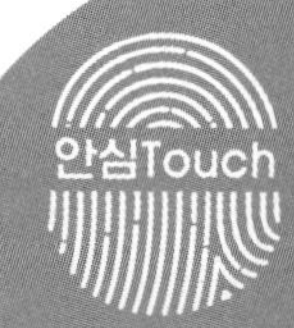

2-2. 총체적 질 관리를 설명한 것 중 옳은 것은?

❶ 임상, 비임상을 포함한 조직 전반이 대상이다.
② 문제해결이 목적이며 특정 범위를 벗어난 결과를 초래한 개인과 특별한 원인을 규명한다.
③ 표준에 미달하는 사람들을 교육한다.
④ 전문 의료인에 의해 결정된 기준과 표준을 따라야 한다.
⑤ 환자가 대상이다.

해설
②, ③, ④, ⑤는 질 보장(QA)의 내용이며, 총체적 질 관리는 임상과 비임상을 모두 포함한다.

2-3. 총체적 질 관리에 대해 옳은 설명은?

① 환자 진료의 질을 향상한다.
❷ 결과에 영향을 미치는 모든 요소를 관리한다.
③ 표준을 설정하고 그걸 지키는지 확인하는 것이다.
④ 의료와 관련된 사항만 점검한다.
⑤ 전문 의료인에 의해 설정된 기준과 표준에 의해 평가된다.

해설
총체적 질 관리(TQM)
- 환자와 고객들을 위한 모든 서비스와 진료에 대한 질을 향상시킨다.
- 결과에 영향을 주는 모든 진행과정과 사람을 향상시키도록 수평적으로 초점을 두고 검토한다.
- 고정된 표준은 없으며 고객과 전문 의료인에 의해 지속적으로 향상되는 기준을 설정한다.

2-4. 질 관리 분석 도구 중 범주별로 1차적인 원인과 2차적인 원인으로 구분하여 기록하고 그 결과를 원인선 오른쪽 끝에 제시하는 것은?

① 산점도 ② 레이더 차트
③ 히스토그램 ❹ 물고기 뼈 그림
⑤ 유사성 다이어그램

해설
물고기 뼈 그림과 관련된 설명이다.

2-5. 다음에서 설명하는 질 관리 도구는?

- 낙상발생 원인을 파악하여 분류한다.
- 원인별 발생빈도를 수집하여 빈도가 큰 순서대로 왼쪽부터 나열한다.
- 원인의 상대적 비중을 누적 백분율로 표시하여 질 관리 활동의 우선순위를 정한다.

① 관리도 ② 런 차트
③ 산점도 ❹ 파레토 차트
⑤ 유사성 다이어그램

해설
특정 문제의 원인들을 왼쪽에서부터 빈도가 큰 순서대로 나열하는 방법으로 원인의 상대적 비중을 누적백분율로 표시한다. 이러한 방법으로 문제해결을 위해 중요한 몇 가지 문제 원인들을 여러 사소한 원인들로부터 분리하여 우선순위를 정할 수 있다.

2-6. 프로그램의 흐름이나 어떤 목적을 달성하기 위한 처리과정을 표현하는데 사용되는 질 관리 도구는?

❶ 흐름도 ② 원인결과도
③ 물고기 뼈 그림 ④ 히스토그램
⑤ 파레토 차트

해설
프로그램의 흐름이나 어떤 목적을 달성하기 위한 처리과정을 표현하는데 사용할 수 있으며 질 관리 과정을 분석하고 개선하고자 할 때 유용한 도구이다.

3 간호 질 평가 접근법 및 평가 도구

(1) 도나베디언(Donabedian)의 간호 질 평가 접근법

가장 널리 사용되는 간호 질 평가 접근법으로 구조, 과정, 결과를 기반으로 평가한다.

① 구조적 접근방법

㉠ 간호서비스를 제공할 때 소용되는 인적, 물적, 재정적인 측면 등 의료서비스 제공자의 자원과 업무환경 측면에서 평가하는 접근법

㉡ 의료기관 인증제도(Accreditation), 면허제도, 정책절차, 직무기술서, 실무교육계획, 재정, 컴퓨터 시스템의 이용, 응급벨 설치여부, 자격면허, 직원비, 소화기 설치 등의 요소

② 과정적 접근방법

㉠ 간호의 질 평가에 있어서 주된 관심의 영역 중 하나인 간호사와 대상자의 상호작용 속에서 이루어지는 간호활동 혹은 간호행위를 평가하는 것

㉡ 의사소통, 환자간호계획, 절차편람, 간호기록, 환자에 대한 태도, 환자교육 실시, 혈압과 태아심음 청취 등의 업무수행에 대한 모든 요소가 포함

③ 결과적 접근방법

㉠ 환자의 건강상태가 간호서비스를 제공받은 후 간호 중재에 의해 얼마나 변화되었는지에 따른 최종결과를 평가하는 방법

㉡ 간호의 질을 정확히 측정할 수 있음, 사망률, 이환율, 만족도, 건강상태, 자가간호 등이 있음

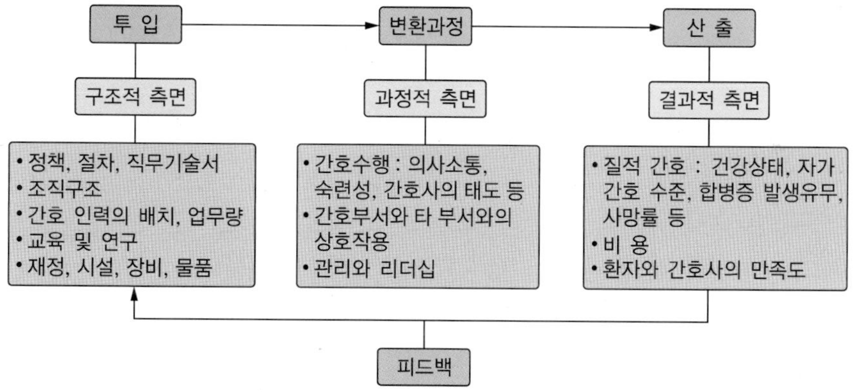

[도나베디언의 간호의 질 평가 방법]

(2) 시기에 따른 간호의 질 평가 도구

① 동시평가(Concurrent review)

㉠ 동시평가란 환자의 입원 중에 이루어지는 평가로 간호과정 중 간호의 질을 평가하는 방법

㉡ 간호의 결점 발견 시 간호를 개선하여 환자 만족도와 간호의 질을 높음

㉢ 입원환자 기록감사, 직원과 환자 관찰, 직원과 환자 면담, 환자 가족 직원을 포함하는 집단회의

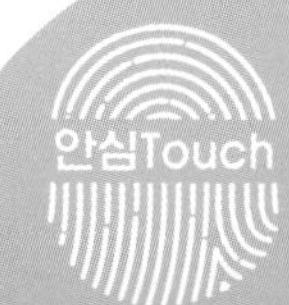

② 소급평가(Retrospective review)

㉠ 소급평가란 환자의 퇴원 후에 이루어지는 평가로 환자가 간호를 모두 받은 후에 평가를 하는 것

㉡ 수정의 기회가 없다는 단점이 있으나 발견된 문제점을 다음 간호 계획에 시정케 함으로써 간호의 질을 높일 수 있음

㉢ 퇴원환자 기록 감사, 퇴원 시 환자 설문지, 환자 면담, 간호직원의 집단 회의

출제유형문제 최다빈출문제

3-1. 도나베디언의 질 평가 접근방법 중 과정적 접근방법에 속하는 것은?

① 의료기관 인증제도
② 면허제도
③ 정책절차
❹ 간호기록
⑤ 사망률

해설
과정적 접근
• 간호실무 과정, 간호과정 측정
• 간호업무 수행, 환자교육
• 의사소통

3-2. 간호 질 평가 방법 중 환자의 입원 중에 이루어지는 평가로 입원환자 기록검사, 직원과 환자 관찰로 이루어지는 것은?

❶ 동시평가
② 소급평가
③ 과정평가
④ 결과평가
⑤ 구조평가

해설
• 입원환자 의무기록 검사
• 환자면담과 관찰
• 직원면담과 관찰

3-3. 간호업무의 질 평가 접근방법이 올바르게 연결된 것은?

① 구조 – 환자만족도
❷ 결과 – 병원감염률
③ 과정 – 소화기 설치 여부
④ 결과 – 환자와의 의사소통
⑤ 과정 – 환자의 건강회복 수준

해설
결과적 요소의 평가에는 대상자의 건강회복 정도, 건강유지 관련 지식 정도 확인, 간호수행 결과에 대한 환자와 간호사의 만족도 등을 평가한다.

3-4. 간호단위관리자가 질 관리도구인 흐름도를 효과적으로 활용할 수 있는 경우는?

❶ 업무과정을 분석하고 문제점을 확인하고자 할 때
② 문제에 대한 원인을 계통적으로 정리하고자 할 때
③ 질 개선 방안 시행 시 우선순위를 부여하고자 할 때
④ 일정기간 동안 시간 경과에 따른 변화의 추이를 보고자 할 때
⑤ 문제발생의 주요 원인을 빈도 순이나 중요도 순으로 파악하고자 할 때

해설

흐름도를 통해 업무과정을 분석하고 문제점을 확인한다.

3-5. 복부수술 환자에 대한 평가에서 구조적 평가는?

① 환자의 만족도를 평가한다.
② 환자의 기본적인 신체를 사정한다.
③ 통증양상에 대해 평가한다.
❹ 수술 후 환자 교육지침서를 구비한다.
⑤ 수술 8시간 이후 장음을 확인한다.

해설

구조적 평가에는 정책, 절차, 직무기술서, 교육지침서, 재정, 시설, 장비, 물품, 조직구조, 간호인력의 배치 및 업무량 등이 포함된다.

3-6. 소급평가와 동시평가에 대한 설명으로 옳은 것은?

① 동시평가는 집담회를 통해 이루어진다.
❷ 동시평가는 즉각적인 평가반영이 가능하다.
③ 소급평가는 입원중인 환자 면담과 관찰을 통해 이루어진다.
④ 동시평가의 경우 간호를 제공받은 대상자 본인은 혜택을 받을 수 없다.
⑤ 입원 중인 환자의 만족도와 간호의 질을 높일 수 있는 것은 소급평가이다.

해설

평가의 분류

- 소급평가 : 환자가 간호를 받은 이후 평가하는 것으로 퇴원환자 기록 감사, 설문지 조사, 환자 면담, 집담회 등이 포함된다. 간호를 제공받은 대상자 본인은 혜택이 없으며 다른 환자의 간호계획에 반영함으로써 간호의 질을 높인다.
- 동시평가 : 간호행위가 이루어지는 과정 중 평가로 입원환자 기록 감사, 환자 면담과 관찰, 직원 면담과 관찰, 집담회 등이 포함된다. 환자의 만족도와 간호의 질을 높일 수 있으며 변화가 필요한 구체적인 간호 중재의 개선을 가능하게 한다.

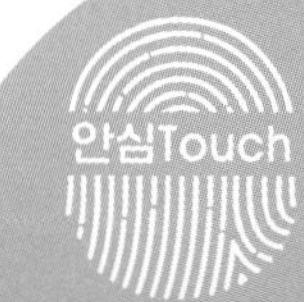

MEMO

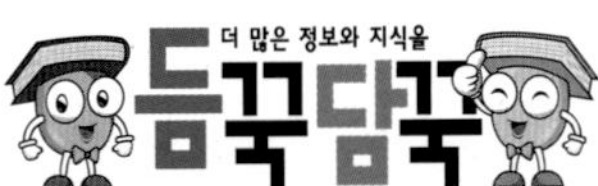

PART

7

간호단위 관리

간호사 국가고시

간호관리학

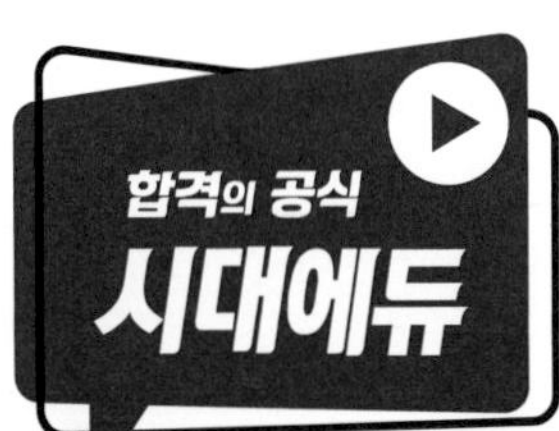

제 1 장

간호단위 관리 개념

1 간호단위 관리

(1) 간호단위 관리개념

① 간호단위란 단위관리자 한 사람의 관리 책임 아래 일정수의 간호사와 기타 직원의 참여로 환자에게 최적의 간호를 수행해 나갈 수 있는 적당한 환자수와 이에 따른 적절한 시설의 범위를 뜻한다.
② 병원은 환자가 입원하는 간호단위를 중심으로 지원부서, 행정부서 등으로 조직된다.
③ 즉, 간호단위란 간호단위 관리자의 관리책임 아래 대상자의 간호 요구도에 비례한 일정수의 간호사, 의사 및 기타 직원 등 다학제 간 협동에 의해 의료가 이루어지는 곳

(2) 간호단위 관리의 궁극적 목표

① 환자의 존엄성과 권리를 알고 존중한다.
② 환자의 신체, 정서 상태에 따라 개별적인 요구에 부합된 간호계획을 수행한다.
③ 환자상태에 대한 지속적인 관찰, 기록 및 보고체계를 수립한다.
④ 환자의 보안 및 안전관리 체계를 구축하고 수행한다.
⑤ 환자의 안위를 위한 환경을 조성한다.
⑥ 환자와 가족을 위한 건강 교육을 실시한다.
⑦ 의사의 진단과 치료활동을 지원 및 협조한다.
⑧ 간호단위 내 간호실무 지침과 환자간호 표준을 수립한다.
⑨ 간호단위의 생산성을 높이기 위한 간호단위 경영을 계획하고 수행한다.
⑩ 의료기관 내 타 부서와 원활한 의사소통과 협조체계를 수립한다.
⑪ 부서원들의 업무 만족도 증진을 위한 지속적인 노력을 한다.
⑫ 간호직원의 경력에 따른 역할개발과 자질향상을 위한 교육 및 평가체계를 구축하고, 교육적인 환경을 제공한다.
⑬ 간호학생 및 병원 간 연수를 위한 교육체계를 구축하고 제공한다.
⑭ 간호실무의 발전을 위해 간호연구를 시행하고 실무에 적용한다.
⑮ 간호단위의 생산성을 높이기 위한 간호단위 경영을 계획하고 수행한다.

(3) 간호단위 관리의 중요성

① **환자 측면** : 의료상황에서 의료인과 환자 사이의 인간관계는 더욱 중요한 의미를 지니며, 의료인과 상호작용하는 가운데 치료적 대인관계를 요구한다.

② **간호조직 측면** : 간호조직 측면에서 보면 가치 지향적이고 성숙한 간호사가 많을수록 간호에 대한 이미지가 상승될 수 있다.

③ **병원 측면** : 간호단위는 의료기관의 목적이 달성되는 최일선의 장소이며, 환자에게는 치료의 장소임과 동시에 생활 장소이다.

출제유형문제 최다빈출문제

1-1. 간호단위를 설명한 것으로 옳지 않은 것은?

❶ 시설을 포함하지 않는 최소의 구조적 단위
② 간호직원의 공동 조직체
③ 간호목표를 성취하는 간호관리의 기본 단위
④ 간호대상자들이 입원하여 간호와 치료를 받을 수 있는 병원의 핵심적 공간
⑤ 관리의 책임에 따라 조직구조와 관리 체계를 갖춘 수직적 구조체계

해설

간호단위

- 간호직원의 공동 조직체
- 간호목표를 성취하는 간호관리의 기본 단위
- 간호대상자들이 입원하여 간호와 치료를 받을 수 있는 병원의 핵심적 공간
- 관리의 책임에 따라 조직구조와 관리 체계를 갖춘 수직적 구조체계

1-2. 간호단위 관리목표와 관련 없는 것은?

① 입원환자에게 쾌적하고 안전한 환경을 조성한다.
② 간호에 필요한 인력, 시설, 물품의 적정수와 상태를 확보한다.
③ 간호실무 표준과 환자의 개별적 간호요구에 부합하도록 간호를 계획하고 수립한다.
❹ 지역사회와의 관계를 육성하여 발전을 도모시킨다.
⑤ 간호직원과 학생의 교육적 욕구를 충족시킨다.

해설

간호단위 관리의 목표

- 입원환자에게 쾌적하고 안전한 환경을 조성
- 간호에 필요한 인력, 시설, 물품의 적정수와 상태를 확보
- 간호실무 표준과 환자의 개별적 간호요구에 부합하도록 간호를 계획하고 수립
- 간호직원과 학생의 교육적 욕구를 충족
- 환자의 건강회복을 위해 필요한 의사의 진단과 치료 활동을 적극적으로 지원
- 환자의 가족, 친구와 유쾌하고 좋은 인간관계를 수립
- 병원 내 다른 부서의 직원들과 긴밀한 의사소통 및 협조체계 수립
- 간호 실무의 향상을 위해서 계속적인 간호연구를 시행
- 효율적인 물품관리를 통하여 최소 소비, 최대 효과를 얻을 수 있도록 함

1-3. 다음은 간호단위 관리의 중요성을 설명한 것이다. 옳지 않은 것은?

① 의료인과 환자는 상호작용하는 가운데 치료적 대인관계를 요구한다.
② 각 단위에서 발생하는 치료적 대인관계는 간호사의 간호행위에 따라 효율성도 달라질 수 있어 환자에게 중요하다.
❸ 단위관리자는 간호가 지닌 성격을 비가시화해서 제시할 필요가 있다.
④ 가치 지향적이고 성숙한 간호사가 많을수록 간호에 대한 이미지가 상승될 수 있다.
⑤ 간호단위는 의료기관의 목적이 달성되는 최일선의 장소이다.

해설
간호는 특별한 형태를 지니지 않은 무형성이므로 환자가 직접 경험하기 전에는 간호의 질에 대한 평가가 어렵다. 따라서 간호단위 관리자는 간호가 지닌 성격을 환자에게 가시화해서 제시할 필요가 있다. 이는 곧 제공된 간호로 인한 환자의 이익을 인식시켜야 한다는 것이다.

제 2 장

간호단위 업무

2-1 환자관리

1 환자관리

(1) 간호의 제공

① **독자적 간호활동** : 간호과정 적용, 간호인력에 대한 지휘와 통제

② **비독자적 간호활동** : 의사의 처방에 따른 간호수행, 행정위임 업무수행

(2) 입원환자 간호

① **대상자 병실 준비** : 입원수속을 마쳤다는 연락을 받은 후 병실의 청결상태, 물품의 확인

② 대상자에게 간호사 본인 소개, 같은 병실의 사람들 소개, 물품사용 및 병동 안내

③ 기초간호자료 수집

④ 환자의 권리보장에 대한 설명과 안전교육

(3) 퇴원환자 간호

① 담당간호사는 담당의사의 퇴원 처방이 나오면 환자와 보호자에게 미리 알려 주어야 함

② 담당간호사는 환자의 남은 약을 확인하여 반납이 필요한 경우 반납하게 함

③ 담당간호사는 기록을 재점검하고 누락 여부를 확인함

④ 환자와 보호자에게 퇴원 후 외래 방문일정을 설명하고 준비하도록 함

⑤ 퇴원 시 환자에게 필요한 내용을 교육한다. 퇴원 약의 투여목적, 효과, 용량, 복용시간, 복용방법 및 부작용, 식사(당뇨식이, 특수식이 등), 운동과 휴식, 치료 등에 관한 교육 시행

⑥ 환자에게 병원물품을 반납하도록 함

⑦ 간호기록지에 퇴원 시 환자상태, 시간, 동반자, 교육 내용 등을 기록함

⑧ 퇴원 후 응급상황대처법을 알려 줌

⑨ 환자가 퇴실하면 병실을 청소하고 정돈한다. 독방일 때는 냉장고, 목욕실, 환풍기 등을 청소하고 전등 및 전기 코드를 점검한 후 침상정리를 하고 잠가두어야 함

(4) 전과 및 전동 시 환자관리

① 담당 의사의 전과 오더 확인
② 전동된 소속과의 처방을 수행
③ 입・퇴원 카드를 원무과에 제출하고 전동될 병동을 배정받음
④ Chart기록을 완전히 하며 Chart에 전실 이유, 물품, 환자 상태 기록
⑤ 환자에게 새로 옮겨갈 병동에서 사용될 기구와 간호가 다를 수 있음을 알림
⑥ 지정된 시간에 지정된 병실로 환자의 Chart, 남은 약, 입원카드, 진료카드를 보냄
⑦ 전동되는 병동 간호사에게 알리고 영양과, 검사실 등에 연락함
⑧ 주치의에게 연락함
⑨ 특수검사가 접수되었을 때는 해당 검사 부서에 전동된 병동을 알려 줌

출제유형문제 최다빈출문제

1-1. 다음 중 간호사의 비독자적 활동에 속하는 것은?

❶ 약물처방에 따른 간호수행
② 간호기록 및 보존
③ 환자 관찰
④ 간호과정
⑤ 간호인력에 대한 지휘 및 통제

해설
- 독자적 간호활동 : 간호과정 적용, 간호인력에 대한 지휘와 통제
- 비독자적 간호활동 : 의사의 처방에 따른 간호수행, 행정위임 업무수행

1-2. 입원 시 환자관리와 관계가 먼 것은?

① 입원 안내서를 주고 병실의 위치, 휴게실, 간호사실 등을 설명한다.
② 대상자에게 간호사 본인 및 같은 병실의 사람들을 소개한다.
③ 병실의 기기작동법, 수술예정일, 진단 검사 일시에 대해 설명한다.
❹ 자가 간호 및 응급 상황 시 연락처를 알려 준다.
⑤ 기초 간호자료를 수집하고 귀중품 보관 및 도난 사고 주의에 대해 설명한다.

해설
입원환자 간호
- 대상자 병실 준비 : 입원수속을 마쳤다는 연락을 받은 후 병실의 청결상태, 물품의 확인
- 대상자에게 간호사 본인 소개, 같은 병실의 사람들 소개, 물품사용 및 병동 안내
- 기초간호자료 수집
- 환자의 권리보장에 대한 설명과 안전교육

1-3. 전과 및 전동 시 환자관리 설명 중 옳지 않은 것은?

❶ 일단 전동된 병동으로 보낸 뒤 처방을 확인한다.
② Chart기록을 완전히 하며 Chart에 전실 이유, 물품, 환자 상태를 기록한다.
③ 환자에게 새로 옮겨갈 병동에서 사용될 기구와 간호가 다를 수 있음을 알려 준다.
④ 입・퇴원 카드를 원무과에 제출하고 전동될 병동을 배정받는다.
⑤ 지정된 시간에 지정된 병실로 환자의 Chart, 남은 약, 입원카드, 진료카드를 보낸다.

해설
환자 전동 시 처방을 확인하고 전동된 병동으로 보내야 한다.

2-2 운영관리

1 환경관리

(1) 심미적 환경

① 색채의 조화는 심리적, 생리적으로 영향을 미치므로, 단위의 심미적인 환경조성을 위해 매우 중요하며, 단위의 아름다운 환경 및 병실의 고상한 색채 조화에서 환자들의 기분이 안정되고 밝아진다.

② 색채 조절에서는 색의 심리 효과를 활용하여 추운 방에는 따뜻한 계통의 색을 사용하고 더운 방에는 차가운 계통의 색을 사용하는 것이 좋음

③ 색채의 조화상 채도(Chroma)와 명도(Value)를 고려함

④ 채도란 빛깔의 선명한 정도를 말하며, 채도가 높은 것은 번쩍거리고 안정감이 없기 때문에 단위에서는 채도가 낮은 색

⑤ 명도란 색의 밝고 어두운 정도를 말하는데 명도가 높으면 적극적으로 되며 또한 쉽게 더러워지는 것을 방지하기 때문에 적합함

(2) 공 간

① 의료법 시행규칙에서 의료기관의 시설 규격에 관한 규정에는 환자 1명을 수용하는 경우 $10m^2$ 이상이어야 하고, 2명 이상을 수용하는 경우 환자 1인당 $6.3m^2$ 이상으로 규정함

② 입원실에 설치하는 병상수는 최대 4병상(요양병원의 경우 6병상), 각 병상 간 이격거리는 최소 1.5m 이상

③ 입원실에는 손 씻기 시설 및 환기시설을 설치해야 함

④ 다인실의 경우는 사생활을 보호할 수 있도록 칸막이나 커튼을 설치해야 함

⑤ 깨끗한 리넨과 소독된 물품을 보관하는 청결지역과 오염되었거나 사용한 물품을 보관하는 오염지역으로 구분하여 눈에 띄게 표시

⑥ 중환자실은 환자와 환자 사이에 충분한 공간(최소 1.5m)이 유지되어야 하고, 개방병상당 면적은 $10m^2$, 신생아 중환자실은 $5m^2$ 이상

(3) 청 결

병원은 주위 환경이 깨끗하고 정돈되어 있어야 환자와 의료진에게 안정감을 준다.

(4) 온도와 습도

① 인체에 쾌적한 습도는 40~70%이고, 온도는 18~20℃

② 병원환경에서 습도는 35~75%, 온도는 18~23℃가 적절함

(5) 환 기

① 환기는 환자에게 있어서 매우 중요한 요소
② 신선하고 깨끗한 공기는 환자를 편안하게 하고 건강을 증진시킴
③ 온도와 습도를 조절하고 신선한 공기를 유지하기 위해서는 환기가 반드시 필요함
④ 특히 공기정화의 설비에는 공기의 주입, 취급, 계통분리, 필터 등에 신경을 써야 함
⑤ 또한 신선한 공기유지를 위해서는 환자의 목욕, 구강의 청결, 환부 드레싱, 환의 교환 등과 같은 관리에서 철저하게 주의를 기울여야 함

(6) 소음관리

① 소음은 환자의 신경계통을 자극시켜 불쾌하게 만듦
② 안정을 방해하고 피로를 증가시켜 치료에 좋지 않은 영향을 미치게 됨
③ 신발을 질질 끄는 소리, 문을 여닫는 소리, 말 소리, 기계 소리, 전화 소리 등의 내부적인 소음으로 환자와 의료진에게 안정을 해치는 경우가 많음
④ 보통의 대화는 40~60dB
⑤ 간호사실이나 준비실에서는 40dB
⑥ 병실 안에서는 30dB로 유지하는 것이 바람직하다.
⑦ 병원 기구의 바퀴는 고무바퀴 등으로 사용
⑧ 입원실에서도 전화소리, 대화소리, 텔레비전 소리가 다른 환자에게 방해되지 않도록 주의해야 한다.

(7) 조도관리

① 적절한 조명은 환자의 눈의 피로를 방지하고 기분을 밝게 하는 효과를 냄
② 낮에는 태양 광선을 받을 수 있도록 하는 것이 좋음
③ 직접 강한 광선은 피하고 커튼 등으로 조절을 해야 함
④ 전등은 병실 전체를 밝히는 것과 환자 머리 밑에 작은 것이 따로 구별되어 있어서 환자가 마음대로 밝기를 조절할 수 있도록 한다.
⑤ 밤에는 침상조명등을 이용하고 눈부심이 발생하지 않는 조명을 사용(간접 조명)
⑥ 안과질환환자, 경련성 환자 등은 광선을 조절해야 함
　㉠ 일반병실 : 100~200Lux
　㉡ 처치실, 중환자실 : 400Lux

출제유형문제 최다빈출문제

1-1. 병동의 심미적 관리를 위한 색상으로 옳은 조합은?

❶ 높은 명도, 낮은 채도
② 낮은 명도, 높은 채도
③ 높은 명도, 높은 채도
④ 낮은 명도, 낮은 채도
⑤ 중간 정도의 명도, 채도

해설
심미적 관리
- 색채의 조화상 채도(Chroma)와 명도(Value)를 고려함(채도란 빛깔의 선명한 정도를 말함, 명도란 색의 밝고 어두운 정도를 말함)
- 높은 명도, 낮은 채도가 바람직함

1-2. 병동 환경관리를 설명한 것 중 옳은 것은?

① 병실의 벽은 되도록 어두운 색으로 한다.
② 습도는 20~30%를 유지한다.
③ 병동 내 소음관리는 60dB을 유지한다.
④ 병실 내 직접조명만을 설치한다.
❺ 청소할 경우 깨끗한 곳을 먼저 청소하고 오염가능성이 있는 곳을 나중에 청소한다.

해설
- 병실의 벽은 되도록 밝은 색
- 습도는 40~70%를 유지
- 병원 소음의 최대 허용치는 40dB이고 병실은 30dB임
- 조명은 어둡거나 눈부심이 심하지 않으며 환자의 눈 피로가 적은 간접조명을 사용(간호처치 시에는 강하고 밝은 빛을 사용해야 함)
- 청소할 경우 깨끗한 곳을 먼저 청소하고 오염가능성이 있는 곳을 나중에 청소한다.

1-3. 간호단위에 적용할 채광관리 중 옳은 내용은?

① 낮에는 되도록 강한 광선이라도 활용하는 것이 좋다.
② 밤에도 직접 조명을 사용한다.
③ 싸고 밝은 백열등을 사용한다.
❹ 눈부심이 발생하지 않는 간접조명을 사용한다.
⑤ 밤에는 환자의 수면에 방해가 되므로 조명을 전부 끄도록 한다.

해설
- 낮에는 강한 광선을 막기 위해 커튼이나 블라인드를 친다.
- 밤에는 간접조명을 사용한다.
- 형광등을 사용한다.
- 밤에는 간접조명을 켜 놓도록 한다.

1-4. 간호단위 환경관리 방법으로 옳은 것은?

① 모든 병실에 동일한 환기방법을 적용한다.
② 의료진의 환자 관찰에 방해가 되는 커튼은 제거한다.
❸ 병동에서 사용하는 이동장비는 고무바퀴를 적용한다.
④ 병실의 안정감 조성을 위해 채도가 높은 색을 이용한다.
⑤ 야간에는 환자들의 숙면을 위하여 병동 전체를 소등한다.

해설
간호단위 환경관리 방법
- 환자의 질병에 따라 다른 환기방법을 적용함
- 환자의 프라이버시를 위해 커튼을 부착함
- 병동의 배색은 채도는 낮고 명도는 높게 함
- 밤에는 출구 쪽에 약한 조명을 하여 화장실 출입 등의 이동이 용이하게 함
- 병동에서 사용하는 이동장비는 고무바퀴를 적용함

2 물품관리

(1) 물품관리의 개념

① 물품이란 병원 내에서 소비되거나 사용되는 모든 유형의 자산
② 고정자산(의료기기, 기계설비, 일반비품 등)
③ 재고자산(약품, 진료재료, 의료소모품, 급식재료 등)
④ 기타 일반관리소모성 자산(사무용품, 유류, 기타 소모품 등)으로 구분함
⑤ **비품** : 의료비품에는 병실의 벽이나 바닥에 부착되어 있는 흡인기 혹은 Vaccum 등이 있으며, 단위에 속해 있는 물품인 휠체어, 이동식 흡입기, 가습기 등을 의미함
⑥ **소모품** : 정기적으로 쓰이는 품목을 소모품이라고 하며 적정량을 보유하기 위해 주기적으로 청구하는 품목, 진료재료, 사무용품, 인쇄물이 소모품에 속하며 다른 말로 공급품이라고 함

(2) 물품관리의 중요성

① 병원 예산 중 40% 이상 차지
② 간호사가 병원의 물품을 많이 이용하고 관리함
③ 시간과 에너지를 절약함
④ 질적인 간호제공에 도움을 줌
⑤ 효과적인 병원 경영을 가능하게 함

(3) 물품관리의 과정

물품의 기준 설정 → 물품의 청구 및 보관 → 물품의 보관과 사용 → 재고관리

(4) 물품관리에 의한 비용 절감 방법

① 적정 재고의 유지
② 자동구매 제도 실시
③ 공동구매제도 도입
④ 구매물품의 표준화
⑤ 보상제도의 활용
⑥ 물품의 유효기간 내 사용
⑦ 물품에 대한 직원 교육
⑧ 가치분석 기법의 활용

(5) 물품의 사용 및 보관

① 단위관리자가 효율적으로 물품을 사용하기 위해서는 재고목록에 의한 재고조사를 정기적으로 해야 함
② 이러한 조사는 정기적으로 해서 쓰지 않는 용품을 반환함
③ 추가 물품이나 필요 없는 물품을 유효기간 내에 타 부서에서 활용할 수 있도록 하는 기회가 됨
④ 항상 준비된 상태의 깨끗한 물품과 기구를 갖출 수 있게 됨
⑤ 고액물품이나 변질되기 쉬운 것, 고무제품 등은 보관 시 주의해야 하며 통풍이 잘되도록 해야 함
⑥ 물품은 모든 간호사가 쉽게 찾을 수 있도록 항상 제자리에 두는 것이 중요함
⑦ 새로 병동에 배치된 간호사를 위해 물품 비치 목록 및 지침서를 구비해 놓은 뒤 항상 감독해야 함
⑧ 비품은 유용성, 청결, 안정성, 완전성 등이 중요함

출제유형문제 최다빈출문제

2-1. 비품에 해당하는 것은?
❶ 흡인기
② 사무용품
③ 인쇄물
④ 일회용 주사기
⑤ 드레싱 거즈

해설
②, ③, ④, ⑤는 소모품에 해당한다.

2-2. 물품관리의 비용 절감 방법 중 옳은 것은?
① 수동구매
② 개별구매
❸ 구매물품의 표준화
④ 보상제도 폐지
⑤ 되도록 많은 양의 물품을 비축

해설
물품관리의 비용 절감 방법
- 적정 재고의 유지
- 자동구매제도 실시
- 공동구매제도 도입
- 구매물품의 표준화
- 보상제도의 활용
- 물품의 유효기간 내 사용
- 물품에 대한 직원 교육
- 가치분석 기법의 활용

2-3. 간호물품의 보관방법으로 옳은 것은?
① 환자별로 정리한다.
② 환기가 안 되는 곳이 바람직하다.
③ 외부인이 위치를 알 수 없게 다른 위치로 자주 변경한다.
④ 종이 제품은 습한 곳이 좋다.
❺ 쉽게 손상되는 물품이나 고가품은 주의하여 보관한다.

해설
- 물품비치 목록 및 지침서를 구비해 놓은 후 정리한다.
- 환기가 되는 곳이 바람직하다.
- 모든 간호사가 쉽게 찾을 수 있도록 항상 제자리에 둔다.
- 종이제품은 건조한 곳이 좋다.

2-4. 간호단위관리에서 체계적인 물품관리 방법으로 옳은 것은?

① 사용한 일회용 물품은 소독하여 재사용한다.
❷ 침상수를 기준으로 하여 비품 기준량을 청구한다.
③ 소독 물품은 최근 소독한 물품을 앞쪽으로 배치한다.
④ 수시로 보관 장소를 바꾸어 물품이 좋은 상태를 유지하도록 한다.
⑤ 비품수 유지를 위하여 매 근무 시 입원환자의 수만큼 비품수를 보충한다.

해설
비품은 침상수에 따라 소모품은 환자수에 따라 기준량을 청구한다.

2-5. 유치도뇨관이 모자라서 일주일에 평균 2~3회 이상 다른 병동에 유치도뇨관을 빌려 쓰는 병동의 간호사가 해야 할 행동으로 적합한 것은?

① 공동 구매제도를 활용하여 중앙 물품관리부서에 신청한다.
② 유치도뇨관은 비품이므로 침대수에 비례하게 구매한다.
③ 추가 구매하기 전에 필요성에 대한 가치판단을 한다.
❹ 간호관리자에게 안전재고량을 확인하고 늘리도록 제안한다.
⑤ 즉시 필요한 물품이므로 중앙 물품관리부서에 바로 요청한다.

해설
물품의 수량이 부족한 경우 간호를 제공하지 못하거나 제공이 지연될 수 있으며, 대용품의 사용으로 간호비용이 상승할 수 있고, 간호사의 의욕이 저하될 수 있으므로, 간호관리자에게 안전재고량을 확인하고 늘리도록 제안해야 한다.

2-6. 올바른 물품관리 방법으로 적절한 것은?

① 비품 파손 시 총무과에 연락한다.
❷ 환자수대로 알코올 솜을 준비한다.
③ 린넨은 환자수의 5배 이상을 비치한다.
④ 물품이 다 떨어지고 난 후에 새로운 물품을 주문한다.
⑤ 유통기한이 길게 남은 것부터 앞에 비치해 두고 사용한다.

해설
비품은 침상수에 따라, 소모품은 환자수에 따라 설정한다.

3 약품관리

(1) 약품관리의 중요성

① 환자에게 정확하고 안전한 투약간호를 수행하기 위해 간호사는 자신의 역할과 책임을 명확히 규명해야 함

② 간호사는 경구, 경관, 설하, 근육, 피하, 정맥 내, 피내, 직장 내, 질 내 투약범위의 책임 영역을 명확히 숙지

③ 경막 외, 흉강 내, 척수강 내, 관절강 내의 투약은 자신의 책임영역 밖임을 명심

④ 정확한 투약 간호를 이행하기 위해서는 병원의 규정된 교육 프로그램을 이수하고 단계별 투약 간호 관련 요건을 갖추고 있어야 함

(2) 약품관리 방법

① 비품약은 먼저 입고된 것을 우선적으로 사용하는 것을 원칙으로 함

② 비품약은 최소한 매월 유효기간을 점검하고 유효기간이 3개월 이내인 경우 많이 사용하는 부서와 교환하여 폐기량을 줄임

③ 응급 및 추가 처방이 자주 발생하는 약품은 병동에 적정량을 비치하여 관리

④ 응급약과 비품약은 근무(Duty) 때마다 인수인계를 철저히 하여 수량과 상태를 확인해야 함

⑤ 수액의 경우 유효기간의 안정성을 위해 1일 사용량의 2.5배 이상은 보유하지 않음

⑥ 사용 중단된 주사약은 즉시 반납하고 경구약이나 주사약은 개인별로 관리하여 투약사고를 줄여야 한다. 모든 마약류(경구, Patch, 주사)는 '이중 잠금장치'가 되어 있는 마약장에 보관

⑦ 경고 문구 등은 마약장 안쪽에 부착하여 외부인이 마약을 관리하는 장임을 알지 못하도록 하고 남은 양의 마약도 마약장에 보관

⑧ 모든 향정신성의약품 비품(Pocral 시럽 등을 포함한 경구제와 주사제)도 '마약장'에 함께 보관하고 Lorazepm은 냉장고 안에 별도의 보관장에 보관

⑨ CPR 약물인 Midazolam 등도 마약장에 보관

출제유형문제 최다빈출문제

3-1. 병동의 약품관리에 관한 내용이다. 옳은 것은?
① 가장 최근에 입고된 것을 우선적으로 사용한다.
② 유효기간이 1개월 이내인 경우 많이 사용하는 부서와 교환한다.
③ 응급 및 추가 처방이 자주 발생하는 약품은 병동에 비치하지 않는다.
❹ 수액의 경우 1일 사용량의 2.5배 이상은 보유하지 않는다.
⑤ 경구약이나 주사약은 개인별로 관리하지 않는다.

해설
수액의 경우 유효기간의 안정성을 위해 1일 사용량의 2.5배 이상은 보유하지 않는다.

3-2. 고위험 약품관리 방법으로 옳은 것은?
① 병동 상비약으로 분류한다.
② 사용이 용이하도록 환자 가까이 둔다.
③ 이중 잠금장치가 있는 곳에 보관한다.
④ 병동 일반약품과 분리하지 않고 보관한다.
❺ 동일한 약품명에 함량이 다른 경우 경고용 라벨을 부착한다.

해설
고위험 의약품(항암제, 고농도 전해질 제제, 주사용 항혈전제 등)은 다른 의약품과 분리 보관하고 고위험과 유효기간을 표시한다. 고농도 전해질 제제 보관장소에는 '반드시 희석 후 사용' 이라는 라벨링을 하고 개봉한 약제는 의약품명, 개봉일자, 유효기간을 포함하여 라벨링을 한다.

3-3. 환자 안전과 정확한 투약을 위한 약품관리로 옳은 것은?
① 반드시 의사의 지시대로 투약한다.
❷ 구두처방 시 기록하고 빨리 서면처방을 받는다.
③ 원활한 투약을 위해 재고는 병동에 둔다.
④ 사용하고 남은 약품은 다음에 사용하기 위해 잘 둔다.
⑤ 마약주사제 파손 시 깨진 조각까지 정리하여 버린다.

해설
약품관리
- 간호사는 투약 전 확인의 의무가 있다(처방이 부적절하다고 판단되는 경우 투약 전 의사에게 다시 확인한다).
- 구두 처방 시 응급상황의 경우 우선 투약 후 빠르게 서면처방을 받는다.
- 사용이 중단된 약은 즉시 반납한다.
- 파손된 마약은 경위서와 함께 약제부로 제출한다.

4 안전관리

(1) 환자 안전 관련 용어

① 환자 안전이란 의료로 인한 우발적 혹은 예방 가능한 손상이 없는 것을 뜻함, "보건의료와 관련된 불필요한 위해의 위험을 수용 가능한 최소 수준으로 감소하는 것(WHO)"

② 의료 오류 : 현재의 의학적 지식 수준에서 예방 가능한 위해사건

③ 근접오류 : 의료 오류가 발생하여 환자에 대한 위해의 가능성이 있을 수 있지만 회복 조치에 의해서 원하지 않는 결과가 예방된 경우, 환자에게 위해를 가져오지 않는 사건

④ 위해사건 : 의료 대상자에게 위해를 가져온 사건

⑤ 적신호 사건 : 의료 대상자에게 장기적이고 심각한 위해를 가져온 위해사건으로, 강제적 보고의 대상이 되는 환자 안전 사건(잘못된 부위나 잘못된 환자 수술, 수술/시술 후 의도하지 않은 이물질 잔존, 잘못된 약물 투여로 인한 환자 사망이나 심각한 장애, 입원환자의 자살이나 영아 유괴)

(2) 안전문화의 특징

① 보고문화(Reporting culture)

㉠ 의료오류와 위해사건에 대한 자료를 수집, 분석, 배포

㉡ 일선 직원들은 처벌에 대한 두려움 없이 오류와 위해사건을 기꺼이 보고할 수 있어야 함

㉢ 자료분석에 책임을 가진 주체와 훈육 기능을 가진 주체를 분리해야 함

㉣ 빠르고 유용한 피드백을 제공해야 함(기밀성 혹은 익명성을 보장, 의사소통하는 능력)

② 정의문화(Just culture)

㉠ 비처벌적인 환경의 유지

㉡ 오류 보고를 격려하고 보상

㉢ 인간취약성에 대해 시스템 접근에 초점을 둠

㉣ 의도적 위해나 환자안전 정책을 따르지 않는 자는 책무를 지도록 함

③ 유연한 문화(Flexible)

㉠ 직위보다 기술적 전문성을 따를 수 있는 문화

㉡ 팀워크, 공유된 가치, 잘 검증된 표준운영지침

④ 학습문화(Learning culture)

㉠ 안전정보에 기초해서 올바른 결론을 내리고, 필요한 변화를 수행하기 위한 역량과 의지를 갖는 것

㉡ 시스템 지향의 평가(근본원인 분석)

㉢ 실수로부터 학습

㉣ 전 직원이 학습을 공유하고 실수를 숨기지 않는 것

(3) 화재발생 예방

① 화재 발생 시 상황 파악 후 → 화재 발생 경보를 울리고 → 산소통을 잠그며 → 환자 대피 후 → 필요한 서류를 침착하게 운반하고 → 대피한 환자수와 상태를 확인함
② 승강기를 이용하지 않는다.
③ 출입문을 함부로 열지 않는다.
④ 젖은 수건 등으로 얼굴을 감싸고 몸을 낮춘다.
⑤ 화재 발생 장소와 가까운 환자부터 먼 환자 순으로, 경환자에서 중환자 순으로 대피시킨다.
⑥ 걸을 수 없는 환자는 화재발생 장소의 반대편 비상용 승강기를 이용하여 피난 장소로 이동한다.

(4) 낙상사고 예방

① 낙상 고위험 환자는 명단을 작성하여 관리한다.
② 낙상주의 팻말을 침상 주위에 부착한다.
③ 반드시 침대 난간을 올려 준다.
④ 보호자에게 낙상에 대한 교육을 시킨다.
⑤ 화장실에 가는 경우 주의를 주어야 하며 특히 판단장애가 있으면 화장실에 혼자 두지 않는다.
⑥ 환자 상태에 따라 이뇨제는 수면시간을 고려하여 투여한다.
⑦ 소아 환자는 소아 침대를 이용하며 성인 침대 이용 시 난간 커버를 사용한다.
⑧ 밤에 이동할 때에는 간접등을 켠 후에 움직이도록 교육한다.

(5) 일반적인 환자 안전의 원칙

① 개별 제공자에 초점을 두기 보다는 오류를 예방, 발견할 수 있는 시스템을 생성해야 함
  ㉠ 체크리스트의 사용, 다시 읽기 등을 통한 교차 확인과 중복성 향상
  ㉡ 프로세스를 단순화하고 표준화
  ㉢ 기능 강제화 : 물리적인 제약으로 오류 발생을 불가능하게 만드는 것(흡입용 약물을 위한 주사기는 정맥 내 투여 약물을 위한 주사기와 물리적으로 다른 형태를 갖도록 하는 것)
② 의사소통과 팀워크를 향상시키는 것
  ㉠ 개방적인 의사소통
  ㉡ 표준화된 공통 언어 사용
  ㉢ 체크리스트 활용
③ 과거의 실수로부터 학습하는 것
  ㉠ 사망사례집담회
  ㉡ 적신호 사건의 근본원인 분석
④ 안전한 의료를 제공하기 위한 잘 훈련된 적절한 인력의 확보
  ㉠ 적절한 휴식을 취할 수 있는 스케줄링과 스태핑
  ㉡ 근무지 스트레스 관리

(6) 환자 안전 향상법(세계보건기구)

① 보건의료조직은 환자 확인을 실시함

② 의료를 제공하기 전에 올바른 의료(투약, 검사결과, 검체, 시술)와 올바른 환자를 확인하는 것

③ 입원 시 혹은 다른 병원이나 시설로 이송 시에 환자 신원을 확인하기 위해 두 가지 식별자의 사용 권장

④ 보건의료 시스템 내 다른 시설 간에 환자 확인에 대한 접근 표준화(표준화된 표시자, 구체적인 정보가 기재된 환자 신분 밴드의 사용, 바이오매트릭 기술의 활용)

⑤ 신분확인이 어려운 환자 확인, 동일한 이름을 가진 환자의 신원을 식별하기 위한 분명한 프로토콜을 마련, 의식이 없거나 혼돈된 환자를 식별하기 위한 비언어적인 접근법을 개발하고 사용하여야 함

⑥ 환자 앞에서 혈액이나 다른 검체에 대한 용기를 라벨링할 것을 권장

⑦ 분석 전, 분석, 분석 후 과정에서 환자 샘플을 유지 보관하는 분명한 프로토콜을 마련

⑧ 검사실 결과나 다른 테스트 결과들이 환자의 임상력과 일치하지 않을 때 의문 시하는 분명한 프로토콜을 마련

⑨ 전산입력 오류가 자동적으로 증폭되는 것을 예방하기 위해 반복하고 확인, 검토

출제유형문제 최다빈출문제

4-1. 환자 안전을 옳게 설명하고 있는 것은?

① 현재의 의학적 지식 수준에서 예방 가능한 사건을 말한다.

❷ 보건의료와 관련된 불필요한 위해의 위험을 수용 가능한 최소 수준으로 감소하는 것이다.

③ 회복 조치에 의해서 원하지 않는 결과가 예방된 경우를 말한다.

④ 의료 대상자에게 위해를 가져온 사건

⑤ 잘못된 약물 투여로 인한 환자 사망이나 심각한 장애, 입원환자의 자살 등이 있다.

해설

환자 안전 : 의료로 인한 우발적 혹은 예방 가능한 손상이 없는 것을 뜻함, '보건의료와 관련된 불필요한 위해의 위험을 수용 가능한 최소 수준으로 감소하는 것(WHO)'

4-2. 조직에서 환자 안전 문화를 위한 전략으로 옳은 것은?

① 기밀성 혹은 익명성과 상관없이 의사소통하는 능력을 키워야 한다.
② 오류 보고를 보고 처벌하고 강화시켜야 한다.
③ 기술적 전문성보다 직위를 따를 수 있는 문화가 바람직하다.
④ 자료분석에 책임을 가진 주체와 훈육 기능을 가진 주체를 통합해야 한다.
❺ 전 직원이 학습 공유하고 실수를 숨기지 않고 학습해야 한다.

해설
학습문화(Learning Culture)
- 안전정보에 기초해서 올바른 결론을 내리고, 필요한 변화를 수행하기 위한 역량과 의지를 갖는 것
- 시스템 지향의 평가(근본원인 분석)
- 실수로부터 학습
- 전 직원이 학습 공유하고 실수를 숨기지 않는 것

4-3. 병원 내 환자 안전사건 보고시스템을 성공적으로 운영하기 위한 관리방법으로 옳은 것은?

① 사건 초기 관련된 당사자의 공개
② 임상적 상황과 관련이 없는 전문가의 분석 관리
③ 보고 내용에 대한 주관적 검토에 따른 처벌 부과
❹ 개인의 성과보다는 시스템의 변화에 초점을 둔 개선안 마련
⑤ 해당 사건에 대한 처벌권을 가진 기관에서의 보고시스템 관리

해설
실패에 집중하는 것보다 시스템적 결함을 점검하여 사고를 개인의 사고로 치부하기보다는 시스템상의 문제로서 해결 가능하도록 도모하는 것이 성공적인 방법이다.

4-4. 정확한 환자 확인을 위한 간호관리 활동으로 옳은 것은?

① 한 가지 정보를 이용하여 환자를 확인한다.
② 수혈 시 혈액백에 부착된 라벨확인은 혼자 한다.
③ 검사물 채취 시 입원한 병실 번호로 환자를 확인한다.
④ 환자 확인용 팔찌를 착용한 경우 환자 확인을 생략한다.
❺ 환자에게 환자 본인의 이름을 확인할 때는 개방형으로 질문한다.

해설
환자의 이름은 개방형으로 질문해야 한다.

4-5. 환자 안전사고가 발생하였을 때 우선적으로 해야 하는 활동은?

① 환자 가족에게 알린다.
② 담당 수간호사에게 알린다.
③ 보고체계를 통해 간호부에게 보고한다.
④ 안전사고 발생 상황 조치 내용을 기록한다.
❺ 환자의 손상 정도와 상태를 사정하여 응급조치한다.

해설
환자의 손상 정도와 상태를 사정하고, 신속하게 응급 처치해야 한다.

4-6. 헤파린을 투여해야 하는 환자에게 간호사의 실수로 인슐린을 투약하였다. 그 결과 환자가 식은땀을 흘리며 혼수상태에 빠졌다면 무슨 사건에 해당하는가?

① 이차 사고
② 위해 사건
③ 근접 오류
❹ 적신호 사건
⑤ 일차 사고

해설
적신호 사건이란 사고 발생으로 환자가 영구적 손상을 입거나 사망하게 되는 경우로 위 문항의 사례는 적신호 사건이다.

4-7. 환자 안전과 관련하여 간호사가 취할 수 있는 조치로 적절한 것은?

❶ 바닥에 물이 있으면 즉시 닦는다.
② 환자가 침상 위에 있을 때에는 침대 난간을 올릴 필요가 없다.
③ 아동 환자의 경우, 낙상 위험이 있으므로 가능한 침대 높이를 높게 한다.
④ 낙상을 방지하기 위해 인지능력이 저하된 환자에게 진정제를 투여한다.
⑤ 환자가 운동을 할 때에는 보호자나 간호사의 동행 없이 혼자서 하도록 한다.

해설
병실이나 복도에 물이 있으면 즉시 닦아야 한다.

4-8. 야간근무 순회 중 간호사는 복도 벽면 콘센트에서 불꽃이 튀는 소리와 함께 연기가 나는 것을 발견하였다. 처음 발견한 간호사가 해야 하는 행동은?

① 우선 간호부 당직자에게 보고한다.
② 중환자부터 엘리베이터로 이동시킨다.
❸ 즉시 "불이야"를 외쳐서 주변에 알린다.
④ 병실문에서 가까운 침상의 환자부터 대피시킨다.
⑤ 보호자, 직원, 중환자, 경환자 순으로 대피시킨다.

해설
화재발생 시 대처 순서로는 발생 경보 울리기 → 산소통 모두 잠그기 → 환자 대피 → 중요한 서류 운반(환자기록부 등) → 대피한 환자의 상태 확인하기

4-9. 병원에서 화재 발생 시 간호사의 가장 적절한 행동은?

① 승강기를 이용하여 모든 환자를 대피시킨다.
② 출입문을 활짝 연다.
③ 중환자부터 옮기고, 화재발생 장소에서 먼 환자부터 옮긴다.
④ 마른 수건으로 얼굴을 감싼다.
❺ 걸을 수 없는 환자는 화재발생 장소의 반대편 비상용 승강기를 이용한다.

해설
- 화재발생 시 승강기는 이용하지 않는다.
- 경환자부터 옮기고 화재발생 장소에서 가까운 환자부터 옮긴다.
- 물수건으로 얼굴을 감싼다.

4-10. 일반적인 환자 안전원칙과 거리가 먼 것은?

① 체크리스트의 사용, 다시 읽기 등을 통한 교차 확인과 중복성을 향상시킨다.
❷ 프로세스를 남이 접근하지 못하도록 복잡성을 강화하고 표준화한다.
③ 물리적인 제약으로 오류 발생을 불가능하게 만든다.
④ 과거의 실수로부터 학습하게 한다.
⑤ 안전한 의료를 제공하기 위한 잘 훈련된 적절한 인력을 확보한다.

해설
② 프로세스를 단순화하고 표준화한다.

4-11. 세계보건기구가 제시한 환자 안전 향상법과 거리가 먼 것은?

① 의료를 제공하기 전에 올바른 의료와 올바른 환자를 확인한다.
② 입원 시 혹은 다른 병원이나 시설로 이송 시에 환자 신원을 확인하기 위해 두 가지 식별자의 사용을 권장한다.
③ 보건의료 시스템 내 다른 시설 간에 환자 확인에 대한 접근을 표준화한다.
❹ 환자 앞에서 혈액이나 다른 검체에 대한 용기를 라벨링할 것을 권장하지 않는다.
⑤ 전산입력 오류가 자동적으로 증폭되는 것을 예방하기 위해 반복하고 확인, 검토한다.

해설
정확한 환자 확인 절차
- 최소한 두 가지 환자식별자를 사용 : 환자의 이름, 등록번호, 전화번호, 생일 등
- 임상검사를 위한 검체수집 및 치료나 시술 시에 두 가지 환자식별자를 통해 환자를 확인
- 환자가 보는 앞에서 혈액검체 등의 용기 라벨링의 실시

4-12. 다음 중 적신호 사건의 예로 가장 적절한 것은?

① 환자의 수술동의서를 분실하였다.
② 다른 환자를 채혈하였다.
③ 다른 환자에게 제산제를 투여하였다.
❹ 환자와 혈액형이 맞지 않는 혈액제제를 100mL 투여하였다.
⑤ 수술이 예정되어 금식 중인 환자에게 식사를 제공하였다.

해설
적신호 사건이란 환자 안전사고 가운데 대상자에게 장기적이고 심각한 위해를 가져온 위해사건을 말한다.

5 감염관리

(1) 병원감염의 양상

① 국내의 병원감염률은 약 10%로 추정

② 부위별로는 요도감염이 가장 높은 빈도를 나타내고 있고 폐렴, 수술부위감염, 혈류감염 순으로 발생

(2) 병원 직원의 감염예방을 위한 일반적인 지침

① 병원직원 채용 시 신체검사를 통해서 감염질환의 유무와 예방접종 시행 여부를 확인

② 병원 근무자들은 예방접종을 시행

③ 병원근무자들은 병원규정에 따라 매년 1회 정기 신체검사를 받아야 함

④ 감염에 노출이 많은 부서(중환자실, 수술실, 응급실)는 매년 2회를 받아야 함

⑤ 병원직원이 전염성 질환에 감염된 경우에는 근무를 제한하도록 함(근무지 이동 시 의료인과 환자에게 노출될 수 있는 위험인자를 고려하여 결정)

⑥ 주사침이나 수술칼날, IV Cannula 등 날카로운 기구는 주사침용 쓰레기통에 버려야 함

⑦ 사용 후 주사바늘은 뚜껑을 씌우지 않음, 바늘 끝이 사용자의 몸 쪽으로 향하지 않도록 함

⑧ 바늘 끝이 사용자의 몸 쪽으로 향하지 않도록 하고 바늘을 부러뜨리거나 구부리지 않도록 함

⑨ C형 바이러스 간염환자의 혈액이나 체액에 오염된 주사침에 찔리거나 점막이 노출된 경우 감염관리실을 통해 면역 글로불린 주사를 맞는 것이 바람직함

⑩ B형 간염 항원 양성가능성이 있는 환자의 혈액이나 체액에 오염된 주사침에 찔리거나 점막이 노출된 경우 예방접종을 하거나 면역 글로불린 주사를 맞아야 함

출제유형문제 최다빈출문제

5-1. 병원감염 중 가장 발생률이 높은 부위는?

❶ 요로감염
② 창상감염
③ 폐 렴
④ 패혈증
⑤ MRSA

해설
병원감염의 발생 부위는 요로감염이 30~40%로 가장 많이 발생하며 수술 후 창상감염이 20~30%, 호흡기계 감염이 10~20%, 패혈증이 5~15%의 순이다.

5-2. 병원 직원의 감염예방을 위한 방법으로 옳은 것은?

① 병원 근무자들은 3개월마다 정기 신체검사를 받는 것이 좋다.
② 바늘 사용 후 뚜껑을 씌운 후 버리는 것이 타인의 감염률을 낮춘다.
③ 바늘 끝이 사용자의 몸쪽으로 향하도록 한다.
④ B형 간염 항원 양성 가능성이 있는 환자의 혈액에 노출된 경우 깨끗이 소독한다.
❺ C형 바이러스 간염환자의 혈액이나 체액에 노출된 경우 감염관리실을 통해 면역 글로불린 주사를 맞는다.

해설
- 병원 근무자들은 1년마다 정기 신체검사를 받는 것이 좋다.
- 바늘 사용 후 뚜껑을 씌우지 않은 채 버린다.
- 바늘 끝이 사용자의 몸쪽으로 향하지 않도록 한다.
- B형 간염 항원 양성이 있는 환자의 혈액이나 체액에 오염된 주사침에 찔리거나, 점막이 노출된 경우 직원 예방접종상태에 따라 예방접종을 하거나 면역글로불린 주사를 맞는다.

5-3. 병원 감염을 예방하기 위한 가장 쉽고 효율적인 방법은?

① 격 리
❷ 손 씻기
③ 무균술 유지
④ 병원감염관리회 운영
⑤ 보호자 방문 제한

해설
손 씻기는 감염을 예방하기 위한 가장 쉽고 효율적인 방법으로 효과가 큼

5-4. VRE가 나오는 환자 간호에 관한 설명으로 옳은 것은?

① 환자 병실에서 나와서 가운을 벗는다.
② 환자는 격리병실을 사용할 필요가 없다.
❸ 환자 침대에 감염 표시 스티커를 부착한다.
④ 정맥주사 시 장갑을 끼지 않아도 된다.
⑤ 환자의 배설물은 일반 쓰레기통에 버린다.

해설
VRE는 접촉감염 예방조치를 해야 한다. 감염 스티커를 부착하고 환자 병실에서 가운을 벗고 환자는 격리병실을 사용해야 한다. 또한 환자 치료 시마다 장갑을 착용해야 한다.

6 간호기록

(1) 간호기록의 목적

① 의사소통
② 법적 증거
③ 통계 및 연구
④ 교육, 간호의 질 향상

(2) 간호기록 작성 시 주의할 점

① 환자의 상태를 간호사의 주관으로 단정지어 기술하지 말 것
② 환자가 직접 말한 주관적 호소를 인용하여 기록(정확성)
③ 간결한 작성을 위해 환자 이름 등은 생략하고 존칭은 피함(간결성)
④ 간호나 처치를 시행하기 전에 미리 기록하지 않음(적시성)
⑤ 다른 사람 대신 기록이나 서명을 시행하지 말 것
⑥ 다른 사람의 요청으로 기록 내용을 변경하지 않을 것

출제유형문제 최다빈출문제

6-1. 간호기록의 목적과 관련없는 것은?

① 의사소통
② 법적 증거
③ 통계 및 연구
❹ 병원의 수익 증가
⑤ 간호의 질 향상

해설
①, ②, ③, ⑤는 간호기록의 목적과 관련이 있다.

6-2. 간호기록 작성 시 주의할 점으로 옳은 것은?

① 환자의 상태를 간호사의 주관으로 단정지어 기술한다.
② 존칭을 사용하는 것이 바람직하다.
③ 미리 기록하여 바쁜 시간에 효율적으로 대처한다.
❹ 다른 사람 대신 기록이나 서명을 시행하지 않는다.
⑤ 다른 사람이 요청할 경우 기록 내용을 변경해 준다.

해설
간호기록 작성 시 주의할 점
- 환자의 상태를 간호사의 주관으로 단정지어 기술하지 말 것
- 환자가 직접 말한 주관적 호소를 인용하여 기록(정확성)
- 간결한 작성을 위해 환자 이름 등은 생략하고 존칭은 피함(간결성)
- 간호나 처치를 시행하기 전에 미리 기록하지 않음(적시성)
- 다른 사람 대신 기록이나 서명을 시행하지 말 것
- 다른 사람의 요청으로 기록 내용을 변경하지 않을 것

제 3 장

간호정보 관리

3-1 정보체계

1 정보체계

(1) 정보의 개념

① 데이터 : 해석되지 않고 객관적으로 기술되고 분리된 존재

② 정보 : 사용자의 특정한 목적을 위하여 가공된 자료, 개인이나 조직이 의사결정을 하는데 사용되도록 의미 있고 유용한 형태로 처리된 데이터

③ 데이터베이스 : 데이터의 집합, 특정 조직에게 관련된 여러 정보들을 공유할 수 있도록 통합되고 저장된 형태

(2) 간호정보체계

① 개념 : 보건의료기관에서 간호서비스와 자원을 관리, 환자간호를 제공, 표준화된 환자간호정보관리, 간호 실무에 연구자원과 교육, 응용 연계 등을 위한 정보를 수집, 저장, 처리, 검색, 전달할 수 있는 컴퓨터 체계

② 간호정보체계의 필요성 : 간호정보관리를 향상시켜 궁극적으로 환자에게 제공하는 간호의 질을 높이기 위함

㉠ 합리적인 인력관리와 업무능률 증대

㉡ 비용절감 효과

㉢ 서류 작업을 줄이고 직접 간호시간을 늘림으로써 간호의 질 향상

㉣ 필요한 인력의 수를 줄임으로써 경영의 효율성 증대(업무의 정확성, 일관성)

㉤ 향후 간호비용의 효율성, 적정간호 인력산정 등 간호행정의 기초자료를 분석하는 기준 개념으로 적용(실무, 행정, 교육, 연구 등의 자료가 투입, 정보화되어 의사결정에 도움이 됨)

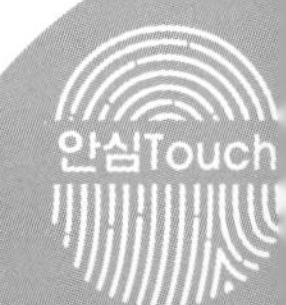

출제유형문제 최다빈출문제

1-1. 병원정보시스템에 있어 진료내역뿐만 아니라 진료비, 약품 등 다양한 자료를 통합, 저장하고 관리할 수 있는 것은 무엇을 통해 가능한가?

① 정보화시설
❷ 데이터베이스
③ 근거리통신망
④ 원거리통신망
⑤ 종합통신망

해설
정보의 개념
• 데이터 : 해석되지 않고 객관적으로 기술되고 분리된 존재
• 정보 : 사용자의 특정한 목적을 위하여 가공된 자료, 개인이나 조직이 의사결정을 하는 데 사용되도록 의미 있고 유용한 형태로 처리된 데이터
• 데이터베이스 : 데이터의 집합, 특정 조직에게 관련된 여러 정보들을 공유할 수 있도록 통합되고 저장된 형태

1-2. 간호정보관리체계의 궁극적 목적은?

① 각종 통계업무를 처리
② 신속한 정보 활용
③ 교육적으로 이용
④ 수작업의 감소
❺ 직접간호제공 시간의 증가

해설
임상에서 간호정보체계가 필요한 이유는 간호정보관리를 향상시켜 궁극적으로 환자에게 제공하는 간호의 질을 높이기 위해서이다.

1-3. 다음 설명에 해당하는 병원정보시스템은?

> • 정확하고 신속한 의사전달 기능
> • 간호사의 입력, 조회, 출력을 통한 환자 치료와 관련된 정보 확인 가능
> • 환자에게 발생되는 처방을 중심으로 진료부서, 진료지원부서, 원무부서 간에 전달되는 과정을 전산화한 시스템

❶ 처방전달시스템
② 환자분류시스템
③ 간호질관리시스템
④ 간호인력산정시스템
⑤ 물품관리시스템

해설
처방전달시스템이란 의사의 처방을 컴퓨터 망을 통해 각종 진료지원부에 전달함으로써 환자를 중심으로 일어나는 일련의 흐름을 전산화한 것이다.

1-4. 간호정보체계 중 환자분류체계를 활용하는 것의 이점으로 옳은 것은?

① 직원 훈련기간의 감소
❷ 적절한 간호인력 배치
③ 환자와의 의사소통 증진
④ 의사와의 관계 개선
⑤ 간호사 간의 유대 강화

해설
간호정보체계 중 환자분류체계의 이점
• 합리적 인력관리와 업무 능률 증대
• 적정 간호인력 산정 및 배치
• 환자의 간호 요구 만족

1-5. 한 수간호사가 새로운 간호정책을 만들고자 할 때, 환자명, 환자의 병명, 입원 기록, 환자의 정보 등을 수집하여 참고하고자 하였다. 수간호사는 환자에 관한 10년 동안의 병원 기록을 환자와 질병 명에 따라 분류하였으며 이를 간호정책에 활용하였다. 이에 수간호사가 참고로 한 간호정보체계는 무엇에 해당하는가?

① 자 료
② 정 보
③ 지 혜
④ 지 식
❺ 데이터베이스

해설
데이터베이스란 데이터의 집합으로 암호화하여 저장된 데이터로 전통적 파일 처리방식의 문제점을 개선한 것이다. 자료 관리가 용이하고 자료 접근이 용이하다는 장점이 있다.

1-6. 데이터의 수집 및 처리에서 도출되는 정보의 활용에 이르는 일련의 process는?

① 표 준
② date
③ 데이터 웨어하우스
❹ 데이터 웨어하우징
⑤ 지식추출

해설
데이터 웨어하우스가 단순히 데이터가 보관되어 있는 거대한 저장고를 의미하는 반면, 데이터 웨어하우징은 데이터의 수집 및 처리에서 도출되는 정보의 활용에 이르는 일련의 process이다.

2 간호 정보체계의 기능 및 활용 특징

(1) 간호 정보체계의 기능

① 간호의 질 관리
② 표준화된 환자정보 관리
③ 신속하고 정확한 의사소통
④ 의사결정 지원
⑤ 간호진단과 간호중재가 포함된 간호과정의 관리
⑥ 자원과 교육적 운용
⑦ 환자에 대한 제반 기록 업무
⑧ 각종 통계 업무

(2) 간호 정보시스템을 활용함으로써 기대되는 주요 특징

① 간호인력 자원의 효율적 활용
② 간호기록 및 의사소통의 향상
③ 간호업무의 표준화
④ 간호서비스의 추적 및 결과 측정 가능
⑤ 간호수가의 계산
⑥ **간호교육** : 학생, 간호사, 환자의 교육
⑦ **간호연구** : 문헌 검색, 연구기록관리, 자료수집 및 분석
⑧ **간호실무** : 간호계획, 간호기록, 환자모니터링, 처방전달, 퇴원계획
⑨ **간호행정** : 환자중증도, 분류체계, 간호인력 관리, 부서 간 의사소통, 질 관리

출제유형문제 최다빈출문제

간호 정보시스템을 활용함으로써 기대되는 특징과 거리가 먼 것은?

❶ 간접간호시간이 늘어난다.
② 간호인력 자원이 효율적으로 활용된다.
③ 간호기록 및 의사소통이 향상된다.
④ 간호업무가 표준화된다.
⑤ 간호서비스의 추적 및 결과가 측정 가능하다.

해설
서류작업을 줄이고 직접 간호시간을 늘림으로써 간호의 질 향상

PART

8

간호서비스 마케팅

간호사 국가고시

간호관리학

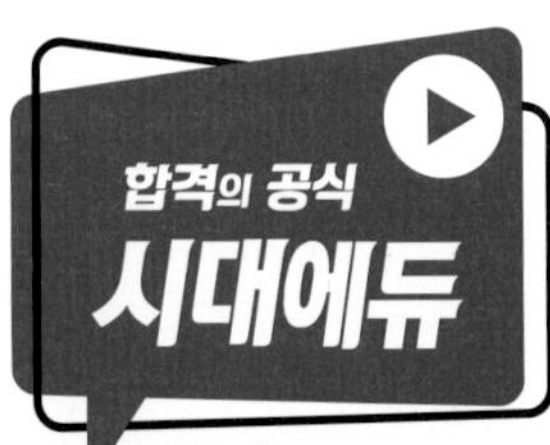

제 1 장

마케팅

1 마케팅

(1) 마케팅 정의

마케팅은 조직과 이해관계 당사자들에게 이익이 되는 방법으로 고객에게 가치를 창조하고 알리고, 전달하며 또한 고객관리를 하기 위한 조직의 기능과 일련의 과정

(2) 서비스 마케팅의 특성

① 무형성

㉠ 서비스의 기본 특성은 형태가 없다는 것

㉡ 실제를 보거나 만질 수 없다는 객관적 의미

㉢ 보거나 만질 수 없기 때문에 그 서비스가 어떤 것인가를 상상하기가 어렵게 된다는 주관적 의미

② 비분리성

㉠ 비분리성(Inseparability)은 동시성(Simultaneity)이란 말로 대치되어 사용

㉡ 서비스가 생산과 동시에 소비되는 것을 의미함

③ 이질성(가변성)

㉠ 동일한 서비스라 하더라도 그 서비스를 누가, 언제, 어디서 제공하느냐에 따라 제공된 서비스의 질이나 성과가 다르다는 것을 의미하는 것

㉡ 서비스의 표준화나 품질관리의 어려움을 나타내기 때문에 노동집약적인 서비스의 경우 특히 중요한 문제가 됨

④ 소멸성

㉠ 서비스는 저장될 수 없다는 것

㉡ 판매되지 않은 서비스는 사라진다는 의미

출제유형문제 최다빈출문제

1-1. 다음에서 설명하는 서비스의 특징은?

- 동일한 서비스라 하더라도 그 서비스를 누가, 언제, 어디서 제공하느냐에 따라 제공된 서비스의 질이나 성과가 다르다는 것을 의미하는 것
- 서비스의 표준화나 품질관리의 어려움을 나타내기 때문에 노동집약적인 서비스의 경우 특히 중요한 문제가 됨

① 무형성 ❷ 이질성
③ 소멸성 ④ 동시성
⑤ 비분리성

해설
이질성(가변성)
- 서비스의 이질성 또는 가변성은 서비스의 생산 및 인도 과정에서 여러 가변적 요소가 많기 때문에 한 고객에 대한 서비스가 다음 고객에 대한 서비스와 다를 가능성이 있다는 특성을 말한다.
- 이러한 특징 때문에 서비스의 표준화와 품질관리가 어렵고, 이로 인해 서비스의 질 관리의 중요성이 강조된다.

1-2. 다음 설명과 관련된 간호서비스의 특징은?

- 객관적으로 누구에게나 보이는 형태로 제시할 수 없다.
- 대상자는 서비스를 경험하기 전까지는 실체를 알 수 없으므로 가격 설정이 모호하다.
- 이 서비스 특성의 문제점을 해결하기 위해 긍정적 구전활동 전략을 활성화한다.

① 동시성 ② 가변성
③ 이질성 ❹ 무형성
⑤ 비분리성

해설
무형성이란 물리적 재화와 달리 형태가 없어 서비스가 주관적이고 상품을 진열할 수 없는 특징을 말한다.

1-3. 간호사의 간호행위는 간호사마다 서비스가 달라서 표준화가 어려운데 이는 간호의 어떤 특성 때문인가?

① 무형성 ❷ 이질성
③ 동시성 ④ 소멸성
⑤ 비가역성

해설
간호사의 행위는 간호사마다 서비스가 다르기 때문에 표준화와 질 통제를 해야 한다. 즉, 이질성(가변성)이 있다는 의미이다.

제 2 장

간호서비스 마케팅

1 마케팅

(1) 간호서비스 개념

간호대상자에게 양질의 간호서비스를 제공함으로 환자만족을 도모하여 동시에 병원의 목적에 부합하도록 이루어지는 관리활동

(2) 간호에서 서비스 마케팅의 필요성

① 경제적 압박이 가중되는 의료환경으로 인해 동시에 비용절감을 강조하고 있음
② 소비자들의 보건의료 의사결정에 대한 참여 욕구가 증가됨
③ 오늘날 병원과 같은 비영리조직에도 적용의 필요성이 증대되고 있음
④ 간호의 마케팅은 병원의 존재 지속을 보장하는데 도움을 줌
⑤ 간호서비스는 병원의 중요한 생산요소이기 때문에 마케팅 필요
⑥ 질 높은 서비스를 받고자 하는 의료 서비스의 요구
⑦ 경영의 합리화가 필요한 보건의료조직의 요구에 부응하기 위하여

출제유형문제 최다빈출문제

간호서비스 마케팅 도입의 필요성으로 거리가 먼 것은?
① 소비자 만족의 실현 내지 극대화
② 간호에 대한 사회적 이미지 향상
③ 간호에 새로운 수요 창출
④ 내외적 고객의 만족을 통한 수익 증대
❺ 최고의 서비스를 통한 최고의 수가 확보

해설
최고의 서비스를 통한 최고의 수가 확보는 간호서비스 마케팅 도입의 필요성과 거리가 멀다.

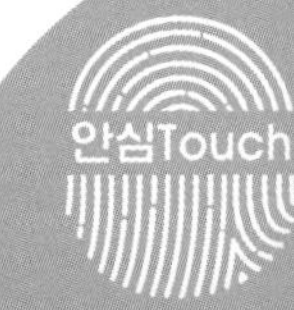

2 간호서비스 마케팅 과정 및 세분화

(1) 간호서비스 마케팅 과정

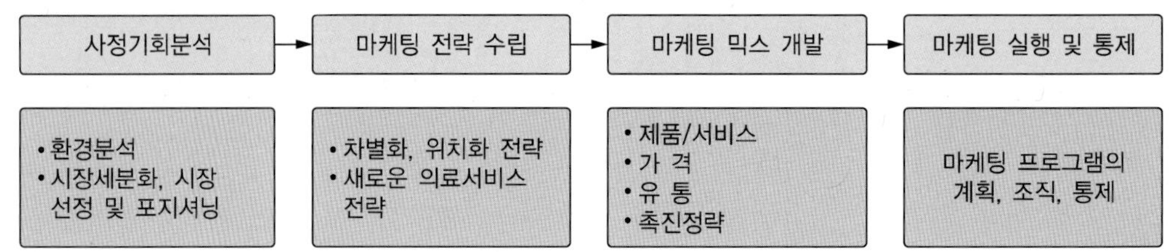

(2) 간호서비스 시장의 세분화

① 간호고객 시장 : 간호서비스 시장 중 가장 중요한 시장. 환자 및 가족, 개인, 지역사회, 일반대중

② 간호 내부 시장 : 간호사, 간호관리자, 의사, 병원행정가, 타 직종의 직원들, 기타 간호사와 함께 일하는 관련 직원들

③ 영향자 시장 : 간호서비스 활동에 영향을 미치는 국회, 정부기관, 정치집단, 소비자 단체, 건강보험공단

④ 간호서비스 의뢰 시장 : 병원협회, 간호사협회, 의사협회 등과 같은 의료관련 전문단체

⑤ 공급업자 시장 : 의료용품 제조업자 및 공급업자, 의료업관련 각종 용역업자

⑥ 간호사 모집시장 : 현재의 간호학생, 장래 간호사를 지망한 학생, 간호교육기관 등이 있다.

(3) 간호서비스 마케팅 믹스

① 상 품

㉠ 서비스나 프로그램 자체의 양과 질

㉡ 제품전략 : 간호서비스의 질 평가, 질 보장을 통한 질 관리

② 가 격

㉠ 서비스를 소비하거나 이용하기 위해서 소비자가 지불하는 비용

㉡ 적극적인 간호수가의 개발 필요

③ 유통경로

㉠ 서비스가 제공되는 장소, 서비스 전달체제, 직원의 전문성이나 예의

㉡ 유통전략 : 시설배치 및 위치, 간호서비스 전달체계의 다양화, 간호직원의 전문성 강화

(4) 촉 진

① 제품에 대해 소비자들에게 알리고 설득하며 기억시키는 것(광고, 홍보, 판매 촉진 등)

② 촉진전략

㉠ 간호전문직에 대한 이미지 향상

㉡ 간호서비스 이미지 관리로 간호서비스의 수요와 가치 창출

㉢ 간호서비스의 가시화(건강교육 프로그램)로 대중에 홍보, 공중매체 활용

㉣ 간호서비스 생산성 향상으로 소비자 및 간호직원 만족의 극대화

㉤ 병원, 학교, 보건소, 지역사회 등을 통한 간호서비스 전달체계의 다양화

㉥ 공공봉사활동을 통한 인적 접촉으로 대상자의 만족을 추구해 나가는 것

구분	내용
제품(Product)	• 새로운 종류와 더 나은 유형의 간호서비스 개발 • 간호서비스 질 보장 및 관리(CQI, TQM) • 전문적이고 고급의 간호서비스 개발 • 암센터, 재활센터, 당일수술센터, 전문화된 상급간호서비스
유통(Place)	• 물리적 접근성(원격 진료, 장소의 다양화 등) • 정보적 접근성(상담, 설명, 조언 등) • 시간적 접근성(대기시간, 예약, 야간 진료) • 의료전달체계 개선 • 편의성 강조
촉진(Promotion)	• 이미지 제고 및 향상(친절함, 책임감, 전문적인 인상) • 소비자 만족(고객 접점) • 브로슈어 소책자 발간 • 홍보 및 광고(표적시장, 매체 선정 등) • 보호자 없는 병동 운영 • 퇴원 환자 전화방문
가격(Price)	• 기존 가격조정(가치비용 분석) • 가격차별화 • 새로운 가격개발(개별화된 간호서비스) • 보험수가 책정(경제적, 합리적 적정 가격)

출제유형문제 최다빈출문제

2-1. S병원에서 서비스 부분을 강화시키기 위하여 서비스 마케팅 전략을 수립하려 한다. 가장 먼저 할 일은?

❶ 병원의 현 상태 파악

② 의료서비스 전략 개발

③ 조직 관리 기술 발전

④ 자원 이용의 효율적 활용

⑤ 조직 생산성 향상

해설

• 시장기회분석 : 환경분석, 시장세분화, 시장 선정 및 포지셔닝

• 마케팅 전략 수립 : 차별화 및 위치화 전략, 새로운 의료서비스 전략

• 마케팅 믹스 개발 : 제품 및 서비스, 가격, 유통, 촉진정략

• 마케팅 실행 및 통제 : 마케팅 프로그램의 계획, 조직, 통제

2-2. 간호서비스 마케팅의 표적시장을 나열한 것이다. 옳은 것은?

① 공급업자 시장 : 간호사, 의사, 타부서직원
② 영향자 시장 : 의료관련 전문단체, 의사
❸ 간호고객 시장 : 환자 및 가족, 건강한 개인
④ 리쿠르트 시장 : 의료용품 제조업자, 공급업자
⑤ 내부시장 : 간호학생, 간호사 지망생

해설
- 간호사, 의사, 타 부서 직원 : 간호 내부 시장
- 의료관련 전문단체 : 간호서비스 의뢰시장
- 의료용품 제조업자 및 공급업자 : 공급업자 시장
- 간호학생, 간호사 지망생 : 간호사 모집시장

2-3. 병원에 올 수 없는 상황으로 인해 집에서 건강문제의 조언을 얻고자 하는 사람들을 위하여 전화상담 서비스를 시작하였다. 이는 마케팅 믹스 가운데 어디에 속하는가?

① 제 품 ② 장 소
③ 촉 진 ❹ 유 통
⑤ 가 격

해설
유통(Place)
- 물리적 접근성(장소의 다양화, 원격 진료 등)
- 정보적 접근성(상담, 설명, 조언 등)
- 시간적 접근성(대기시간, 예약, 야간 진료)
- 의료전달체계 개선
- 편의성 강조

2-4. 간호마케팅에 대한 연결이 바르게 된 것은?

① 상품 - 의료광고
② 촉진 - 간호서비스
❸ 유통 - 원격의료시스템
④ 촉진 - 간호수가 개발
⑤ 가격 - 예상 잠재고객 관리

해설
의료광고는 촉진, 간호서비스는 제품, 간호수가 개발은 가격, 예상 잠재고객 관리는 촉진에 해당한다.

2-5. 환자의 만족도를 높여 병원 재이용 의도를 높이고자 할 때 간호관리자가 수립할 수 있는 간호서비스 마케팅의 유통전략은?

① 개별화된 간호서비스를 개발한다.
② 간호수가를 개발하여 의료보험을 적용한다.
❸ 온라인 간호상담을 24시간 확대하여 제공한다.
④ 간호사의 유니폼을 바꾸어 간호사의 이미지를 높인다.
⑤ 퇴원 환자에게 소책자를 보내 간호의 전문성을 홍보한다.

해설
유통전략은 서비스가 제공되는 장소, 서비스 제공자의 위치 및 고객접근성과 관련된 개념으로 물리적 접근성뿐만 아니라 시간적 접근성, 접촉의 용이성까지 포함한다.

2-6. 간호서비스 마케팅 전략 중 퇴원환자를 대상으로 전화서비스를 제공하는 것, 원격의료와 같이 환자의 시간과 접근성에 대한 이점을 주는 전략은?

① 촉 진 ❷ 유 통
③ 제 품 ④ 홍 보
⑤ 가 격

해설
유통이란 서비스가 제공되는 장소, 서비스 전달체계, 직원의 전문성이나 예의, 상품 또는 서비스 제공자의 위치 및 고객접근성과 관련된 개념으로 상품 또는 서비스를 이용할 수 있도록 배포하고 보급하는 것으로 물리적 접근성뿐만 아니라 접촉의 용이성까지를 포함한다.

2-7. 다음 중 서비스 마케팅 믹스 중 촉진에 해당하는 것은?

① 서비스
❷ 홍 보
③ 유 통
④ 상 품
⑤ 수 가

해설
촉진이란 제품에 대해 소비자들에게 알리고 설득하며 기억시키는 것으로 홍보 등이 포함된다.

2-8. 위성진료소와 타 병원과의 의료전달체계, 앰뷸런스 운행은 서비스 마케팅의 어디에 해당하는가?

① 상 품
❷ 유 통
③ 촉 진
④ 수 가
⑤ 홍 보

해설
유통(경로) 정책
- 경로망 – 위성진료소, 타 병원과의 의료전달체계, 앰뷸런스 운행
- 병원입지 – 병원위치, 주차장여건, 교통망
- 진료시간 확장 – 직장인을 위한 진료시간, 공휴일 진료

MEMO

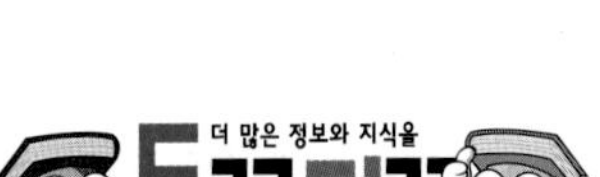

PART

9

기출유형 문제

간호사 국가고시

간호관리학

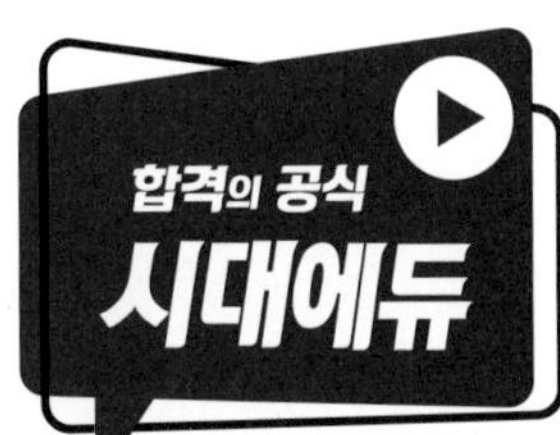

제 1 회

기출유형문제

01 “세계 온 인류의 건강을 가능한 한 최고의 수준에 도달하게 한다.”는 목표를 지닌 국제연합의 한 전문기구는?

① 세계보건기구
② 국제적십자사
③ 국제노동기구
④ 국제간호협의회
⑤ 국제경제협력기구

해설

세계보건기구(WHO) : 국제연합의 한 전문기구로서 1948년 4월 7일에 정식으로 발족되어 “세계 온 인류의 건강을 가능한 한 최고의 수준에 도달하게 한다.”는 목표를 지니고 있다.

02 1973년 3월 의료법이 개정되면서 간호 분야에 미친 영향은?

① 간호사로 명칭 개정
② 분야별 간호사 자격 인정
③ 간호사 국가시험 제도 신설
④ 조산사 자격 검정고시 폐지
⑤ 간호사 취업상황 신고 의무화 시작

해설

1973년 3월 의료법 개정에서는 간호사의 면허 시험의 응시자격 중 간호고등기술학교 졸업은 인정되지 않게 됨에 따라 간호고등기술학교를 완전 폐지하도록 영향을 주었다. 또한 오랫동안 논란이 되어 왔던 분야별 간호사 자격인정은 보건간호사를 위시하여 정신간호사, 마취간호사의 자격인정이 제도화되었으며 이는 간호사의 역할 확대에 큰 의미를 부여하였다.

정답 01 ① 02 ②

03 다음 설명이 의미하는 것은?

> 병원에 입사한 뒤 간호사로서 역할을 수행하기 위해 구체적인 지식, 기술, 태도, 가치, 규범, 문화, 윤리적 표준 등을 습득하고 내면화하여 발달시켜가고 있다.

① 팀빌딩
② 조직화
③ 경력개발
④ 직무수행
⑤ 전문직 사회화

해설

전문직 사회화 과정이란 전문직 역할을 수행하기 위해 구체화된 지식, 기술, 태도, 가치, 규범을 내면화하고 발달시키는 과정이라고 할 수 있다.

04 서울소재 대학병원에 근무하는 A간호사는 근무 중 B간호사가 약물을 바꿔 투약한 사실을 확인하였다. 다행히 바뀐 약물을 투여받은 환자에게 별다른 이상이 나타나지 않았다. 그러자 B간호사는 A간호사에게 자신의 실수를 비밀로 해 줄 것을 요청하였다. 이 경우 A간호사가 지켜야 할 윤리적 가치는?

① 정직의 규칙
② 신의의 규칙
③ 정의의 원칙
④ 선행의 원칙
⑤ 성실의 규칙

해설

정직의 규칙은 진실을 말해야 하는 의무이며, 이때 진실을 말한다는 것은 '진실 전체'를 그리고 '진실만'을 말해야 한다는 의미이다. 우리가 타인에게 정직해야 하는 이유는 우리가 그렇게 함으로써 타인들을 존중할 수 있기 때문이다.

05 간호사는 충수염으로 진단받고 수술한 환자에게 합병증을 예방하기 위해 운동을 격려하였지만, 환자는 수술 부위가 아프다며 움직이려고 하지 않는다. 이때 간호사가 느끼는 윤리적 갈등은?

① 악행금지와 정의의 원칙
② 악행금지와 선행의 원칙
③ 자율성 존중과 정의의 원칙
④ 자율성 존중과 선행의 원칙
⑤ 자율성 존중과 성실의 규칙

해설

문제의 사례에서는 적극적으로 대상자에게 이득을 제공하려고 하는데 개인적 가치와 신념을 가진 환자의 자율성과 충돌하는 상태이다.

- 자율성 존중의 원칙 : 사람이 자신의 생각을 가지고 선택을 하며, 개인적 가치와 신념을 가지고 행동할 권리를 가지는 것을 인식한다는 의미이다. 여기에서 존중은 단순히 태도만을 의미하는 것이 아니라 타인의 행동이나 선택을 방해하지 않으며 더 나아가서는 타인으로 하여금 자율적으로 선택할 수 있도록 그들의 능력을 배양하고 촉진하는 행위까지도 포함한다.
- 선행의 원칙 : 인정, 친절, 자비 등을 의미하며 이타주의, 사랑, 인본주의 등을 포함하는 개념으로 넓게는 타인에게 이득을 주려는 의도의 모든 행동이 여기에 속한다.

03 ⑤ 04 ① 05 ④ 정답

06 **법정 전염병에 대한 고지는 간호사의 업무상 비밀유지 의무가 면제될 수 있다. 이때 적용된 공리주의적 관점에 대한 설명으로 옳은 것은?**

① 도덕적으로 옳은 것은 무조건 따라야 한다.
② 도덕적으로 옳음은 행위의 동기에서 시작된다.
③ 도덕적 판단의 결정 기준은 행위의 결과로 결정된다.
④ 옳은 것을 추구하며 선한 것을 선택하는 의지가 중요하다.
⑤ 사람의 인격을 수단으로 취급하지 않고 목적으로 대우하도록 한다.

해설

행위 공리주의자들은 같은 행위라도 주어진 조건이나 상황에 의해 결과가 달라질 수 있으므로 행위를 선택할 때마다 선택된 행위에 의해 영향을 받는 사람들에게 가장 높은 효용을 안겨주는 행위를 선택할 수 있도록, 선택 가능한 모든 행위의 효용성을 계산해 보아야 한다고 주장한다. 위의 사례는 행위 공리주의와 관련해서 간호사의 업무상 비밀유지라는 도덕적 판단의 결정기준이 법정 전염병이라는 조건이나 상황에 의해 면제될 수 있다라는 의미이다.

07 **의약품을 사용하거나 투약하기 전에 용량, 방법, 변질 여부 등을 살펴봐야 한다. 근거가 되는 간호사의 의무는?**

① 확인의무
② 설명의무
③ 동의의무
④ 감시 및 보고의무
⑤ 요양방법 지도의무

해설

간호사는 본인이 위임한 간호보조자의 행위를 지도 및 감독하여야 할 의무가 있을 뿐만 아니라 다른 보건의료인의 행위가 실무표준행위에 위반되지 않고 적절한 지를 관찰하여야 하며, 만약 의심이 가는 행위를 발견한 경우 이를 상위 관리자에게 보고하여야 한다. 이외에도 간호사는 환자의 확인, 의약품 및 의료용 재료의 변질 여부 확인, 의료기구 및 기구의 상태 확인, 사용의약품의 분량, 투여방법 등을 확인할 의무가 있다. 우리나라의 경우 확인의무를 별도의 법적 의무로 구분하지 않고 주의의무의 한 내용으로 보고 있다.

08 **32병동의 수간호사(파트장)는 민주적이고 개방적인 의사소통으로 간호사들의 적극적인 참여를 유도하고, 사회적 · 심리적 요구를 충족시키려고 노력하고 있다. 이때 적용한 관리이론은?**

① 상황이론
② 체계이론
③ 인간관계론
④ 행정관리론
⑤ 과학적 관리론

해설

인간관계론(호손연구) : 인간을 사회인으로 보고 인간의 감정을 중요시하는 감정의 논리를 주요 논리로 하고 있다. 또한 물리적 환경은 생산성에 크게 영향을 미치지 못하며 대신 인간의 사회적 · 심리적 욕구 충족이 생산성 향상에 크게 기여한다는 이론이다.

정답 06 ③ 07 ① 08 ③

09 경기도 소재 대학병원에서는 예기치 않은 입원 환자의 상태 악화를 예방하기 위해 전자의무기록과 연계한 원격 모니터링 시스템을 도입하려고 한다. 이는 간호관리체계 모형 중 어떤 요소인가?

① 산 출
② 투 입
③ 피드백
④ 변환과정
⑤ 상호작용

해설

투입은 인력, 물자, 자금, 건물설계, 정보, 시간 등의 자원을 포함한다. 그 중에서 물자는 주로 장비, 공급품, 테크놀로지 등이다.

10 수술실 수간호사는 로봇수술기법이 수술에 도입됨에 따라 간호사들의 역량을 강화하기 위해 3개월 교육 프로그램을 기획하였다. 이때 수간호사가 사용한 기획의 유형은?

① 운영적 기획
② 장기적 기획
③ 전략적 기획
④ 전술적 기획
⑤ 중기적 기획

해설

운영적 기획의 특성

- 하위조직 단위의 활동을 기획
- 확실성이 높은 환경하의 기획
- 실무관리자, 일반구성원이 주관함
- 단기기획과 관련(1년 이내)
- 중기적인 목적의 수행과 관련됨

11 A병원의 간호본부장은 간호의 질 향상 활동 주제로 '입원 환자의 만족도 향상'을 선정하고, 성공적인 전략을 수립하기 위해 간호사들이 함께 모여 다양한 아이디어를 자유롭게 이야기하도록 유도하여 창의적 방안을 도출하고자 한다. 이때 사용한 의사결정 기법은?

① 면담기법
② 델파이기법
③ 의사결정나무
④ 브레인스토밍
⑤ 명목집단기법

해설

브레인스토밍은 창의적인 대안 개발을 방해하는 일체의 압력을 극복하기 위한 비교적 단순한 기법으로 문제해결을 위해 자주적인 아이디어 제안을 대면적으로 하는 집단토의 형식이다. 이 기법의 목적은 자유롭고 융통성 있는 사고와 구성원들의 창의성을 증진하는 데 있다.

09 ② 10 ① 11 ④ 정답

12 낙상발생률 감소를 위해 목표관리법을 적용하고자 할 때 간호사가 첫 번째로 해야 할 것은?

① 목표달성 정도를 평가한다.
② 낙상발생률 감소 활동 성과보고서를 작성하여 보고한다.
③ 낙상사정도구를 이용하여 낙상위험도를 사정하고 기록한다.
④ '6개월 내 낙상발생률 전년 대비 5% 감소'로 목표를 설정한다.
⑤ 간호순회 시 낙상 고위험군에게 낙상예방교육을 추가로 시행한다.

해설

목표관리의 과정
• 목표의 설정(직무의 책임, 우선순위, 목표 및 이정표의 결정)
• 수행 및 검토(목표의 추구 및 업적의 체계적인 검토)
• 업적평가(직무업적과 목표달성도를 관리자의 구성원이 평가)

13 진료보수지불제도 중 포괄수가제의 단점은?

① 의료비 통제의 어려움
② 새로운 의료기술 개발의 촉진
③ 불필요한 의료 제공량의 증가
④ 보험청구관리의 시간과 비용 증가
⑤ 진료에 투입하는 비용 감소로 의료의 질 저하

해설

포괄수가제는 질병별로 명시된 기일 안에 모든 것을 처리해야 한다는 긴장감으로 의료과오에 대한 가능성을 높일 수 있다는 단점이 있다. 즉, 진료에 투입하는 비용 감소로 의료의 질이 저하될 수 있다.

14 응급의료센터의 간호사들은 고객 민원으로 인해 근무에 대한 부담감과 심각한 스트레스를 호소하였고, 병원에서는 응급의료센터 전용 간호사 휴게실을 설치하고 상담지원프로그램을 제공하였다. 이에 해당하는 마케팅 유형은?

① 내부 마케팅
② 거래 마케팅
③ 관계 마케팅
④ 외부 마케팅
⑤ 상호작용 마케팅

해설

내부 마케팅이란 만족스런 서비스를 제공하기 위해 내부 직원을 훈련시키고 동기부여하는 것으로 조직원이 서비스 제공을 위한 기술, 능력, 도구를 갖추고 동기가 부여되어 고객에게 약속한 서비스를 제공할 수 있도록 하는 것이다.

정답 12 ④ 13 ⑤ 14 ①

15 **다음 중 특정한 목표나 과업을 달성하기 위해 일시적으로 구성할 수 있는 조직 형태는?**

① 라인 조직
② 직능 조직
③ 매트릭스 조직
④ 프로젝트 조직
⑤ 라인-스태프 조직

해설

프로젝트 조직

- 조직에 기동성을 부여한 일종의 대체 조직으로, 어떤 특정한 과제나 목표를 달성하기 위해 창설되는 임시적·동태적인 조직이다.
- 군대에서 특정한 목적이나 임무를 수행하기 위해 임시로 편성되었던 기동부대에서 유래하였다.

16 **병원 입사 후 5년이 지난 경력 간호사가 최근 간호업무를 수행하는 데 피로감과 권태감을 느껴 이직을 고민하면서 수간호사에게 면담을 요청하였다. 이에 수간호사는 간호사에게 병동안전활동 리더 역할을 부여하여 성취감을 느끼도록 하였다. 수간호사가 적용한 직무설계 유형은?**

① 직무 순환
② 직무 분업화
③ 직무 단순화
④ 직무 충실화
⑤ 직무 등급화

해설

직무 충실화

- 허즈버그의 2요인 이론에 기초한 것으로 조직원들이 수행하는 과업의 수와 빈도를 변화시킴으로써 조직원들이 직무를 수행하는 과정에서 성취감, 안정감, 기타 고차원적인 동기요인들을 발휘할 수 있도록 직무를 설계하는 것이다.
- 직무 충실화가 이루어지면 조직원들은 직무를 수행하는 데 필요로 하는 자원들을 스스로 통제하고 직무장소를 스스로 설정하며 직무수행 방법도 스스로 결정한다.
- 직무 충실화는 더욱 높은 수준의 지식과 기술을 요하는 것으로 직원들이 직무를 수행하는 데 있어 계획, 지휘, 통제에 대한 자주성과 책임감을 더 많이 가질 수 있도록 관리적 기능까지 위임하면서 직무를 질적으로 재정의하고 재구성하는 것이다.

15 ④ 16 ④ 정답

17 수도권에 위치하는 A중소병원은 간호사 충원 비율이 낮고 신규간호사 비율이 높은 병원이다. 이에 간호관리자는 간호업무의 특성과 간호사의 기술 수준을 고려해 특정 업무별로 분담하는 간호전달체계를 선택하려고 한다. 적합한 유형은?

① 사례관리법
② 팀 간호방법
③ 일차 간호방법
④ 모듈 간호방법
⑤ 기능적 간호방법

해설

기능적 분담방법
- 기능이나 업무 중심의 할당으로 정의되며 간호사 업무를 근무시간 동안에 수행하도록 하는 방법이다.
- 주어진 업무를 반복적으로 수행하므로 별다른 혼란 없이 업무를 재빨리 수행할 수 있다.
- 특정한 업무를 전문적으로 수행하여 적은 수의 간호사로 간호를 제공할 수 있다.

18 500병상의 B병원은 의료기관 인증을 위해 질 향상 및 환자안전을 병원의 핵심가치로 설정하였다. 이를 구성원들과 공유하여 변화를 주도함으로써 급변하는 의료환경 및 정책에 유연하게 대처하고, 선제적 적응을 유도하여 조직의 성과를 높이고 있다. 이 병원의 조직문화 유형은?

① 혁신지향 문화
② 과업지향 문화
③ 관계지향 문화
④ 위계지향 문화
⑤ 합리지향 문화

해설

변화를 주도하면서 급변하는 의료환경 및 정책에 유연하게 대처하고 선제적 적응을 유도하는 문화는 혁신지향적(변혁지향적) 조직문화이다.

정답 17 ⑤ 18 ①

19 직접 간호활동 시간은 환자에게 직접 제공하는 간호활동이다. 다음 병동에서 필요한 1일 총 직접 간호시간은?

> • 환자분류군별 1일 총 환자수
>   – 1군 8명, 2군 8명, 3군 4명
> • 환자분류군별 환자 1인당 요구되는 직접 간호시간
>   – 1군 2시간/일
>   – 2군 3시간/일
>   – 3군 4시간/일

① 32시간
② 40시간
③ 56시간
④ 80시간
⑤ 100시간

해설

직접 간호시간

• 1일 총 환자수와 1인당 요구되는 직접 간호시간을 각각 곱해서 총합을 구하면 된다.
• $(8 \times 2) + (8 \times 3) + (4 \times 4) = 56$시간

20 직무수행 평가 오류 중 한 평가자가 다른 평가자들보다 항상 낮은 점수를 주는 오류 유형은?

① 혼효과(Horns effect)
② 논리적 오류(Logical error)
③ 근접 오류(Recency error)
④ 규칙적 오류(Systematic error)
⑤ 선입견에 의한 오류(Personal bias error)

해설

규칙적 오류 또는 총체적 오류란 어떤 평정자가 다른 평정자보다 언제나 후한 점수 또는 나쁜 점수를 주는 것을 말한다.

19 ③ 20 ④ 정답

21 보상에는 내적 보상과 외적 보상이 있다. 다음 중 외적 보상에 해당하는 것은?

① 개인의 성장기회 제공
② 의료비 지원과 연금보조
③ 의사결정 참여기회 제공
④ 탄력적 근무시간제도 부여
⑤ 책임감 부여와 흥미 있는 업무 제공

해설

외적 보상이란 구성원에게 금전적인 보상을 해 주는 것으로서 임금, 의료지원, 연금보조, 체육시설 제공 등을 말한다.

22 어떤 병동에 지각을 반복하는 간호사가 있을 경우 이를 관리하는 방안으로 적절한 것은?

① 공개적인 장소에서 훈육한다.
② 사실보다는 대인관계에 초점을 두고 상담한다.
③ 직원의 문제행동보다는 태도에 초점을 두고 관리한다.
④ 선입견이나 판단의 오류를 줄이기 위해 문제 직원과 만나지 않는다.
⑤ 문제가 되는 사항이 무엇인지를 명확히 하고 적절한 수정 행위를 구체화한다.

해설

훈육의 원칙

- 비공개적인 장소에서 훈육한다.
- 신속하고 주의 깊게 사실을 조사하여 자료를 수집한다.
- 직원의 문제행동에 중점을 맞춘다.
- 선입견이나 판단의 오류를 줄이기 위해 문제 직원과 직접 만나 면담한다.
- 규칙은 일관성 있게 적용하며, 개인의 상황에 따라 융통성 있게 대처한다.
- 문제가 되는 사항이 무엇인지를 명확히 하고 적절한 수정 행위를 구체화한다.

23 허시(Hersey)와 블랜차드(Blanchard)의 상황적 리더십 이론 중 리더가 업무를 지시하기보다는 구성원들 간의 아이디어 공유를 지원하고 관계를 중시하는 리더십 유형은?

① 민주형 리더
② 설득형 리더
③ 성취형 리더
④ 참여형 리더
⑤ 위임형 리더

해설

참여적 리더는 아이디어를 부하와 함께 공유하고 의사결정 과정을 촉진한다. 또한 부하들과의 인간관계를 중시하며 부하들을 의사결정에 많이 참여하게 하는 유형이다.

정답 21 ② 22 ⑤ 23 ④

24 허즈버그의 2요인 이론 중 위생요인으로만 구성된 것은?

① 감독, 급여, 인정감
② 감독, 승진, 책임감
③ 급여, 작업조건, 정책
④ 성취감, 인정감, 책임감
⑤ 급여, 복지시설, 직무 자체

해설

위생요인은 인간의 동물적 성향에서 비롯되는 것으로 불쾌한 것을 회피하려는 욕구로서 존재하지 않으면 불만이 발생하고, 존재한다 해도 조직 구성원들에게 동기부여하지 못한다. 급여, 작업조건, 정책 등이 해당된다.

25 다음에서 제시하는 의사소통 유형은?

- 간호부 팀장들은 효과적인 감염관리를 위한 방안들을 서로 공유하고자 한다.
- 인근 부서의 팀장끼리는 소통이 원활하나, 멀리 떨어진 부서의 팀장과는 느리게 소통한다.
- 의사결정 권한이 특정한 사람에게 집중되어 있지 않아 수평적 의사소통이 가능하다.

① Y형
② 원 형
③ 사슬형
④ 수레바퀴형
⑤ 완전연결형

해설

원형은 위원회나 태스크포스팀과 같이 공식적 리더나 의장이 있지만 권력의 집중이나 지위의 상하 없이 특정 문제해결을 위해서 구성된 조직에서 나타난다. 즉, 구성원 간의 신분적 서열이 없고 중심인물이 없는 상태에서 나타나는 형태로 구성원들의 상호작용은 집중되지 않고 널리 분산되어 있어 수평적인 의사소통이 가능하다.

26 다음 중 효과적인 팀워크를 위한 팀 운영 방안은?

① 팀원은 스스로 역량을 개발하기 위해 노력한다.
② 팀원에게 업무 지시에 대한 무조건적 수용을 강조한다.
③ 업무 추진이 용이하도록 다양성보다 획일성을 강조한다.
④ 팀원 간에 격려나 칭찬보다는 비판적인 평가를 강조한다.
⑤ 팀원의 개인적인 삶보다 직무에 대한 희생과 헌신을 강조한다.

해설

효과적인 팀워크를 위해 피드백을 장려하며 참여적인 의사결정을 하게 한다. 또한 팀원이 많은 아이디어를 제시하도록 고무시키고 스스로 역량을 개발하기 위해 노력하게 한다.

24 ③ 25 ② 26 ① 정답

27 **협상은 크게 분배적 협상과 통합적 협상으로 구분할 수 있다. 다음 중 협상에 대한 설명으로 옳은 것은?**

① 협상은 승자와 패자가 있는 갈등해결 방법이다.
② 전혀 예상치 못한 문제에 봉착했을 때는 협상을 종결한다.
③ 분배적 협상은 공동의 이익을 위해 문제를 풀어가는 과정이다.
④ 통합적 협상은 한정된 자원 내에서 더 많은 부분을 얻으려는 과정이다.
⑤ 협상은 상대방에게 바라는 것을 얻기 위해 서로 이해관계를 조정하는 과정이다.

해설

협 상

- 협상은 결정대안들에 대해 서로 다른 선호체계를 가진 상호의존적인 당사자들 간의 의사결정으로 승자도 패자도 없다.
- 협상은 둘 이상의 당사자들이 자신에게 중요한 이슈들에 대해서는 상대방의 양보를 받아내는 반면 상대방에게 더 중요한 이슈에 대해서는 양보함으로써 서로 만족스러운 교환에 이르려는 시도라고 할 수 있다.
- 협상 대상자들이 서로를 믿지 못하거나 가치관이 다를 경우 혹은 전혀 예상치 못한 문제에 봉착했을 때에 합의에 이르는 시간이 많이 걸린다.
- 분배적 협상은 고정된 자원의 분배에 대한 협상으로 가장 보편적인 협상유형이다.
- 통합적 협상은 당사자들의 이해를 조화시킴으로써 더 큰 공동 이익을 도출해 내려는 협상전략이다.

28 **간호의 질 평가는 여러 가지 접근법이 있는데 그 중 과정적 접근에 해당하는 것은?**

① 간호인력의 수는 적절한가?
② 정확한 환자 확인을 위한 규정이 있는가?
③ 환자의 응급실 체류시간이 6시간 이내인가?
④ 욕창발생 위험을 사정하기 위한 표준화된 도구가 있는가?
⑤ 낙상사고를 예방하기 위해 전문적 지식과 기술을 정확히 적용하는가?

해설

과정적 접근방법은 간호실무의 과정을 측정하거나 간호사의 활동에 대한 간호과정을 측정하는 요소로, 예를 들면 의사소통, 환자간호계획, 절차편람, 간호기록, 환자에 대한 태도, 환자교육 실시, 혈압과 태아 심음 청취 등의 업무수행에 대한 모든 요소가 포함된다.

정답 27 ⑤ 28 ⑤

29 투약오류와 관련된 문제를 규명하기 위해 의사의 처방행위부터 간호사의 투약행위까지의 전 과정을 도식화하여 확인하고자 할 때 적절한 질 향상 활동도구는?

① 런차트
② 흐름도
③ 인과관계도
④ 파레토차트
⑤ 히스토그램

해설

흐름도는 특정한 업무과정에 필요한 모든 단계를 도표로 표시하거나, 미리 정의된 기화와 그것들을 연결하는 선을 사용하여 도표로 표시한 것으로 순서도 또는 플로차트라고도 한다. 이는 프로그램의 흐름이나 어떤 목적을 달성하기 위한 처리과정을 표현하는 데 사용할 수 있으며, 질 관리과정을 분석하고 개선하고자 할 때 유용한 도구이다.

30 화상 환자의 복부 수술 부위의 드레싱을 위해 피부에 부착된 테이프를 제거하다가 가로 1cm, 세로 2cm 크기로 복부의 피부가 벗겨졌다. 이와 관련된 환자안전사고는?

① 부작용
② 이상반응
③ 위해사건
④ 근접오류
⑤ 적신호사건

해설

위해사건은 환자의 질병, 기저질환이나 상태 때문이 아니라 병원에서 치료과정 중에 발생한 사망이나 상해를 말한다.

31 암병동에서 정맥을 통해 항암제를 투여 받은 환자는 주사 부위에 일혈이 발생하여 피부이식 수술을 받게 되었다. 이 환자안전 사고의 가시적 오류와 잠재적 오류를 포함한 사건의 발생과 관련된 요인 등을 규명하기 위해 후향적으로 사건을 조사하는 방법은?

① 파레토분석
② 관리도분석
③ 근본원인분석
④ 매트릭스분석
⑤ 오류유형과 영향분석

해설

근본원인분석
- 위해사건이나 근접오류와 연관하여 수행상의 변이에 기여거나 혹은 기초적인 원인요소를 규명하는 과정을 말한다.
- 근본원인분석은 적신호 사건과 같은 심각한 위해사건을 후향적 · 사후적으로 분석하는 데 주로 사용되는 방법이다.

29 ② 30 ③ 31 ③ 정답

32 신경과 중환자실 간호사가 신경과 일반병동으로 환자를 전동할 때의 업무로 옳은 것은?

① 중환자실 간호사가 전동을 결정하였다.
② 중환자실 간호사는 남아 있는 약과 물품을 폐기하였다.
③ 환자의 인계 정보는 일반병동 간호사가 작성하였다.
④ 중환자실 간호사는 환자전동 후 보호자에게 사유를 설명하였다.
⑤ 중환자실 간호사는 환자가 전동할 병동에 연락하여 이동시간을 확인하였다.

해설

① 전동은 의사가 결정한다.
② 환자의 모든 약과 물품은 같이 보내야 한다.
③ 환자의 인계 정보는 중환자실 간호사가 작성한다.
④ 환자 전동 전에 보호자에게 사유를 설명해야 한다.

33 격리 대상 질병 중 접촉에 의해 전파되는 감염성 질환은?

① 홍 역
② B형 간염
③ 활동성 결핵
④ 유행성 이하선염
⑤ 반코마이신내성장알균(VRE) 감염

해설

접촉주의에는 VRE, MRSA, Rota virus 등이 있다.

정답 32 ⑤ 33 ⑤

34 **마약류는 마약과 향정약을 의미하는데 다음 중 간호단위 마약관리 방법으로 옳은 것은?**

① 마약대장은 영구적으로 보관해야 한다.
② 마약을 사용할 때마다 마약대장에 기록한다.
③ 사용하고 남은 마약은 병동에서 즉시 폐기 처리한다.
④ 마약장은 항상 잠가두고 열쇠는 일정한 장소에 보관한다.
⑤ 처방이 취소된 마약은 응급상황을 대비하여 마약장에 보관한다.

해설

① 마약류 관련 기록은 2년간 보존한다.
③ 사용하고 남은 마약은 약국에 반납한다.
④ 마약장은 항상 잠가두고 매일 1회 간호관리자가 점검한다.
⑤ 처방이 취소된 마약은 약국에 반납한다.

35 **전자의무기록시스템에서 간호기록 시 지켜야 할 사항으로 가장 옳은 것은?**

① 간호업무를 예견하여 필요한 간호중재를 미리 기록한다.
② 담당 환자들의 모든 간호중재활동을 교대 직전에 한꺼번에 입력한다.
③ 환자의 건강문제와 간호에 관계되는 정보를 사실과 관찰에 입각하여 기록한다.
④ 간호기록의 기밀성 유지를 위해 담당 환자에 대한 이전 간호기록을 읽지 않는다.
⑤ 교육과 연구목적일 경우라도, 임상실습 중인 간호학생에게 기록 열람을 허용하지 않는다.

해설

① 간호중재를 미리 기록하지 않는다.
② 간호나 처치를 시행하기 전에 미리 기록하거나 한꺼번에 입력하지 않는다.
④ 간호를 실시하기 전과 제공된 간호를 기록하기 전에 다른 동료의 기록을 읽는다.
⑤ 교육과 연구목적일 경우 혹은 임상실습 중인 간호학생에게 기록 열람을 허용한다.

34 ② 35 ③ **정답**

MEMO

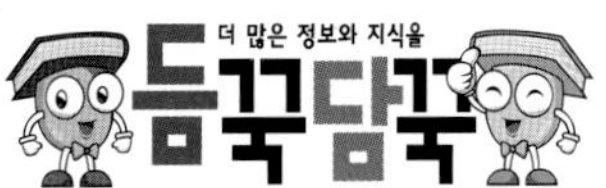

참 / 고 / 문 / 헌

- 고영숙 외(2014). 간호학개론. 수문사
- 엄영희 외(2014). 간호관리학. 수문사
- 엄영희 외(2021). 간호관리학. 수문사

좋은 책을 만드는 길
독자님과 함께하겠습니다.

도서나 동영상에 궁금한 점, 아쉬운 점, 만족스러운 점이
있으시다면 어떤 의견이라도 말씀해 주세요.
SD에듀는 독자님의 의견을 모아 더 좋은 책으로 보답하겠습니다.

www.sdedu.co.kr

간호사 국가고시 간호관리학

개정1판1쇄 발행	2022년 07월 05일 (인쇄 2022년 05월 20일)
초 판 발 행	2021년 11월 05일 (인쇄 2021년 09월 02일)
발 행 인	박영일
책 임 편 집	이해욱
편 저	노연경 · 박문귀 · 박지영
편 집 진 행	윤진영 · 김달해
표지디자인	권은경 · 길전홍선
편집디자인	심혜림
발 행 처	(주)시대고시기획
출 판 등 록	제10-1521호
주 소	서울시 마포구 큰우물로 75 [도화동 538 성지 B/D] 9F
전 화	1600-3600
팩 스	02-701-8823
홈 페 이 지	www.sdedu.co.kr
I S B N	979-11-383-2570-7(14510) 979-11-383-2563-9(세트)
정 가	22,000원